燃烧吧，能量

[美] 赫尔曼·庞瑟（Herman Pontzer）——著

杨惠东——译

中信出版集团 | 北京

图书在版编目（CIP）数据

燃烧吧，能量 /（美）赫尔曼·庞瑟著；杨惠东译
. —北京：中信出版社，2022.10
书名原文：Burn: New Research Blows the Lid Off
How We Really Burn Calories, Lose Weight, and Stay
Healthy
ISBN 978—7—5217—4687—7

I. ①燃… II. ①赫… ②杨… III. ①代谢－人体生
理学－普及读物 IV. ① R333.6–49

中国版本图书馆 CIP 数据核字（2022）第 157828 号

燃烧吧，能量
著者： 　[美]赫尔曼·庞瑟
译者： 　杨惠东
出版发行：中信出版集团股份有限公司
　　　　　（北京市朝阳区惠新东街甲 4 号富盛大厦 2 座　邮编　100029）
承印者：　北京中科印刷有限公司

开本：880mm×1230mm 1/32　　印张：9.5　　字数：208 千字
版次：2022 年 10 月第 1 版　　印次：2022 年 10 月第 1 次印刷
京权图字：01—2020—4967　　书号：ISBN 978—7—5217—4687—7
定价：59.00 元

———————— 致 贾 尼 丝 、 亚 历 克 斯 、 克 拉 拉 ————————

目 录

第 1 章

烧不掉的脂肪：对代谢理解的误区

凌晨两点左右，狮群的吼叫声把我吵醒了。与其说是"吵"，不如说是"声音震天"，就像液压泵的轰鸣中还夹杂着哈雷摩托车怠速时"吭吭吭"的响声。我在迷糊中感到一阵欣喜。啊，那是野性非洲的声音！我透过帐篷顶上的蛛丝网凝视着星空，微风吹过金合欢树和地上的干草，推搡着我的尼龙帐篷，狮群的合唱声随风而来。身在此地，我感到无比幸运。在东非大草原上搭一个小帐篷，远离人烟、无拘无束，狮子就在离我几百米的不远处。这实在是人间少有的机会。

突然，强烈的紧张感和恐惧感向我袭来，我不是在野生动物园，也不是在观光游览！这些狮子不是《国家地理》杂志里的图片，而是真正的狮子！一个个 300 磅①重的猫科"杀人机器"就在我附近溜达，而且它们听起来都挺……不耐烦的。它们不会肚子还有点儿饿吧？它们肯定能嗅到我的气味，露营几天后，连我都能闻到自己身上的异味。

---

① 1 磅 ≈ 0.45 千克。——编者注

我好奇它们要离我多近，我才能听到草丛里的声音。或许，世界末日会毫无征兆地到来，利爪和尖牙将撕碎我的帐篷。

我试图保持理性，仔细思考。根据声音传来的方向，我判断狮群会先经过莱克伦和伍德的帐篷，而我是这场狩猎赌博中的三号玩家。这就意味着，我有 1/3 的可能性成为狮子的晚餐。或者，乐观一点儿，我有六七成的可能性不会被它们吃掉。这个想法令我有些释然。况且，我们和哈扎人在一起，就在他们营地外围，没有谁敢跟哈扎人乱来。当然，鬣狗和豹子偶尔会趁着夜色在他们的草屋附近游荡，寻找残羹冷炙或疏于看管的婴儿，不过狮子应该会和哈扎人保持距离。

恐惧逐渐消散，困意重新占据了我的身体。我应该不会有事。如果狮子要吃我，最好在我睡着的时候，至少在我没有知觉的时候。我把一堆脏衣服揉松，当作枕头，又调整了下睡垫，便睡过去了。

坦桑尼亚北部的埃亚西湖附近有一片崎岖不平、半干旱的草原，草原上住着一群慷慨、机智且充满野性魅力的人。这是我与哈扎人共事的第一个夏天。像我这样的人类学家兼人类生物学家很愿意跟哈扎人一起工作，研究他们的生活方式。哈扎人是狩猎采集者[1]：他们没有发展出农业，也不驯化动物；没有枪械，也不使用电能。他们每天从周围的土地中获取资源。他们不借用外力，仅依靠自己的勤劳与智谋。女人们收集浆果，或是用结实的尖木棍从岩土里挖掘根茎；孩子们总是趴在她们背上休息，以吊带固定。男人们捕猎斑马、长颈鹿、羚羊等动物，他们用树枝和动物肌腱做成强而有力的弓箭；他们也会用小斧头将树砍断（空洞的树枝和树干内往往藏有蜂巢），并从中提取野蜂蜜。小孩子们在营地的草屋间奔跑嬉戏，或是成群结队地捡柴火、打水。老人们则和其他成年人一起狩猎（哈扎人即使到了 70 多岁，仍然惊人地充满活力），或是留在营地里看护东西。

这样的生活方式在世界范围内持续了 200 多万年，从"人属"开始演化直到 1.2 万年前农业的诞生。农业文明的传播与发展带来了村落、城市化，以及后来的工业化。大多数文明都放弃了弓箭和木棍，转而去拥抱庄稼和砖瓦房；而有的文明虽然不断被周围的世界侵蚀，但仍然骄傲地坚守着传统。哈扎文明就是这样。如今像这样的族群所剩不多，他们是我们窥探人类共通的狩猎采集文明史的窗口。

我和我的好友兼科研同事戴夫·莱克伦、布赖恩·伍德及研究助理菲兹，来到坦桑尼亚北部的哈扎营地（我们对哈扎人家乡的昵称），共

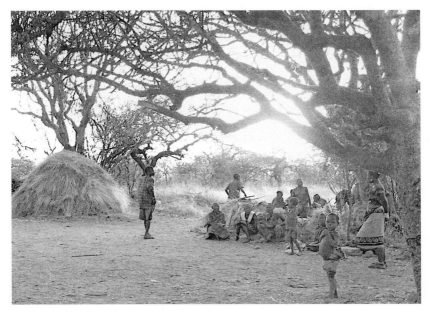

图 1-1　傍晚的哈扎营地。合欢树在草原中间创造了一片阴凉地，哈扎族群的男女老少在此休憩，讨论当天发生的事情。注意看左边的草房

同研究哈扎人的生活方式如何影响他们的新陈代谢，即他们的身体是如何消耗能量的。这个问题很简单，却十分重要。我们身体的每项活动——生长、运动、修复、繁殖——都需要能量。因此，搞清楚能量的消耗方式是理解人类身体功能的首要问题。我们想知道哈扎人的身体在这样的狩猎采集社会中是如何工作的。他们仍然是健全的生态系统中不可或缺的一部分，遵循着我们祖先古老的生活方式。目前还没有人测量过狩猎采集者每天的能量消耗是多少卡路里，我们希望成为这方面的先驱。

我们醒来时，太阳刚从东边升起，还是个光线并不刺眼的橙黄色小球。熹微的晨光穿过树林，透过草丛洒向我们。伍德用哈扎式的炉子（由三个石头堆成）生起火，烧了些水。莱克伦和我困得连眼睛都睁不开，在旁边晃荡，急需咖啡因振奋精神。我们的马克杯里很快就装上了爱非牌（坦桑尼亚当地咖啡品牌——译者注）速溶咖啡，塑料碗里盛着速食果酱燕麦。我们讨论了当天的研究计划。昨晚，我们都听到了狮子的叫声，仍心有余悸，却故作轻松地开着玩笑，说它们昨晚离我们有多近。

高高的草丛中悠闲地走过来4个哈扎男人。他们并不是来自营地方向，而是来自远处的树林。每个人的肩上都扛着巨大的、奇形怪状的猎物，我分辨了半天才看出来它们是一头羚羊的后腿和腰身等部位。他们知道我们想记录打猎情况，便在回营地与族人分享这些食物之前给我们看一眼。

伍德赶紧把秤拿出来，随后拿出"猎物笔记"，接着用斯瓦希里语跟他们聊了起来，这是我们和当地人沟通用的语言。

"谢谢你们把它们带过来。"伍德说道，"不过这才早上6点，你们是怎么猎捕到这么大一头羚羊的？"

"这是头大捻角羚，"哈扎人脸上露出狡黠的笑容，"刚搞过来的。"

"'搞过来'是什么意思？"伍德问道。

"你们昨晚都听到狮子的叫声了吧？"哈扎人回答说，"我们感觉它们肯定在追什么东西，于是就去看了看。结果发现它们刚刚猎杀了这头角羚，然后就……搞过来了。"

这就是哈扎人的生活。这天是哈扎营地里平凡的一天，也是收获的一天。早晨，哈扎人收获了一头稀有的猎物，它富含蛋白质和脂肪。上午，孩子们在营地里一边嚼着烤熟的大捻角羚肉，一边听父辈们及其同伴讲述如何在黑暗中赶走了饥饿的狮群，把战利品带回了家。这是孩子们上的宝贵一课。对哈扎人来说，能量就是一切，为了得到能量，他们不择手段，甘冒任何风险。

即使是从狮子口中夺食也值得。

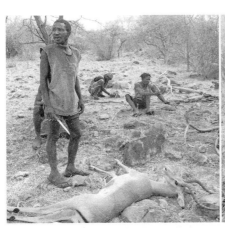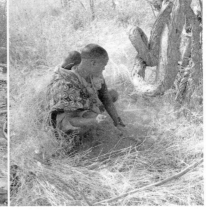

图 1-2　哈扎人的工作日。男人用弓箭狩猎或从野蜂巢中采集蜂蜜。左图是哈扎男人准备屠宰黑斑羚，他一小时前用弓箭射中了这头猎物，他的朋友则帮他观察环境、追踪猎物。哈扎女人会采集野果和其他食物。右图中的女人正在用木棍从岩土地里挖掘根茎，她的孩子则在她背上的裹布里打盹儿

生死攸关的 "小" 事

能量是生命的货币，如果没有它，生命就只有死路一条。你的身体大约有37万亿个细胞[2]，它们每一个都像轰隆作响的微型工厂，无时无刻不在工作。它们24小时消耗的总能量能把8加仑①的冰水烧到滚烫。我们的细胞甚至比恒星还要闪耀，1盎司②人类活体组织每天燃烧的总能量相当于1盎司太阳所释放能量的1万倍[3]。这当中有一小部分受到主动意识的控制——肌肉活动，我们还能微弱地感受到心跳和呼吸活动。但是，我们对大部分的能量燃烧浑然不知，人体内的海量细胞活动都在意识之外进行。这些细胞活动维持着我们的生命，只有在生病的时候我们才会注意到它们。肥胖、2型糖尿病、心脏病、癌症等几乎所有在现代社会困扰着我们的疾病，从根本上说都跟身体摄入和消耗能量的方式有关。

虽然新陈代谢（人体消耗能量的方式）对生命和健康而言至关重要，但人们对它的误解颇深。普通成年人一天需要消耗多少能量？超市里的食品营养标签会告诉你：按照美国的饮食标准，人们每天应该摄入2 000千卡的能量。但这些标签都搞错了，9岁的孩子每天需要消耗2 000千卡的能量[4]；而对成年人来说，根据体重和脂肪含量不同，每天需要消耗将近3 000千卡的能量。（先声明一下，这里的正确单位应该是 "千卡" 而不是 "卡路里"，后文会做详细解释。许多官方数据都将这两个单位混淆了。）你需要跑多长的距离才能消耗掉一个甜甜圈

---

① 1加仑≈3.79升。——编者注
② 1盎司≈28.35克。——编者注

所含的能量？至少 3 英里①，当然这也取决于你有多重。说到燃烧能量，我们锻炼时"烧掉"的能量到底去哪儿了呢？转化成热量、汗水，或给肌肉供能？都不是。大部分能量都以二氧化碳的形式呼出去了，还有一小部分转化为水分（但不一定是汗水）。即使你之前不知道这些，也无须难过，因为大多数医生同样不知道。[5]

毫无疑问，导致我们对能量系统如此无知的原因有两个：一是教育系统没跟上；二是大脑会自动排除没用的细节，就像不粘锅的特氟龙涂料一样。每 4 个美国人里就有 3 人不知道联邦政府的三大分支机构是什么[6]，这可是中小学教育每年都要强调的重要知识点。所以，如果期望人们能回忆起高中生物课上学过的三羧酸循环，就不免要大失所望了。雪上加霜的是，无数江湖骗子和互联网营销人员为了装满自己的腰包，不断传播错误的观念。很多人迫切想要保持身体健康却又缺乏科学知识，如果这种现状继续下去，不管你的产品多荒谬，总会有人想买。"提高你的新陈代谢率吧！""三招教你快速燃烧脂肪！""想瘦就别吃这几种食物！"这些都是那些华而不实的杂志用来吸引读者眼球的噱头，但它们都是无稽之谈，毫无科学依据。

不过，根本问题在于，我们有关能量消耗的知识大错特错。自 20 世纪开展关于新陈代谢的现代研究以来，学界错误地将我们的身体比作机器：我们以食物的形式补充燃料，通过锻炼来发动身体的引擎，燃烧食物带来的能量，未烧尽的燃料则会变成脂肪囤积起来。如果人们能让身体引擎运行得更快，每天燃烧更多的能量，囤积的未燃烧能量就越少，脂肪也越难增加。如果你有了多余的脂肪，只需勤加锻炼，

---

① 1 英里 ≈ 1.61 千米。——编者注

把它们烧尽即可。

这个模型看似简单有用，但用如此单一的工程思维理解新陈代谢无异于盲人摸象：食物对于人体的确相当于燃料，多余的燃料也确实会以脂肪的形式储存在人体内。然而，该模型的余下部分就错得离谱了。我们身体的工作方式并不像机器那样纯粹，因为它不是工程设计的产物，而是演化积累的结果。

科学只有几百年历史，还不足以窥见新陈代谢的全貌，而5亿年的演化历程让新陈代谢的引擎变得无比灵活多变。人体十分精妙，能够适应运动和饮食的变化。这些适应的结果虽然常常让我们难以保持健康苗条的身体，在演化学上却具有清晰的意义。因此，增加锻炼强度不一定能增加每天的能量消耗，而消耗更多能量也不一定能保证我们不长胖。可是，美国的公共卫生政策仍然是基于古板的旧模型制定的，这些政策削弱了我们对许多致命疾病的战斗力，比如肥胖、糖尿病、心脏病等。如果我们不能更好地了解身体燃烧能量的方式，那减肥失败就在所难免。不管我们多么勤快地去健身房，体重秤上的数字都几乎不会改变。大家对新陈代谢的魔法期望越高，结果就会越失望。

本书探索了关于人类新陈代谢的新科学。我是一名人类生物学家，从事人类和其他灵长目动物新陈代谢相关的一线研究有十几年了，人类演化的过去与未来深深吸引着我。过去几年，学界涌现出许多令人惊喜的新发现，我们对能量消耗与运动、饮食、疾病之间关系的看法逐渐改变。在下文中，我们将会看到这些发现，以及它们对寿命和健康有哪些启示。

有许多新发现都源自对哈扎等族群的研究，这些族群规模小，未实现工业化，并且与当地的生态环境融为一体。他们的文化给现代世界带来了许多启示（并不包括现在流行的所谓"原始人饮食法"）。我和我的同事在过去几年了解到，日常饮食和运动是如何让他们免受现代疾病困扰的，这些疾病多发生在现代化、城市化、工业化的国家中。我们将看到狩猎采集人群的日常生活（田野研究）是什么样的，以及我们能从中学到什么。我们还会去世界各地的动物园、雨林、考古挖掘现场，研究人类化石和猿类，从全新的角度了解新陈代谢。

不过，我们首先要了解我们日常活动中的新陈代谢作用。要想真正了解能量消耗的重要性，我们的目光就不能局限于健康和疾病之类的日常问题。新陈代谢就像地球板块，是一切活动的地基。它虽然肉眼不可见，却在缓慢地改变我们的生活。人类的一生（从胎儿到耄耋之年）都受到体内的新陈代谢引擎的影响，这台机器的构造和我们的近亲——猿类非常不一样。直到最近我们才知道，演化给我们赋予的新陈代谢能力让人类变成了今天这样不同寻常又美妙的物种。

漫长的岁月

"呜呐－咪呀咔－嗯噶皮？（你多大了？）"

我正在和一个哈扎男人聊天，他看上去20多岁，我想收集营地人口的基本健康信息。我的发音虽然不好听，但起码能辨识。我用斯瓦希里语问他："你多大了？"

这个哈扎男人看起来有些困惑。难道我讲错了？我又试了一次。

"呜呐－咪呀咔－嗯噶皮？"

他忍不住笑出声来："呜呐系玛。（你是问我多大了？）"

我的发音没问题，只是我提的问题太蠢了。

对像我这种活在日程表里的典型美国人来说，哈扎人对时间概念的冷漠态度让人瞠目结舌。我并不是说他们不理解时间概念，他们的生活和我们一样昼夜交替，季节循环；他们的月亮也有阴晴圆缺，天气会干湿变换。他们完全理解生老病死的概念，也了解人的一生中身体会发生怎样的变化。在和外界人士（包括西方学者）接触了几十年之后，他们甚至还有了西方人眼中的时间概念：分钟，小时，周，年。但是，他们没有兴趣记录时间。哈扎人没有钟表，没有日历，没有生日，没有假期，当然也没有可怕的周一。萨奇·佩吉有句名言："如果你现在不知道自己多少岁，那么未来你也不会知道。"对研究者来说，搞清楚哈扎人的年龄就像清洁牙齿一样是一件必要而烦琐，但又是每年都得面对的事情。

哈扎人对时间的冷淡态度在美国人看来简直无法理解。美国的父母几乎都能准确地知道自己的小孩在每个年龄阶段应该发育到什么程度，每个公民的权利和责任也是根据年龄确定的。1岁开始走路，2岁开始说话，3岁上幼儿园，13岁进入青春期，18岁成年，等到21岁就可以大醉一场庆祝合法饮酒年龄的到来了，之后是结婚、生子、绝经、退休、老去直至死亡，一切都被时间安排得井井有条。如果你不遵循人生的时间表，人生就会给你敲响警钟，甚至引来一些流言蜚语。无论我们像曼哈顿的年轻人那样分秒必争，还是像哈扎人一样过慢生活，人类的生长节奏都是共通的。

人类和其他动物虽然都要经历生老病死，但节奏完全不同。在生命历程这个课题上，相比动物王国的其他动物，我们就像怪胎。人类生长、繁殖、衰老、死亡的速度和其他动物差别巨大，我们的生命节奏要缓慢得多。如果以和人类差不多体型的哺乳动物为参照，那么女性每年都会生下5磅重的小孩，我们会在2岁前进入青春期，6岁就能当上祖父母，25岁前就会死掉，[7]而日常生活更加无法想象。

人体的奇异之处不言而喻，但我们常常从人类的视角出发，觉得更加奇怪的是其他动物。事实上，我们的宠物遵循的才是哺乳动物的正常发育节奏，我们却认为它们的生长速度"过快"。比如，我们用"狗年"描述狗的发育，1个狗年相当于人类的7年。如果你反过来，把人的年龄换算成狗年，你就会发现自己有多么不同寻常：我现在差不多有300狗岁了，而且身体状况不错。

研究生命史的生物学家早就知道，生物的生长节奏并不是由某个来自上天的力量凭主观设计出来的。生长速度、生殖周期和衰老速度在演化的长河中都会发生变化。我们知道，人类和其他灵长目动物（演化史上我们的近亲，比如狐猴、猴子、猿类）的生长速度要比其他哺乳动物缓慢得多。[8]我们也了解其中的原因，那就是被肉食动物捕杀或死于非命的可能性较小的物种的生长节律相对缓慢。[9]

因此，我们所属的灵长目动物的生长节律都比较缓慢，死亡率也比较低，这与我们的演化历程息息相关（也许是因为我们早就把家搬到树上了，肉食动物很难捕捉到我们）。不过，没有人知道人类和其他灵长目动物是如何降低生长速度并延长寿命的。也许这和新陈代谢有关，因为生长和繁殖都需要能量。然而，它们之间的相关性仍不明确。想要找到答案，我们就必须去全球各地的动物园和灵长目动物保护区，调查新陈代谢在演化史上是如何变化的，又是什么让平凡的生命变得不同寻常。

猿人星球

猿类聪明可爱，却极其危险。不同文献的观点不一，但基本上可以肯定的是，非人类的灵长目动物的强壮程度是同体型人类的两倍。[10] 它们大部分都长着又长又尖的犬齿，犬齿的威慑力强，在打架的时候偶尔也能发挥作用。圈养的动物常会想尽办法咬伤人类，将心比心，如果你只能生活在医学实验室破烂的动物园或哪个混蛋的车库里，你会不会感到无聊、生气，甚至有些愤恨？电视节目中的猿类幼崽看上去可爱又天真，但等它们长到10岁，就会变得喜怒无常、十分凶狠，特别是长期被圈养的那些，它们前一分钟看起来还很悠闲平静，下一分钟就有可能抓破你的脸。

我了解猿类的个性，所以在看到接下来的画面时，我根本不敢相信。那是2008年夏末，我来到艾奥瓦州的大猿基金会。我在他们宽敞的现代化基地，透过养育区的小窗户观察红毛猩猩的活动。在窗户的另一侧，罗布·休梅克正淡定地往"阿祖"嘴里倒入混有双标水的无糖冰茶。阿祖是一只250磅重的成年雄性红毛猩猩，它的脸像棒球手套一样厚实，力气大到能轻松扯断罗布的胳膊。当然，罗布也不傻，他和阿祖之间隔着坚固的钢围栏。尽管阿祖看起来十分享受这种待遇，目光中透露出友善，但我认识的猿类学者一再向我保证，我眼前的这一切都不可能发生。圈养的猩猩不可能配合研究工作，而且，不论多么自负、多么不明事理的研究机构负责人，都不会自找麻烦去尝试跟猩猩合作。但现在，罗布就在我眼前，把价值上千美元的双标水喂到了一只红毛猩猩的嘴里，就像在家里浇花一样轻松。

让我倍加震惊的是，这将是人类历史上首次对猿类的每日能量消耗（每天共计消耗多少千卡的能量）进行测量，意义重大。我们将全面观察猿类的新陈代谢引擎：它们的新陈代谢引擎和我们的一样吗？和其他哺乳动物的一样吗？或者，在它们毛茸茸的橙色表面之下，是不是有令人激动的新东西等待我们去发现？

我试着降低自己的期望，并告诉自己我们也可能发现不了任何有趣的东西。一个多世纪以来，学者们都在研究动物的基础代谢率（BMR），即实验对象在静息状态下每分钟消耗的能量有多少。有人认为，灵长目动物缓慢的生命节奏和低新陈代谢率有关，因此基础代谢率也比较低。20世纪八九十年代，有学者研究了这种假设，并为此主动发声。比如，布赖恩·麦克纳布认为，哺乳动物生活的方方面面都与饮食习惯的多样性有关，而且它们都和基础代谢率直接相关。[11]这个想法看起来很美妙，因为生长和繁殖都需要能量，快速的生命节奏当然也需要快速的新陈代谢引擎。[12]可是，严密的数据分析推翻了麦

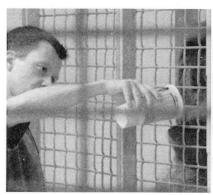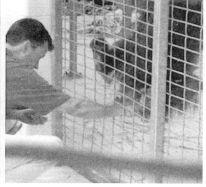

图 1-3　人类首次测量猿类的每日能量消耗。通过坚固的钢围栏，罗布把混有双标水的无糖冰茶倒进阿祖的嘴里（右边是阿祖模糊的身影）。随后，等阿祖接近罗布，双脚朝向护栏时，他便可以收集红毛猩猩的尿液样本

克纳布的想法。分析发现，灵长目动物的基础代谢率跟其他哺乳动物的没有任何不同之处，无法解释它们特殊的生命节奏。进一步的研究发现，人类、猿类、其他灵长目动物乃至其他哺乳动物的内部结构都差不多，起码在新陈代谢方面如此。[13]不同物种只是外表不一样罢了，就像把不同款的车壳套在同一款引擎之外。

不同哺乳动物能量消耗趋同的观点已成为共识。20世纪90年代我在宾夕法尼亚大学读本科，21世纪初在哈佛读硕士研究生。我在这两所学校都研习了该观点，并将其忠实地运用到我的论文中。但我和大多数科学家一样，生性多疑，并产生了离经叛道的想法。以前的结论是通过测量基础代谢率得出的，而这种研究方法在我看来大有问题。基础代谢率是在实验对象处于静息状态（几乎睡着）下测得的，因此它并不能代表生物个体在全天不同状态下的能量消耗，而只是生物能量消耗过程中的一个切片。此外，基础代谢率很难测量。如果实验对象情绪波动较大，体温较低，生病或处于生长期，测量结果就有可能被放大。不出所料，许多灵长目动物的代谢数据都是从相对温顺的猴子和猩猩幼崽身上测得的。

不过，一小部分研究者使用的方法令人兴奋。他们通过一种基于同位素的复杂技术——双标水法——测量不同物种的每日能量消耗（每天所有的能量消耗，而不只是基础代谢率）。他们发现，许多哺乳动物的能量消耗数据都不一样，这似乎反映了它们的演化和生态特征。于是我开始思考，人类和其他猿类的新陈代谢机制有没有可能不一样？如果不同，会怎么样？这对人类、猿类及其他灵长目动物的演化史又会产生怎样的影响？不幸的是，研究哺乳动物困难重重，我们似乎没有获取这些问题答案的有效手段。

　　我第一次去大猿基金会的经历让我豁然开朗。他们有两个大型又先进的场馆，一个给罗布用于红毛猩猩的研究，另一个用于倭黑猩猩的研究。室内和室外的区域都很宽敞，还配备了全职工作人员和全套的研究器材。保持猿类良好的精神状况和生活质量是场馆的首要任务，所以科研项目的设计一定要考虑到趣味性，无论如何，实验只是猿类日常生活的一部分，它们不会被强迫配合研究。总之，这种研究项目没有侵入性，不会让实验对象感到痛苦，也不可能会伤害实验对象。

　　在这次来访的过程中，我谈论起双标水法的应用：它是如何被用于研究人类和其他哺乳动物的新陈代谢及演化的，以及如果能用它来研究猿类的每日能量消耗，将是多么美妙的一件事（居然还没有人这么做）。我向罗布解释道，这种方法很安全，在人类的营养学研究中得到了普遍应用。我们也许能通过这种方法对圈养猿类的饮食和能量摄入情况进行测量：这些猿类只需要喝下双标水，而我们只需每隔几天收集它们的尿液样本。我们有可能把这个方法用在红毛猩猩身上吗？

　　罗布说当然可以，为了检查它们的健康状况，他会定期收集大部分红毛猩猩的尿液样本。

　　"这是真的吗？你们是怎么做到的？"我问罗布。这对我来说简直难以置信。"把它们叫过来就行了。"罗布答道。我们聊天的地方就在室外活动区的围栏旁。罗布将目光投向洛基，这是一只4岁大的雄性红毛猩猩，它一边玩一边看着我们。接着，罗布说："洛基，过来一下。"罗布的语气不像在叫一只宠物狗，而像对他的侄子说话。洛基走到围栏边，罗布对它说："我看看你的嘴。"洛基随即把嘴巴张大。"耳朵呢？"罗布问道，洛基把耳朵靠在围栏边。"另一只。"洛基又把另一只耳朵靠过来。"谢谢！"罗布检查完后说道。然后，洛基就蹦蹦跳跳地去玩耍了。

"我们也可以让它们把尿撒在杯子里。"罗布说，此时我仍然沉浸在刚刚的画面中，满怀期待，"就是有个问题……"

果然有问题！我心想，现实总是没那么美好，总有事与愿违的时候……

"如果尿液洒出来会有什么问题吗？"

"完全没问题，"我说，"我们只需要几毫升用于分析……"

"那就好，"罗布说，"因为我们有只名叫纳比的成年雌猩猩，它总是用脚拿杯子。"

我感觉自己好像《绿野仙踪》里的多萝西。我仿佛一下子离开了堪萨斯，来到了艾奥瓦，正在和巫师聊天，而书里的小矮人则是这些身披橙色长毛、手足并用的大家伙。

家族里的懒虫

那个秋天的晚些时候，我将收集到的尿液样本用干冰保存好，寄给了比尔。比尔是贝勒医学院儿童营养研究中心的教授，也是测量能量消耗和双标水法方面的专家，他慷慨地对我的红毛猩猩项目施以援手，帮我确定了研究所需的双标水剂量，并制定了尿液样本收集的时间表。在从事了几十年人类营养和新陈代谢研究之后，比尔看起来很愿意把研究对象扩展至猿类。

看到他的第一封分析邮件时，我就知道我们发现了有意思的事情。比尔说，虽然数据看起来很不错，但分析显示红毛猩猩每日的能量消耗非常低。比尔让我把手里的所有样本都寄给他（我们收集了一些额外的样本），他愿意免费再帮我测试一次，以确保之前的结果无误。

第二次的分析结果与第一次相同，红毛猩猩每天的能量消耗比人类要低得多。[14]这只250磅重的雄性猩猩阿祖，每天燃烧2 050千卡的能量，只相当于一个65磅重的男孩。120磅重的成年雌性红毛猩猩所需的能量甚至更少，为每天1 600千卡，比相同体型的人类少30%。另外，我们还毫不意外地发现，红毛猩猩的基础代谢率也很低，远低于人类的水平。我们通过双标水法仔细分析了红毛猩猩的日常活动，它们和其野外亲戚的活动量相似（也就是说，活动并不多，红毛猩猩懒得要命）。如此低水平的每日能量消耗并不是由圈养造成的假象，而是深层次地反映了红毛猩猩的生理演化结果。

科学家都梦想着这一刻的到来：我们进入了未知领域，并发现了出人意料的结果。我们习以为常的能量学知识是错误的，起码是有瑕疵的。事实表明，人类至少和一种近亲猿类的新陈代谢率存在显著差异。人类和红毛猩猩都源自同一祖先，后者生活在1 800万年前。而在近1 000万年间，演化使得这两个物种的新陈代谢率截然不同。人类和猿类并不只是身材比例不同，两者身体的运行机制也不一样。

当我对红毛猩猩和其他物种进行比较研究时，更令人惊讶的事情发生了。我比较了红毛猩猩和啮齿类动物、肉食动物、有蹄类动物等我能找到的、有文献记载的所有有胎盘类哺乳动物（排除了考拉和袋鼠等生理特征奇异的动物）。①令人吃惊的是，红毛猩猩的能量消耗是其等体型的其他有胎盘类哺乳动物的1/3，属于有胎盘类哺乳动物中最低的那1%，仅高于三趾树懒和熊猫。[15]

---

① 哺乳动物分为有胎盘类和有袋类两种。有胎盘类哺乳动物的婴儿通过胎盘从母体获得营养，而有袋类哺乳动物没有胎盘，在母亲的育儿袋中发育完全。——译者注

这样一来，红毛猩猩的生态和生理特征就都说得通了。[16]即使以哺乳动物的标准来评判，红毛猩猩的生命节奏也是极其缓慢的。在野外，雄性直到15岁才发育成熟，雌性也要到这个岁数才会有生育能力。雌性的繁殖频率很低，平均7~9年才怀孕一次，是所有哺乳动物中间隔时间最长的。它们还要面对印度尼西亚雨林中无法预知的极端食物短缺状况，红毛猩猩的主要食物是水果，但在长达几个月的饥荒期内，它们不得不靠咀嚼树皮内侧的柔软部分存活。食物短缺问题似乎也影响了它们的社会行为，它们是唯一一种独居的猿类，因为没有足够的食物来养活一群红毛猩猩。

这些现象共同导致了红毛猩猩的新陈代谢率较低。雨林中的环境变幻莫测，还常常闹饥荒，生活在那里的动物不得不将每日能量消耗降到最低。它们的新陈代谢引擎在演化过程中会降低功耗以保存燃料，用于抵御食物枯竭和死亡威胁。可是，这样做的后果显而易见：生长和繁殖都需要消耗能量，降低新陈代谢率就不可避免地会让生命节奏放缓。这也意味着，红毛猩猩的种群数量要想从天灾中恢复过来，其速度也将更加缓慢。红毛猩猩的低新陈代谢率是在严苛的环境中生存下来的精妙解决方案，但这也导致该物种在面对栖息地破坏或其他人类活动时更加容易灭绝。

对猿类每日能量消耗的首次测量揭示了关于新陈代谢演化的新发现，对生态学、健康和动物的生存策略研究都具有指导意义。我们还能发现些什么呢？人类和这些发现又有什么关系？如果只是对少数几种灵长目动物的每日能量消耗进行测量，我们就不可能得出科学的结果。我们需要获取更多物种的相关数据，尽可能地覆盖所有的灵长目动物种群。

灵长目动物带来的启示

关于灵长目动物的研究项目持续了好几年，在十几名研究者的共同努力下，真相逐渐浮出水面。布赖恩·黑尔是研究猿类认知方面的专家，也是我读研究生时结交的老朋友。他在非洲的两个猿类保护区工作，一个是位于刚果（布）的庆庞噶黑猩猩保护区，另一个是位于刚果（金）的萝拉雅倭黑猩猩保护区。和大猿基金会一样，这两个保护区也都是以为猿类争取福祉为目的的研究机构，只开展对黑猩猩和倭黑猩猩安全且有利的项目。与此同时，在马达加斯加工作的灵长类动物学家、环保主义者米切尔·欧文决定将能量消耗测量纳入野生冕狐猴的年度健康评估。

但真正促使项目迅速扩张的是史蒂夫·罗斯，他是芝加哥林肯公园动物园费舍尔猿类研究与保护中心的负责人。罗斯是一名加拿大人，他积极友善、乐于助人。除了林肯公园动物园的大猩猩与黑猩猩的保护和研究工作以外，罗斯还致力于改善黑猩猩的生存环境。他将实验室、非法动物园、车库及其他地方受虐待的黑猩猩解救出来，并把它们转移到环境良好的动物园或保护中心去。他不遗余力地为美国的黑猩猩争取联邦法律的保护，使它们能获得与大猩猩、倭黑猩猩、红毛猩猩同等的待遇。罗斯真是个英雄。

因为与罗斯展开合作，我们得以把林肯公园动物园的大猩猩、短肢猴、黑猩猩都纳入了研究项目。双标水"流"向了美国芝加哥、刚果（布）、刚果（金）和马达加斯加。随后，尿液样本又陆续"流"回美国做分析。根据仅有的几篇其他实验室发表的文章，我们能够评估整个灵长目动物家族的能量消耗，从2盎司①重的鼠狐猴到480磅重的银背大猩猩都不成问题。我们甚至能分析不同环境中的不同动物的数据，包括实验室、动物园、保护区和野生环境。2014年，我们的数据收集工作完成。那么，灵长目动物的新陈代谢引擎和其他哺乳动物真的不一样吗？

答案令人震惊：灵长目动物的能量消耗仅为其他有胎盘类哺乳动物的50%。[17]成年人的每日能量消耗为2 500~3 000千卡，而我们的分析发现，和人类同体型的有胎盘类哺乳动物每天需要消耗超过5 000千卡的能量，这相当于一个奥运会运动员在训练峰值时的水平！事实上，其他哺乳动物并没有像运动员那样进行高强度运动，它们每天大部分时间都在进食或休息，至多行走几英里。它们的身体燃烧能量的速度更快，超过了灵长目动物的新陈代谢系统所能达到的上限。

最终，我们找到了人类和其他灵长目动物生命节奏缓慢的原因。早在大约6 000万年前，灵长目动物还处于演化早期，它们的能量消耗就已经发生了骤降，降为其他有胎盘类哺乳动物的1/2。

奇怪的是，我们和以前的研究者都发现，尽管灵长目动物白天的能量消耗和其他哺乳动物截然不同，但它们的基础代谢率差不多。我们认为，造成这个差异的原因在于灵长目动物的大脑（大脑需要消耗很多能量）。需要注意的是，能量消耗方式与生活经历之间的关系仍然是一个备受争议的话题。我们将在第3章及其他章节讨论它，眼下，我们先把注意力放在灵长目动物能量消耗演化的最后一个谜题上。这个谜题将贯穿本书：人类在演化过程中的代谢策略是什么？

---

① 1盎司≈28克。——编者注

人类有何不同？

我们目前只分析了灵长目动物，但还有更大更难的目标在前方。有关红毛猩猩和其他灵长目动物的数据在演化史上展现出新陈代谢率的可塑性。我们不禁要问，人类的能量消耗跟演化之间有怎样的关系？学界当时的共识是：猿类和人类的每日能量消耗接近，不同的灵长目动物的每日能量消耗也都是相似的。

莱斯莉·艾洛和彼得·惠勒在1995年的一篇文章中首次提出了这个观点。[18] 他们比较了早期研究记录中人类和猿类的器官尺寸，并在文章中写道，人类的大脑更大，但肝脏和消化系统（胃和肠道）都比猿类小。不同内脏的能量消耗也不一样，其中大脑、消化系统和肝脏所需消耗的能量惊人，因为这些器官的细胞都十分活跃。艾洛和惠勒计算后发现，人类的器官好像互相商量过，内脏尺寸越小，能量消耗就越少，如此省下来的能量刚好供给大脑。基于此，艾洛和惠勒认为，在新陈代谢方面人类和其他灵长目动物的关键差别在于能量分配：人类增加了大脑的能量供给，同时减少内脏的能量消耗。因此，人类并不比猿类消耗的能量更多，只是消耗的方式不一样。

艾洛和惠勒发现的演化策略是现代生物学的基石。查尔斯·达尔文受到托马斯·马尔萨斯的启发，认为自然世界中的资源储备和人口数量永远处于互相抗衡状态，两者之间的矛盾无法调和。因此，所有物种都是在资源贫瘠的环境中演化而来的，鱼与熊掌不可兼得。如果演化偏好某种器官，比如巨大的头颅、锋利的牙齿和强壮的后肢，其他器官就得做出牺牲，比如前肢……霸王龙就是这样进化产生的。达尔文在《物种起源》里引用了歌德的一句话："如果大自然在某一方面挥霍，在另一方面就必须精打细算。"[19]

　　身体在大脑和内脏之间权衡能量分配比例的观点产生于19世纪90年代，最早是由亚瑟·基思在对东南亚的灵长目动物进行研究时提出的。[20]他甚至尝试按照这个逻辑去解释人类和红毛猩猩大脑尺寸的差异。但他的理论太超前了，而且缺乏数学方面的支撑：由于对不同哺乳动物的器官尺寸与身体尺寸之间关系的了解过于粗浅，他的分析无法解释大脑和内脏之间具体是如何平衡能量消耗的。这个观点在20世纪不断被提及，人类学家凯瑟琳·米尔顿在营养学方面有深刻的造诣，在中非与南美从事关于人类和其他灵长目动物的研究长达几十年（并于1978年首次在野生灵长目动物吼猴身上使用了双标水法[21]）。结果证明，生活在同一片森林的食叶灵长目动物比食果灵长目动物的消化系统更大，因为前者需要消化富含纤维的食物，但它们的大脑尺寸也更小。[22] 2000—2020年，苏黎世大学的卡雷尔·范斯梅克和卡伦·艾斯勒做了一系列实验，认为大脑的能量消耗能够解释不同灵长目动物之间的生命节奏演化差异。[23]

　　尽管大脑和消化系统之间的能量平衡课题很重要，但这仍然不能解释为什么人类的能量消耗方式如此独特。我们将会在第4章看到，人类比其他猿类的生长节奏更缓慢，寿命更长，但积累繁殖所需的能量的速度却更快。我们的大脑体积巨大、能耗惊人，我们的生活方式相对活跃。相比猿类，人类在身体修复方面的投入更多，活得却更久。令人不解的是，人类似乎违反了大自然的"能量守衡"原则，既可以拥有高能耗的大脑，又可以保持活跃的生存状态，还可以长寿。

　　我们以为，人类之所以能承受得起如此高能耗的身体，是因为我们拥有专门演化出来的高速新陈代谢引擎。我们掌握了很多关于人类的相关数据，却缺乏猿类数据做比较。史蒂夫·罗斯和我打算联手美国各大动物园，在几个月内，我们便展开了合作，并开始进行数据收集。我们雇用了玛丽·布朗，她是林肯公园动物园的实习生。她跟罗斯一样性格开朗、意志坚定，走遍了美国的14家动物园，协调所有大小事务，收集猿类的行为数据。很快，我们就拿到了"液体黄金"——尿液。

分析结果比我们预期的还令人激动。我们发现，所有4个类人猿属（黑猩猩和倭黑猩猩、大猩猩、红毛猩猩、人类）的每日能量消耗均不同。[24]其中，人类的水平最高，比倭黑猩猩高出20%，比大猩猩高出40%，比红毛猩猩高出60%。这些物种之间的基础代谢率差异也遵循这个比例。体脂含量更令人震惊：人类体内的脂肪含量大约是其他猿类的两倍（人类为23%~41%，其他猿类为9%~23%）。在其他猿类中，红毛猩猩的体脂含量最高，黑猩猩和倭黑猩猩最低。人类的体脂含量之所以这么高，是为了适应更快的新陈代谢率。高体脂含量意味着体内储存了更多能量，有助于抵御饥饿。

新陈代谢率和体脂含量的差异并不是由不同的生活方式造成的。为了和生活在动物园里的猿类进行准确的比较，我们仔细筛选出习惯久坐的人类实验对象。在演化的历史长河中，各个物种的新陈代谢率就像炉灶上的火一样，一会儿调大，一会儿又调小。其中的原因可能是食物，可能是天敌，也可能是其他因素。我们有充分的理由相信，红毛猩猩的低新陈代谢率和高体脂含量是为了应对食物短缺。我们仍在努力探索，是什么造成了其他非洲猿类（黑猩猩、倭黑猩猩、大猩猩）新陈代谢率的多样性。

人类细胞演化就是为了变得更有用，做更多的功，消耗更多的能量，这使得我们的身体和行为也发生了相应的改变。能量消耗的演化是饮食结构变化的必然结果，也和我们获取、准备、分享食物的方式息息相关。高新陈代谢率的身体离不开高体脂含量。如今，我们的新陈代谢为运动、冒险、孕育和生长设定了边界。当然，身体的改变对我们的大脑和生活方式的演化也产生了深刻的影响，我们的新陈代谢方式让人类变成了独一无二的物种。

达尔文与饮食学家

科学的新发现给我带来了极大的震撼，把我引向了哈扎营地。哈扎营地深藏在北坦桑尼亚的提利伊卡山中，我在这里一边听着狮鸣，一边研究能量消耗。我们的工作推翻了几十年来的科学共识，展示了演化是如何剧烈地改变人类和其他猿类的新陈代谢策略的。如果我们把研究重心放到人类身上，去研究文化不同、生活方式迥异的人类族群，会有怎样的发现呢？哈扎人仍然保持着人类祖先的狩猎采集的生活方式，我们能从他们身上获取到什么新信息呢？这对当时的我们来说还是个谜，但我们后来的工作成果将震惊世界，彻底改变人们看待能量消耗与生活方式的态度。

接下来，我们将从演化学的角度了解能量消耗、运动与饮食之间的关系，重塑我们对健康与代谢性疾病的观念，这些观念和日常生活中健康生活类杂志传播的内容截然不同。几百万年来，我们的代谢引擎演化的目的并不是让我们随时能穿着比基尼去沙滩，也不是让我们拥有健美的身材，甚至不是让我们保持身体健康。相反，我们的代谢系统遵循达尔文的进化论，为了人类的生存和繁衍而不断改进。和那些纸上谈兵的专家们的预测不同，加速新陈代谢的目的并不是让我们的身材保持苗条，而是让我们比其他猿类能储存更多脂肪。不过，人体演化中反直觉的例子也不少。我们将在下文讨论，代谢系统是如何应对运动和饮食习惯的改变，瓦解我们为减肥而做出的努力的。在有关哈扎人的研究中，我们发现，人类对食物的渴望可谓十分强烈。如果我们的食欲能赋予我们与狮群对抗的勇气，那么小小的冰箱门怎么可能会是我们的对手？

如果我们想战胜肥胖和代谢性疾病，从演化的角度看问题就变得至关重要。我们生活在物质丰裕的社会，它已然造就了食物的乌托邦，我们可以毫不费力地得到远超身体所需的补给。人体本就是为了全天运动演化而来的，但现在人们大多数时间都舒舒服服地坐在沙发或椅子上，从屏幕中了解世界，就像放置在保温灯下的薯条一样。随之而来的是各种各样的慢性疾病，比如肥胖、糖尿病、心脏病、癌症、认知能力退化等。这些致命性疾病愈演愈烈，和我们消耗能量的方式息息相关。如果你想力挽狂澜，把自己从这些疾病中拯救出来，你就需要对身体规律有更深刻的了解，弄清楚能量消耗、运动、饮食三者之间是如何相互作用的。我们越快从纸上谈兵的"专家"观点中解脱出来，越早遵循达尔文的进化论，我们的胜算就越大。

如果我们想开好新陈代谢这辆车，就必须知道它是怎么运行的。下面让我们一起来看看身体的引擎，观察它的零部件是如何运转的。

第 2 章

新陈代谢的真相：能量的狂欢

"音乐是怎么被装进收音机里的？"

我从没想过有人会问这样的问题。布赖恩·伍德、我、卡拉（伍德的妻子）和我们的现场助理赫里斯，刚刚把帐篷支在了哈扎营地附近的合欢树下。营地位于一块干燥的平地上，这片土地绵延不绝，将埃亚西湖和提利伊卡山分隔开来。布赖恩和我坐在椅子上休息，地上满是尘土。我们在暗淡的落日余晖中悠闲地聊着工作。两个哈扎男人——巴加约和吉加坐在旁边，好像在进行激烈的辩论。他们有一个小型的电池收音机，这在娱乐活动相当贫乏的哈扎营地可是无价之宝。终于，他们决定让我们加入谈话，并改用斯瓦希里语向我们提问。伍德和我看起来肯定是一脸迷茫，因为他们俩又问了一遍那个问题。

"音乐是怎么被装进收音机里的？"

我们居然不知道该如何回答。

我们同他们分享我们知道的各种知识、书和工具，偶尔还举办电影观赏活动——用笔记本电脑播放自然纪录片或动作片（《侏罗纪公园》系列是大家的最爱）。我们生来就有很强的好奇心，这种当科学家的首要特质似乎在哈扎文化中被培养得很好，他们十分好学。

我们的聊天通常从无关痛痒的话题开始，但常能引出深刻的话题，比如地理、天文或生物。"走路去你家要花多长时间？"是一个十分简单的问题，但要回答它，你就需要知道地球是圆的、它上面有几个大洲，以及它们之间被汪洋隔开（他们熟悉这些概念，却不相信它们是真的）。"海象这种动物存在吗？（如果存在，它们到底是什么样的动物？）"是一个合理的问题，如果你刚看完有关北极动物的纪录片，却没见过冰、海洋或海洋哺乳动物的话。我试着向他们解释，世界上真的有海象这种动物，它们好似长着象牙的河马，而脚则像鱼鳍一样。我不确定他们是否相信我的话。

有句名言是这样说的："如果你无法把某件事情用简单的语言表述出来，那就说明你对它的了解还不够透彻。"跟哈扎人聊天恰恰印证了这句话。我能达到的上限是我那蹩脚的斯瓦希里语，下限则是哈扎人几乎为零的受教育程度。向他们解释现代文明中的事物既有趣又充满挑战：不同的研究设备是如何工作的？《侏罗纪公园》里的恐龙是如何用电脑制作的？血压计在测量什么？这样的对话总能暴露出我对自己的无知是多么一无所知。它们就藏在我的大脑里，被一堆看似聪明但实则无用的术语包裹起来。想想吧，音乐是怎么被装进收音机里的？

阿鲁沙是离哈扎营地最近的一个镇子，虽然很少有哈扎人去过，但他们都知道它在哪里。我试着组织自己的语言：阿鲁沙有座建筑，里面有个人在播放唱片或磁带，用来听音乐。说到这里还算顺利，因为他们见过磁带播放器。我接着说，那座建筑里还有一台机器，它听了音乐之后能用天线把音乐从空气中传递过来。收音机也有天线，能从空气中接收到音乐，然后通过音箱播放出来。

"好吧，那阿鲁沙的建筑传播到空气中的是什么？从空气中传递到这里来的又是什么？"

"无线电波。"话刚说出，我立刻就知道事情不妙。

"好吧……无线电波又是什么？"

好问题。"电磁波可以通过空气传递，它看不见也听不见，但能携带音乐……"我的声音开始减弱。我不知道该如何描述无线电波，因为就连我自己也没完全搞清楚。我知道的只有这么多了，我脑子里想象的是从动画片的天线里飞出来的弧形小波纹。我知道无线电波是一种电磁能量，而"电磁能量"又是一个抽象的术语。也许可以说它像光一样，对吧？但我该如何解释看不见的光从天线里传递出来，还携带着音乐呢？天哪，到底有没有办法能把这个问题讲明白？

"啊！就像这样。"巴加约边说边拿起他的猎弓，他拨了一下弓弦，弓弦振动发出的声音从弓传递到空气中，再从空气中传递到耳朵里。这个比喻太妙了！是的，我们说的就是这个！我知道声波和无线电波不一样，但我也知道，我不可能比巴加约解释得更清楚。

吉加和巴加约的求知欲终于得到了满足，伍德和我也松了一口气。看来下次我们去镇上采购时，我得用谷歌搜索一下"无线电波"。

解开新陈代谢之谜

讨论有关人类新陈代谢的新科学时，我们首先应对它有充分的了解，起码要比普通生物学家对无线电波的了解更充分。

新陈代谢是一个宽泛的词语，它涵盖细胞的一切活动，其中绝大部分是让分子进出细胞膜，并将一种分子转化为另一种分子。你的身体是一个装着成千上万个分子的可移动的大桶，里面有酶、激素、神经递质、DNA（脱氧核糖核酸）等。这些分子很少能直接从食物中摄取，相反，细胞不停地将血液中的营养物质（或其他对人体有用的分子）拉进细胞膜里作为燃料，或者作为元件组装成别的物质。随后，细胞会把组装好的物质推出细胞膜，供身体其他部位使用。卵巢细胞把固醇分子拉入细胞内部，将它们组装成雌激素，然后把雌激素推出细胞膜，使之进入血液。神经细胞不断地吸收和释放离子（带有正负电荷的分子），以保持细胞内的电压为负。胰脏细胞在 DNA 的指挥下，将氨基酸组装成胰岛素和各种消化酶。你体内时时刻刻发生的新陈代谢活动令人瞠目结舌。

所有这些活动都需要能量的参与。事实上，做功就是耗能，衡量做功和能量消耗的单位是相同的。当你投掷棒球的时候，它在离开你的手的一瞬间所具有的"动能"和你的手给它加速时所做的功相等。热能是能量的一种常见形式。如果你用微波炉加热一杯牛奶，牛奶升高的温度就能反映出牛奶捕捉了多少电磁能。汽油燃烧释放的能量相当于汽车在路上移动所需的能量与引擎释放的能量之和。能量消耗的大小总是等于物体做的功与热量的增量之和。[1] 这对身体、车辆、智能手机来说都一样，它们遵循相同的物理规律。

能量还可以储存在汽油（或者任何能够释放能量的物质）里，用于做功和产生热量。捕鼠夹拉长的橡皮筋或弹簧中储存着"应变能"，随时准备弹射；堆在架子上的保龄球里储存着"势能"，可以在地上砸出一个坑；把分子绑在一起的化学键里储存着"化学能"，一旦分子破裂，就会释放出能量。如果一磅硝化甘油（$C_3H_5N_3O_9$）爆炸并分解成氮气（N_2）、水（H_2O）、一氧化碳（CO）和氧气（O_2），就会释放出巨大的能量（730千卡）[2]，这足以把一个体重为165磅的人炸飞到2.5英里高（做功），也可以把这个人蒸发掉（产生热量）。当然，两者还可以组合起来，即在做功的同时产生热量。这关乎能量的最后一个知识点：能量可以转化成多种形式，比如动能、热能、功、化学能等，但它不会凭空消失。

"卡路里"和"焦耳"是衡量能量的标准单位，不论是食物中的化学能、火里的热能，还是机器做功消耗的能量。在美国，卡路里是用来表示食物所含能量的常用单位。1卡路里的定义是使1毫升水的温度升高1摄氏度所需的能量。[3] 1卡路里的能量很少，不足以描述我们日常的食物所含的能量。因此，当我们描述食物所含的能量时，我们应该用"千卡"作为单位，也就是1 000卡路里。比如，麦片的包装盒上写着一杯不加牛奶的干麦片所含的能量是100卡路里，但其实应该是100千卡或10万卡路里。

那么，我们为什么不直接用"千卡"作为单位，而偏要用"卡路里"？这背后的故事令人费解。当19世纪的科学家决定用"卡路里"作为衡量食物所含能量的首选单位时，美国知名营养学家威尔伯·阿特沃特坚持遵循一个古老而晦涩的传统——把卡路里的英文首字母c大写，变为"Calories"，以此表示千卡。[4] 这种做法导致很多美国人都分不清食品标签上的单位究竟是卡路里还是千卡。当然，这只是美国令人哭笑不得的单位系统的冰山一角，常见的还有"茶匙""英寸""华氏度"等。（顺便说一句，如果你在国外旅行，想把食品标签上的焦耳转化成卡路里，除以4即可。[5]）

　　既然做功和能量消耗是一回事，我们就可以把细胞的做功和能量消耗看成是相同事物的两面。换句话说，"新陈代谢"和"能量消耗"这两个词语可以被看作同义词。这也是为什么像我这样的演化生物学家和公共健康领域的医生都会把注意力放在能量消耗上，它是测量细胞新陈代谢和身体活动的必要方法。细胞做功的速度决定了它的代谢率，即每分钟消耗的能量。如果已知你身体里所有细胞做的功之和，你就可以计算出身体的代谢率，即身体每分钟消耗的能量。人体的新陈代谢是37万亿个微小的细胞音乐家共同演奏的一场错综复杂的交响乐。

　　代谢系统十分精妙，我们却对它习以为常。它默默无闻地维持着我们的生命，着实是演化史上的奇迹。它的演化历经了将近10亿年，以及万亿个世代、千万亿次试错和失败，才形成了这个星球上最简单的单细胞代谢系统的基础结构。又过了20亿年，这个最简单的单细胞结构才演化出多细胞生命体，并分化出特定的功能组织。在如此漫长的过程中，生命不得不面对一个个化学难题。生命需要摸索如何把油和水混合在一起，以及如何利用氧气（既能助燃又能杀害生命）。生命还需要探索如何燃烧脂肪和糖（它们每克所含的能量比硝化甘油还多），以免把生物炸飞或煮熟。

　　这些都不算最奇怪的事情。对身体来说，最诡异的一点是它的一切活动都是由外来的"线粒体"驱动的。生活在我们体内的线粒体有独立的DNA和20亿年的演化史，曾成功阻止了地球生物的灭绝。除此之外，内脏里还有令人叹为观止的消化系统，其中的微生物能完成大部分分解食物的工作。这些微生物由万亿个细菌组成，在你的消化道（从你的嘴巴到肛门的一段长而蜿蜒的通道）里安家。

我们都是现实世界里的奇美拉①，一部分是人类，另一部分则混杂着其他生命形式，它们无时无刻不在上演着奇迹，用食物供养人类，却默默无闻。你可能听过这个故事，但可能是通过课本了解到的冰冷知识。现在，让我们进一步了解它。只有这样，你才能明白饮食是如何影响人类健康的，以及人体是如何消耗能量的，或者说生命是如何运行的。

人如其食

从古希腊时代到17世纪，就连像亚里士多德这样睿智的人都认为苍蝇、老鼠能从没有生命的东西里凭空长出来，比如土或腐肉。昨天谷堆角落里还只有破布和干草，第二天老鼠就出现了。似乎没有人把蛆放到尸体上，但它们在动物死掉之后就会忽然出现。在没有显微镜和实验的情况下，这种理论的确很难被证伪。1859年，路易·巴斯德通过把培养基煮沸来告诉世人，只要把灰尘和虫子隔离开，任何东西就都不可能凭空生长（从那以后，我们开始对食物进行"巴氏消毒"）。今天，人们把生命"自然发生"的故事讲给小孩听，并告诉他们过去的人们有多么愚昧，而现代科学又有多么发达。

当然，苍蝇能从尸体中自发长出的想法十分荒谬，但随着过去一个世纪对新陈代谢的研究，真相却变得更加离奇了。动物、植物及其他生物从本质上说都是"自然发生的机器"，它们会利用食物、水和空气组装身体，并产生后代。如果苍蝇不是一个利用腐肉不断制造后代

---

① 奇美拉指希腊神话中会喷火的怪兽，它的头像狮子，身体中间长着羊头，而尾巴长得像蛇。——译者注

的机器，那么它们从本质上说到底是什么？ [6]

　　1973 年上映的《绿色食品》是一部经典而做作的科幻电影，它刻画了未来的纽约市是多么堕落不堪。查尔顿·赫斯顿饰演的角色吃惊地发现，人们食用的绿色糊状食物居然是用人类的尸体制作的。他在电影的最后一幕已经发疯，对着人群吼道："代餐食品就是人肉！"我们把时间快进到 2018 年，在这个时代，艺术被人们利用，你可以买到很多加工食物，这些黏稠的营养混合物专门为匆忙或单独进餐的人们准备。我不知道这种食物好不好吃，但它们的种类繁多，而且我可以肯定的是，它们绝对不是人肉制作的。但是，也不是没有这种可能，你可能根本毫无察觉。

　　你身体里的每个分子都是由你摄入的食物构成的：每一磅肌肉和骨头，每一盎司大脑和肾脏组织，每个指甲盖和每根眼睫毛，还有 6 夸脱①血液。维持你的生命和支持你运动的能量也都来自日常饮食，所以"人如其食"不只是老生常谈，事实本就如此。以下想法可能会让人不寒而栗：很多美国人都相当于一个能走路、会说话的巨无霸汉堡。鸡块、意面、酸奶和胡萝卜几乎是构成我的小孩身体的基础，也是能量的来源，而我本人的身体则是靠椒盐脆饼和啤酒来支撑的。那么，这一切是怎么发生的？

从比萨饼说起

　　想象一下，你坐在餐桌旁，面前是一张热乎乎、色香味俱全的意

————————————————

①　1 夸脱 ≈ 0.95 升。——译者注

大利肉肠比萨饼（在这个思想实验里，素食主义者可以把肉和奶酪换成更合适的食材）。你咬了一口比萨饼，开始慢慢咀嚼。一瞬间，面包、酱料、肉、奶酪的混合物在你的舌尖上翩翩起舞，比萨饼皮顶着你的牙齿，它散发的香味在你的上腭回荡，刺激着你的鼻腔。人间能有如此美味，实在是一件幸事。

在你品尝美味的同时，化学作用也启动了。消化食物的第一步是将食物与唾液混合并充分搅拌，这一步消化的是常量营养素（与微量营养素相对）。常量营养素有三种，即碳水化合物、脂肪和蛋白质。碳水化合物包含淀粉、糖和纤维，它们主要来自比萨饼里偏素的部分——比萨饼皮和番茄酱。脂肪（包括油）既可以在植物中找到，也可以在动物制品中找到，比如奶酪和意大利肉肠。蛋白质则主要存在于动物组织，以及植物的叶、茎、种子（包括豆类、干果和谷物）。比萨饼里的意大利肉肠和奶酪的蛋白质含量很高，罗勒叶的蛋白质含量也不少。饼皮里也有蛋白质，比如让饼皮有嚼劲儿的麦麸。

此外，比萨饼里还含有一定量的水和微量营养素（比如矿物、维生素等）。但是你吃比萨饼的主要目的是获得常量营养素，它们组成了你身体的各个部分，并提供能量；它们也是新陈代谢的原材料。

图2–1展示了碳水化合物、脂肪和蛋白质的消化过程，它们去到身体的哪个部分，做了哪些事情。我们可以把它看成是常量营养素的行动线路图。乍看之下它可能有点儿复杂，不过如果你能沿着一条线从头走到尾，就简单多了。每种营养素都有自己的行动路线，并且每条路线各有3站：消化、合成、代谢。正如精心设计的地铁交通线路图一样，消化线路图上也有许多条支线，能让你从一条主线"换乘"到另一条主线。下面，让我们出发吧！

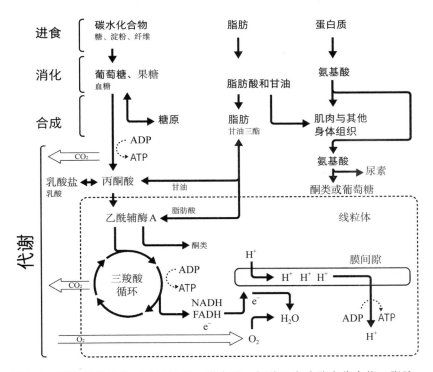

图 2-1　常量营养素的行动线路图。进食后，每种元素（碳水化合物、脂肪、蛋白质）在人体内都有各自的消化路线，并且各有 3 站：消化、合成、代谢。单箭头表示这是单行道，双箭头表示化学反应可以双向进行。为了展示得更清晰，有些路线在图中做了省略处理（ADP：腺苷二磷酸；ATP：腺苷三磷酸；NADH：还原型烟酰胺腺嘌呤二核苷酸；FADH：还原型黄素腺嘌呤二核苷酸；H⁺：氢离子；e⁻：电子；O₂：氧分子）

碳水化合物

　　如果你遵循的是美国人的饮食习惯，那么碳水化合物提供的能量将占到你每天消耗卡路里的一半。事实上，不论现在低碳饮食有多么流行，全球各地不同文化的人们（包括像哈扎人这样的狩猎采集社会）从碳水化合物中摄取的能量都远多于从脂肪和蛋白质中摄取的能量。

我们都是灵长目动物，喜欢吃植物，特别是成熟甜美的大果子。碳水化合物是我们获取能量的主要来源，6 500万年来人类一直依靠它存活。[7]

纤维被微生物消化，产生脂肪酸，随后加入脂肪的消化进程。糖用于构建身体里的某些结构，比如DNA。氨基酸转化成葡萄糖或酮的路线没有在图2-1中展示出来，半乳糖（碳水化合物消化过程中极少见的产物）的消化路线也省略了。

碳水化合物主要有3种形式：糖、淀粉、纤维。糖和淀粉在消化分解后要么合成糖原，要么产生能量（见图2-1），要么转化成脂肪。相比之下，纤维的命运大不一样。纤维能调节消化过程以及糖和淀粉的吸收，还能维持数万亿细菌和其他肠道微生物的生存。其实，微生物对纤维的消化至关重要，如果没有它们，人类的麻烦就大了。下面，让我们看看淀粉和糖的命运是怎样的。

糖是由碳、氢、氧原子构成的小型碳水化合物。它们中最小的只包含一个糖分子——单糖，葡萄糖、果糖、半乳糖都属于单糖。蔗糖、乳糖和麦芽糖由两个单糖分子组成，所以叫作二糖。一个葡萄糖分子和一个果糖分子结合在一起构成了蔗糖，乳糖是由一个葡萄糖分子和一个半乳糖分子组成的，麦芽糖是由两个葡萄糖分子组成的。

淀粉是由一大堆糖分子聚合在一起形成的长链，由于粘在一起的糖实在太多了，淀粉又被称为多糖或复合糖。迄今为止，人类发现植物淀粉中最常见的物质是葡萄糖，这些淀粉可能有好几百个葡萄糖分子那么长。淀粉是植物储存能量的主要方式，因此土豆和红薯的能量储存器官特别大。几乎所有的植物淀粉（人类食物中的淀粉）都是两种多糖的混合物，即直链淀粉和支链淀粉。

不论食物从哪里来，淀粉和糖都会被分解成单糖。淀粉的消化从口腔开始：唾液中的唾液淀粉酶会把淀粉分子水解成越来越小的碎片。（酶是一种能将分子裂解或加快化学反应速度的蛋白质，消化酶能把食物分子切成小块。）淀粉在人类演化过程中起着十分重要的作用，我们也因此演化出产生更多唾液淀粉酶的能力，比其他猿类都要多。

我们把嘴里的东西咽下后，黏糊糊的食物就会进入胃。胃酸会杀死细菌和其他跟随食物一起进来的脏东西。随后，食物被推入小肠。小肠负责主要的消化工作，它和胰腺产生的酶会进一步分解淀粉和糖。胰腺约有5英寸长，就像5根细辣椒首尾连接在一起。它在胃的下面，通过一根细短管与小肠连接。它最出名的功能是产生胰岛素，除此之外，胰腺还会产生很多种和消化相关的酶。酶的产生和数量都由基因决定。例如，有些人对乳糖不耐受，无法消化牛奶，这说明他们的基因不能产生乳糖酶（这种酶能把乳糖水解为葡萄糖和半糖）。没有其他酶能够代替乳糖酶，所以，这些人一旦摄入乳糖，乳糖就会直接进入大肠，让大肠里的细菌饱餐一顿，然后产生大量气体，并引起其他令人尴尬的乳糖不耐受反应。

等到所有的多糖和二糖都被分解成单糖，淀粉和糖的消化过程就结束了。饮食中的碳水化合物大多来自淀粉，淀粉又由葡萄糖构成，因此，你摄入的淀粉和糖约有80%会变成葡萄糖，余下的都会变成果糖（15%左右）或半乳糖（5%左右）。[8]当然，如果你吃的是含糖量高的加工食品（比如果糖）或果糖含量高的玉米糖浆（果糖和葡萄糖等比例混合，再加入水），那么对你来说果糖的摄入比例可能会偏高，而葡萄糖则会偏低。

这些糖经由肠壁吸收，进入血液。我们肠道的内壁上布满了血管，饭后消化道的血液流量会增加到平时的两倍多，用于运送营养物质。[9]

因此，我们的血糖会随之升高（特别是在吃了高碳水食物之后）。如果你吃的是加工食品，纤维含量低且容易消化，碳水化合物就会被迅速吸收，糖也会快速进入血管，造成血糖急剧升高。这类食物也被称为高血糖指数食品。血糖指数是指在你吃完某种食品后的两小时内，相较于摄入纯葡萄糖后的血糖水平，你的血糖水平升高的程度。难以消化的食物（碳水化合物的形式更复杂，糖更少，纤维更多）所需的消化吸收时间更长，不会使人体血糖水平的升高速度过快，所以这类食物的血糖指数较低。[10]有证据表明，低血糖指数食物可能对人体更健康。

膳食纤维和微生物是人体消化功能背后的无名英雄。纤维是一种碳水化合物，人体无法消化，至少无法独立消化。这些坚韧的分子有助于植物维持自身的结构。我们把它们吃下去后，纤维就像毛毯一样包裹着肠壁，形成像格子一样的结构，减缓糖和其他营养物质进入血液的速度。这就是橙汁的血糖指数比橙子高的原因，橙汁里没有什么纤维，但橙子里有。[11]

纤维也是人体内微生物的食物。我们的消化道是个潮湿的生态系统，里面生活着大量帮助我们消化食物的微生物。大多数微生物都生活在大肠（或结肠）里，它们的作用至关重要，可以消化无法在我们的小肠里消化的食物。我们不久前才认识到它们的重要性。这数万亿的细菌[12]就像生活在我们身体里的4磅重的超级生物[13]，每个细菌又包含数千个基因。这些细菌能制造人体不具备的酶，消化我们摄入的大部分纤维，并产生短链脂肪酸，给人体细胞供能。我们体内的微生物还能消化小肠未彻底消化的食物，增强免疫系统的活力，帮助制造维生素和其他必要的营养素，以及维持消化道的正常运行。它们对人体健康的很多方面都会产生影响，我们对它们的了解也在逐渐增加。我们现在知道，如果你体内的微生物不开心，那么你也不会开心。

对细胞和人体来说，摄入碳水化合物的目的是获取能量，而碳水化合物本身就是能量。[14]糖进入血液后，只有两条路可走，要么立刻燃烧掉，要么储存起来供日后使用（见图2-1）。这时，胰岛素（由胰腺产生）就要发挥作用了，大多数细胞都需要在胰岛素的帮助下才能将葡萄糖分子通过细胞膜运送到体内。

碳水化合物转化成能量要经过两步。未立即燃烧的能量会被打包，以糖原的形式储存在肌肉和肝脏里（图2-1）。糖原是一种复杂的碳水化合物，有点儿像植物淀粉。当身体需要时，糖原能迅速转化成能量，但它的质量较大，因为它里面的碳和水的占比是相等的（"碳水化合物"的名称由此而来）。人类和其他动物一样，体内所能储存的糖原数量有限，一旦超过上限，血液中的糖就只能转化成其他形式，也是剩下唯一可用的形式——脂肪。

如果体内能量有富余，糖原的储存量又达到了上限，血液中多余的糖就会转化成脂肪。脂肪较难利用，因为要把脂肪转变成可提供能量的形式还有很多步骤。不过，脂肪能储存比糖原更多的能量，因为它里面没有水。此外，我们都心知肚明，人体储存脂肪的能力几乎没有上限。

脂肪

脂肪的命运相对简单：它们先被分解成脂肪酸和甘油，然后再被身体合成脂肪，储存在某些部位，准备着通过代谢提供能量。对付脂肪的难点在于，它们很难消化。原因很简单，那就是油和水不相溶。脂类（包括油）都是"疏水分子"，这意味着它们不溶于水。但是，我们的身体和地球上的其他所有生物一样，都以水为基础。要想单靠水把大块的脂肪分解成小颗粒是不可能的，这就像仅用水清洗油腻的菜锅是洗不干净的。演化有什么好办法呢？答案是：胆汁。

在很长一段时间里，人们以为胆汁决定着我们的情绪和脾气。聪明人也会相信蠢事，这就是个典型的例子，比如苏格拉底。18世纪前的医生和哲学家都以为"黄胆"过多会让人具有攻击性，这种状况一直持续到大约一个世纪前。如果医生觉得病人的体液不平衡，他们就会用水蛭给病人放血，当时尚未出现现代医学，医生杀死的人可能比救活的人还要多。但现在我们知道了，胆汁其实可以帮助我们消化脂肪。

胆汁是一种绿色液体，由肝脏合成，储存在胆囊里。[15]胆囊比我们的大拇指稍小，在肝脏和小肠之间，通过短导管与这两个器官连接。脂肪从胃进入小肠后，胆囊就会分泌出胆汁酸（也叫"胆盐"），[16]去弄碎食物中的脂肪团，乳化油脂，其功能有点儿像洗洁精。接着，脂肪酶（由胰腺合成）会把乳化过的油脂进一步分解成只有头发丝的1/100粗细的微团。人体每时每刻都在形成和分解这些微团，就像汽水里的气泡一样。不过，每次分解它们都会释放脂肪酸和甘油，两者正是脂肪的构成要素。

脂肪酸和甘油被小肠壁吸收，合成甘油三酯（3个脂肪酸像彩带一样粘在一个甘油分子上），人体内的脂肪就以这种形态存在。现在，身体要解决脂肪消化的另一个难题：水油不相溶。在水基溶液中，甘油三酯会积聚在一起，就像血块一样。如果血块堆积在大脑、肺或其他器官的血管里，可能会致命。对于这个问题，演化的解决办法是把甘油三酯打包放入球形容器——乳糜微粒中。虽然它能防止脂肪聚积在一起，但乳糜微粒的体积太大，无法通过毛细血管壁吸收进入血管，进而运往全身。

于是，脂肪分子只得另辟蹊径：进入淋巴管。淋巴管既是身体的安保系统，又是垃圾回收系统。它的网络遍布人的全身，负责收集细胞残骸、细菌和其他碎片，并将它们带到淋巴结、脾脏和其他免疫器官中。所以，淋巴系统可以胜任乳糜微粒的运输工作。淋巴系统还会收集从血管中跑出来的血浆（每天大约有 3 夸脱[①]），并将之送回循环系统。因此，淋巴系统相当于提供了乳糜微粒进入血管的通道。乳糜管是一种特殊的淋巴管，藏在肠壁内，它会把乳糜微粒送入淋巴系统，再进入循环系统。

如果你的饮食很油腻，乳糜微粒就会变得又大又白（因为里面全是脂肪），血液也会变得油乎乎的。不过，它们最终都会被分解，或者变成能量储存起来，或者干脆被消耗掉。血管壁中的脂蛋白脂肪酶先将甘油三酯分解成甘油和脂肪酸，再重新合成身体中的甘油三酯。大部分脂肪都储存在脂肪细胞和肌肉里，作为能量储备。我们的肚子和大腿上的脂肪就是这样来的，当然，一块上好的牛排里的脂肪也是这样来的。不过，如果我们的肝脏和其他器官里储存的脂肪太多，身体就会出毛病，发生肝衰竭等一系列健康问题。脂肪肝的成因令人捉摸不透，但肥胖是其主要致病因素之一。[17]

在我们摄入的脂肪中，有一小部分会用于建设细胞，比如构成细胞膜、髓鞘（保护神经细胞的结构），以及构成大脑组织。有些脂肪酸无法通过分解或重组其他营养物质获得，而只能从饮食中得到，因此

---

① 1 夸脱 ≈ 0.946 升。——编者注

被称作"必需脂肪酸"。这也是品牌商不断给 ω−3 脂肪酸打广告的原因，它是一种必需脂肪酸，存在于鱼类、牛奶和鸡蛋中。

跟碳水化合物一样，脂肪最终也会作为燃料消耗掉，这就是身体偏爱油脂多的食物，并且费劲儿消化和储存脂肪的原因。所有动物都能将能量转化成脂肪，因为脂肪可以储存大量的能量。脂肪的能量密度为每盎司 255 千卡，是碱性电池的 100 多倍，是硝化甘油的 5 倍多，可以媲美飞机燃料。[18] 幸运的是，脂肪的燃烧过程缓慢，比炸药可温和多了。有些脂肪在消化后马上就会被燃烧利用，但大多数时候，身体会优先使用储存的脂肪。甘油三酯是组成脂肪的主要成分，它会分解成脂肪酸和甘油，并产生能量（图 2−1）。

蛋白质

蛋白质的生命历程很有趣。跟碳水化合物或脂肪不同，蛋白质不是主要的能量来源（除非你是肉食动物），其主要功能是构造或修复身体里的肌肉和组织。你的身体的确会把蛋白质转化成能量，但这只占一小部分。

蛋白质的消化从胃部开始，它会被胃蛋白酶分解。胃壁会产生胃蛋白酶的前体物质——胃蛋白酶原，并被胃酸转化成胃蛋白酶。对任何一种蛋白质来说，胃蛋白酶就像"爱德华的剪刀手"。离开胃部后，蛋白质会在小肠里继续消化，那里有胰腺分泌的酶。

所有蛋白质都会被分解成氨基酸（图 2−1），这是蛋白质最基本的组成材料。氨基酸看似带有尾巴的风筝，它们的头部都一样：由氨基和羧基组合而成。分辨不同氨基酸的关键在于它们的尾巴（通常是由碳、氢、氧原子以不同的方式组合而成）。地球上有好几百种氨基酸，但动植物只用其中的21种来构成其体内的蛋白质。在这21种氨基酸中，有9种被视为人体必需的氨基酸，人体不能凭空创造出这9种氨基酸，而需要从饮食中获取。剩下的十几种都能由人体通过分解和重组其他氨基酸获得。

氨基酸的下一个目标是形成身体组织，进而构建人体这台大机器（图2–1）。一旦蛋白质从比萨饼变成氨基酸，就会被小肠壁吸收，进入血液循环。细胞会用氨基酸合成蛋白质（也就是折叠起来的氨基酸），这是DNA的主要职责之一。基因是DNA的某个片段，它将氨基酸按照特定的顺序摆放，用于制造蛋白质（有的基因只起调控作用，它们不合成蛋白质，但会激活或抑制那些合成蛋白质的基因）。[19] DNA中不同的序列形式（腺嘌呤、鸟嘌呤、胞嘧啶、胸腺嘧啶）对应着不同的氨基酸排列方式，从而形成各种类型的蛋白质，在生命体内发挥着不同的作用。氨基酸还能用于制造很多其他分子，比如肾上腺素（战或逃激素）、血清素（一种神经递质，用于脑细胞间的通信）。

尘归尘，土归土。我们用氨基酸合成的身体组织和分子最终也会被分解成氨基酸，[20] 并随着血流进入肝脏。肝脏内发生的事情比较复杂。氨基酸里的"胺基"和氨气里的"氨"结构相似，有些清洁剂之所以会致命，就是因为它们含有氨，而氨基酸代谢也会产生氨。幸运的是，人体已经演化出能将氨转化为尿素的机制，尿素会随着血液进入肾脏，并随尿液排出。这就是为什么尿会辣眼睛，因为它是由氨转化来的。

我们每天"尿"出去的蛋白质大约有50克。[21] 如果你勤于锻炼，尿出去的蛋白质可能会更多，因为肌肉分解会随着锻炼而增加。我们需要补充足够的蛋白质，以弥补这些损失，否则就会造成蛋白质不足。如果我们摄入的蛋白质比需要的多，多余的氨基酸就会被转化成尿素排出。如果你服用的蛋白质补充剂太多，你的尿就会变多。

蛋白质生命历程的最后一站是将氨基酸转化为能量（图2–1）。蛋白质含氮的一端会转化成尿素，尾巴则被用来制造葡萄糖（这一过程叫作糖异生，意思是"制造新糖"或"生成酮"，两者都能补充能量）。蛋白质只提供一小部分能量，大约是每日能量消耗的15%。但如果我们遇到了饥荒，不得不靠吃皮带才能生存下去，这些能量就会变得极其重要。

燃烧的葡萄糖

新陈代谢线路图上的所有路线都指向同一个终点站：供能。不论是碳水化合物、脂肪还是蛋白质，它们都通过化学键储存能量。当这些化学键断裂时，能量就会随之释放，供应给身体。

在一切生物系统里，能量都以一种基本的形态——腺苷三磷酸（ATP）存在。腺苷三磷酸分子就像微型充电电池，通过在腺苷二磷酸（ADP）上增加一个磷分子实现"充电"。1克腺苷三磷酸大约含有15卡路里（是卡路里，而不是千卡）的能量。不论发生什么，人体内只会同时存在大约50克腺苷三磷酸。也就是说，从腺苷二磷酸到腺苷三磷酸的分子循环[22]每天得发生3 000多次才能让身体维持正常运转。不论我们燃烧的是碳水化合物、脂肪还是蛋白质，只要我们通过食物制造能量，就是在利用这些物质的化学键储存的能量生成腺苷三磷酸。

我们先来看身体最主要的能量物质——葡萄糖分子（果糖、半乳糖的过程和葡萄糖相似[23]）。葡萄糖分子可能直接来自食物，也可能来自糖原分解。葡萄糖先会被分解成丙酮酸，消耗2个腺苷三磷酸分子，然后生成 4 个，相当于净赚 2 个。这种反应的速度很快，当我们进行 100 米冲刺跑或在健身房举重时，这种反应用得更多。

新陈代谢的第一阶段是"无氧"的，因为它不依赖氧气。你在看奥运会比赛的时候也许会注意到，短跑运动员似乎不怎么呼吸，举重运动员举起杠铃的时候也会屏住呼吸。当我们呼吸效率低或肌肉工作强度太大，以至于氧气跟不上丙酮酸的反应速度时，丙酮酸就会转化成乳酸盐。反过来，乳酸盐也能被转化成丙酮酸并提供能量。不过，如果乳酸盐堆积过多，就会形成乳酸，让我们感到肌肉酸痛。

新陈代谢的第二阶段则需要氧的参与。如果细胞内的氧充足，第一阶段产生的丙酮酸就会被带到线粒体里。每个细胞内都含有很多线粒体，它们是细胞的发电厂，腺苷三磷酸的循环就发生在这里。

丙酮酸会转化为乙酰辅酶 A（图 2–1），它的地位和腺苷三磷酸不相上下，可以一起争夺"最重要但最不知名"的化学物质大奖。乙酰辅酶 A 就像一列火车，满载着三种不同的乘客：碳、氢、氧。不过，它还不能马上出发，要等装上草酰乙酸这个引擎才有动力开车。这趟列车沿着"三羧酸循环"[24]这条路线行进，沿途共有 8 站。每次停靠，都会有乘客（碳、氢、氧）上下车，在此过程中会产生两个腺苷三磷酸分子。最终，草酰乙酸会跳下这辆车，再跳上一辆新的乙酰辅酶 A 列车，推动后者继续前行。

重要的是，有些乘客上下车的时候会被"打劫"——还原型烟酰胺腺嘌呤二核苷酸（NADH）和还原型黄素腺嘌呤二核苷酸（FADH）会抢走乘客们身上携带的电子。紧接着，NADH 和 FADH 会迅速躲到线粒体深处，把它们偷来的电子释放到细胞膜内特殊的受体复合物里。线粒体有两层细胞膜，就像保温杯一样，内膜和外膜之间的部分叫作

"膜间隙"。电子储存在内膜的受体复合物里，而带有正电荷的氢离子（量还挺大）会去追逐带有负电荷的电子，最终陷入膜间隙。氢离子就像被鱼梁拦住的鱼一样，它们在细胞内膜里流动，受到电子的吸引，最后被困在膜间隙里。

这么多携带正电荷的氢离子挤在一起，积聚了强烈的电化学力量，试图平衡细胞内膜两侧的电压。但氢离子只有一种逃脱细胞内膜的方式，那就是通过膜上的"旋转门"。与此同时，旋转门也会把腺苷二磷酸和磷分子组合在一起，制造出腺苷三磷酸。这个步骤的效率非常高，能产生32个腺苷三磷酸分子。这支电子和氢原子在细胞内膜上表演的复杂舞蹈叫作"氧化磷酸化"，它是身体获取能量的主要途径。

葡萄糖分子最终会变成什么样呢？前文中说过，葡萄糖分子是由碳、氧、氢原子组成的。记住，给腺苷三磷酸储存能量的是绑定这些化学元素的化学键，而不是化学元素本身。[25]因此，在三羧酸循环里，葡萄糖被转化成丙酮酸（图2–1）的同时，碳原子和氧原子（占葡萄糖分子重量的93%）会被转化成二氧化碳。在氧化磷酸化末期，氢原子、氧原子会组成水分子（化学式是H_2O）。我们摄入的绝大部分碳水化合物都通过呼吸排出去了，留在身体里的比例就像大海里的几滴水，微不足道。

燃烧的脂肪

人体燃烧脂肪的方式跟有氧呼吸极其相似，只不过最开始的分子不是葡萄糖，而是甘油三酯。甘油三酯可能来自你刚吃的比萨饼（以乳糜微粒出现），也可能来自体内丰富的脂肪储备。无论来自哪里，甘油三酯都会被分解成脂肪酸和甘油，再被转化成乙酰辅酶A（甘油先被转化成丙酮酸，图2-1）。之后，构成甘油三酯的碳、氧、氢原子都会以二氧化碳的形式排出，或者形成水（就像葡萄糖一样）。脂肪中只有很小一部分会被转化成水，大部分则由肺部通过呼吸作用排出。

　　如果人体大量燃烧脂肪（不论是因为过度节食还是遭遇饥荒），一部分乙酰辅酶A就会被转化成"酮"。肝脏是生产酮的主要器官。酮就像四处游走的乙酰辅酶A，经过血管进入其他细胞，并被转化成乙酰辅酶A，用于产生腺苷三磷酸。和其他物质的代谢一样，大多数酮都由肝脏生产，但被身体的其他器官利用。现在流行的生酮饮食就是通过摄入大量蛋白质和脂肪，少吃甚至不吃碳水化合物来实现这一目的的。结果就是，碳水化合物的路线会被关闭，所有的运力都会转向脂肪和蛋白质（图2-1）。

　　酮既然能在血管里游走，就会在你的尿液里出现。如果你很好奇（或者很无聊），那你可以去药店买相关试纸测一测。如果你的尿液中出现了酮，就说明你的身体正在发生"生酮作用"，主要通过燃烧脂肪产生能量。

　　一旦你了解了脂肪和葡萄糖的代谢路径，你就会明白为什么低碳水的饮食（比如生酮饮食法、原始人饮食法）能让你减掉很多脂肪。如果不摄入碳水化合物，脂肪就成了唯一能产生乙酰辅酶A的物质。当然，蛋白质可以分解成氨基酸，再进一步转化成酮或葡萄糖。不过，蛋白质提供的能量只占每日能量消耗的很小一部分。当碳水化合物的摄入量极低时，脂肪就会成为人体主要的能量来源，少吃多少碳水化合物，就要多消耗多少脂肪。一部分脂肪在被消耗光之前还会转化成酮。举个例子，大脑特别挑食，只愿意使用葡萄糖提供的能量，如果葡萄糖不足，它就会退而求其次选用酮。

利用脂肪提供能量是需要付出代价的，因为脂肪转化的通路是双向的。看一下图2-1你就会发现，葡萄糖或果糖能被转化成乙酰辅酶A，并进入脂肪的消化路径（而非三羧酸循环）。就这样，你摄入的糖转化成了脂肪。这个过程和脂肪转化成能量的过程一样，只是顺序反过来了。

灵活的交通系统能应对复杂的交通情况，我们的代谢路径亦如此，它可以把分子分配到最合理的终点。糖吃多了？那就将其转化成糖原。糖原没地方放了？那就把多余的糖转化成乙酰辅酶A，送上三羧酸循环这趟列车。如果车上还是太拥挤，那就把乙酰辅酶A转化成脂肪，脂肪总有地方可放。储存糖原的空间是有限的，多余的蛋白质也没地方储存，而堆积脂肪的空间则没有上限。

基于同样的理由，鼓吹单一营养物质对减重特别有效（或有害）是不对的。因为只要你的摄入量过多，就没有哪一种营养物质是无辜的。无论它的来源是什么（淀粉、糖、脂肪或蛋白质），所有多余的能量都会变成身上的肉。如果你怀孕了，这块"肉"就会变成胎儿。如果你在健身房锻炼，它就会变成肌肉。如果你既没有怀孕，也不健身，这些多余的能量就会变成赘肉。这是理解饮食健康和新陈代谢的基础。我们将在第5章和第6章讨论，不同的饮食习惯会对人体造成什么影响。

有毒的植物

生活在快乐而无知的状态中会不会更好？我完全可以理解人们为什么会有此疑问。如果你感觉大自然给了你一个温暖的怀抱，那么你的每一天都会是轻松愉快的，你的人类朋友也都是心地善良的人。也许我们无法避免痛苦和死亡的到来，但它们之所以存在，只是因为我们太大意、太容易上当，或者打破了宇宙的某些规则。如果我们放下一切，变得慷慨友善，世界也会对我们投桃报李。如果我们能回归最原始的状态，就像我们的狩猎采集祖先一样，会不会更好？

在一个电影之夜，整个哈扎营地的人都聚集在伍德的电脑旁。电脑上播放着自然纪录片，每个人都在聚精会神地观看。每次只要有动物走进画面，在水坑旁喝水，就会听到有哈扎人在喊："哇！看那头野兽！朋友们，那只长颈鹿真大！"接着，画面切到了晚上。大象群来到水坑旁喝水，它们渴极了，这可是在最干燥的旱季。可是，狮群早已潜伏在一旁，伺机而动。突然，狮群向一只小象发起攻击，并咬住了它的后颈。小象举起细小的鼻子，柔弱无力地嘶喊着。观众们全神贯注，我也目不转睛地盯着屏幕。成年大象试图把狮子赶走，但根本没有用。狮子数量很多，它们接连对小象发起攻击。小象身上的伤口越来越深，血也越流越多，它很快就停止了挣扎。我心想，大自然犯了个错误，这种可怕的事情不应该发生。

然而，哈扎人看到这一幕后却欢呼雀跃：好棒！狮子终于把它杀死了！

我惊呆了，拥有何种变态心理的人才会为狮子的残忍猎杀行为欢呼喝彩？

接着，我陷入了沉思。为电视屏幕里的小象的死感到惋惜，这是城市居民才能体验到的奢侈情感。如果人们真的生活在大自然里，他们就会明白，大自然不会想把人类拥入怀中。不要指望壮丽的电影镜头来帮助你实现个人成长。你只是自然界中无数生命中的一个，它们中有的对你心怀不轨，有的对你漠不关心，而且没有一个是你所谓的"朋友"。哈扎人讨厌大象，因为大象个头太大了，脾气也不好，偶尔还会夺走人的性命。所以，哈扎人厌恶大象就像厌恶蛇一样。

哈扎人不会为了他们的猎物而伤感，就像你不会为了一杯酸奶而动情一样。他们的态度既不是厌世也不是麻木不仁，只是更清楚大自然的法则。作为生态系统的一分子，你必须吃掉其他生物，不管它们是动物还是植物。野狗会一路追踪你的气味，找到你，并把你吃掉，但它们不会因此感到一丝后悔。它们并不是对你有什么意见，而只是对"食"不对人。如果你想理解生态系统真实的运作方式，你就要忘掉那些迪士尼式的浪漫童话。

理解世界的演化过程同样让人迷惘，却也让人警醒。达尔文早就明白，所有物种都在为有限的资源而竞争，它们在寻找食物的同时，也在极力避免成为其他物种的食物。自然界里的行为并没有"好""坏"之分，是我们把文化意识强加于本来没有道德观和是非观的世界。在我们认为理所当然的事情背后，都有着自私的、不为人知的演化方面的原因。水果是树木赠予我们的礼物，又大又甜，但它们也是传播种子的好媒介。狗在漫长的演化过程中早已知道如何利用人类的感情让我们喜爱它们，[26] 因为人类可以为它们提供充足的食物。此外，那些维持着人类生存的郁郁葱葱的植物，其实25亿年来一直在给我们"下毒"。

生命需要能量。我们星球上最先演化出来的燃料系统就是光合作用，最早利用太阳能的细菌依靠氢和硫（而不是水）来实现光合作用。大约23亿年前，地球上还满是岩石和浅滩，光合作用的新机制就出现了，[27]它能把水和二氧化碳转化成葡萄糖和氧气。日光为光合作用提供了动力，并被储存在葡萄糖分子的化学键里。

这种新机制叫作产氧光合作用，因为氧气是这一过程的副产品。新机制带来了革命性的改变，使可进行产氧光合作用的生物统治了整个地球。它们吸收二氧化碳和水，并产生氧气。我们倾向于认为氧气是种好东西，是维持生命的必需品，但它的本质是毁灭性的。它会偷走物质的电子，将其捆绑到其他分子上，从而彻底改变这些分子的性质，有时还会破坏这些分子。氧气会消灭一切跟它发生接触的物质，或缓慢（生锈），或激烈（燃烧）。

首先，植物产生的氧气会被储存在土壤和岩石中的铁吸收，氧化后的铁会在地壳中形成红色岩层。其次，海洋也会吸收氧气，直到饱和。最后，大气中开始累积氧气。地球上的光合作用植物产生大量氧气，它们毫无感情和怜悯之心。随着大气含氧量从零上升到超过20%，氧气开始扼杀地球上的生命。这段历史被称为"大氧化事件"，地球上的生物因此濒临灭绝。

线粒体和氧气的狂欢

在无尽的时间长河之中，演化过程中的无常变为恒常，巧合也成为必然。打个比方，对居住在美国的人来说，每年被闪电击中的概率是70万分之一。[28]如果你活到70岁，你一生中被闪电击中的概率也很小：一万分之一。但是，如果你活了30亿年，冷眼旁观地球生命的变迁，那你可要小心了，因为你可能会被闪电击中4 200次。

如果我们把这样的思考模式引入生机勃勃的细菌和单细胞生物，

那么数字将会更加惊人。1盎司"干净"的饮用水里有超过100万个细菌，[29]而整个地球上约有3.3亿立方英里①的水。[30]也就是说，水里的细菌有40×10^{27}之多。即使这些细菌每天只复制一次，一年也将产生14×10^{30}个。在这种情况下，发生某种随机变异，让无法食用的化学物质变成食物的可能性有多大？就算这个可能性只有100万亿分之一，每年也会发生10^{17}次这样的变异。演化史长达几百万年，所以变异必然会发生。

年轻的地球逐渐被有毒的氧气填满，在亿万年的寂静中，逐渐孕育出新的生机。细菌默默地繁殖、变异了千万亿次，如此持续了几十亿年。直到有一天，某些细菌找到了一种看似不可能的解决方案，利用氧气制造原材料，这就是氧化磷酸化。电子在膜间隙里进进出出，使得细菌将光合作用的力量反转，用氧气打破葡萄糖的化学键，将储存的能量释放出来。最后，二氧化碳和水被排出，它们就是光合作用的原材料。

这是生命演化史上的里程碑事件之一。有氧代谢开辟了一条自由之路，产生了一种新的生命形式。好氧细菌占领了地球，并分化出新的物种，在不同领域扩张。

还有一个小概率事件发生了。早期的生命形式并不友好，某些细胞会以其他细胞为食（不论是你家后院吃草履虫的变形虫，还是血液里杀死入侵细菌的免疫细胞都是这样），把猎物一口吞下，包裹进自己的细胞膜里，再将猎物慢慢分解，转化成能量。几亿年来，被吃掉的好氧细菌不计其数。然而，它们中的极少数（也许只有一两个）居然

① 　1立方英里≈4立方千米。——译者注

在新宿主的身上存活下来，逃脱了灭绝的命运。

它们甚至非常成功。如此荒谬的嵌合体生物有着得天独厚的优势，它们体内的细菌可专门用于产生能量。于是，它们横扫中土大地，变成了主流生命体。现在，地球上的所有动物——不论是蠕虫、章鱼还是大象——都继承了这次奇迹的余晖。人类亦如此，我们身体里也有这种神奇的结构，即线粒体。

"线粒体从共生细菌演化而来"的革命性理念是由林恩·马古利斯提出的。[31] 19世纪的研究者从显微镜中观察到了线粒体和细菌在形态上的相似性，线粒体由细菌演化而来的想法也曾在他们脑海里浮现过。但是，马古利斯让这个理念焕发出勃勃生机，并引起了人们的关注。20世纪60年代末，她撰写了一篇划时代的论文，却被拒稿几十次，因为在他人眼里这篇文章的内容实在太离谱了。不过，她没有放弃。在接下来的几十年里，人们逐渐发现，马古利斯的想法是完全正确的。

我们细胞内的线粒体保留着奇怪的DNA环，这是它们的细菌祖先留下来的有力证据。我们全心全意地照顾它们，就像喂养自己的宠物。我们的心和肺都是专门演化出来用于供养线粒体的器官，为它们提供氧气，并带走它们的排泄物（比如二氧化碳，见图2–1）。如果没有它们，没有氧化磷酸化的魔法，我们就不可能像现在一样肆意挥霍能量，也不可能看到今天如此欣欣向荣的生命王国。

氧是氧化磷酸化的关键原材料，因为它是偷窃电子的高手，也因此具有极大的毁灭性。氧是"电子传递链"上电子的最终受体，像击鼓传花一样在线粒体的内膜上传递电子，以此将氢离子拉到膜间隙中（图2–1）。如果没有氧，电子传递链就会停下，三羧酸循环就会堵塞，线粒体也会停工。电子在电子传递链上传递时会吸引氢离子，从而形成水。你体内的线粒体每天和氧生成的水约有一杯多（300毫升左右）。

大步向前

从大量营养物质和线粒体的角度看，所有动物（包括人类在内）的代谢路径和腺苷三磷酸的生产方式都相同，图2–1对蟑螂、牛或生活在加州的人来说都适用。200亿年前，自从有氧代谢和线粒体登场以来，生命演化出了令人瞠目结舌的多样性。新陈代谢的速度变快过，也变慢过，这些变化改变了无数动物移动、生长、繁殖和修复的方式，也从根本上重塑了人类。

我们已经理解了动物新陈代谢的基础知识，下面让我们一起探索演化是如何让它们变得如此丰富多彩的，看看这些吞食氧气的引擎要如何在真实世界里运转。我们每天会燃烧多少能量，我们又用这些能量做什么？跑步1英里需要消耗多少能量？生孩子呢？战胜感冒呢？我们能通过喝咖啡、食用超级食物来加快新陈代谢吗？我们的身体是如何管理食物摄入，并保证满足我们每日所需的？我们的代谢引擎为什么会坏掉？死亡是能量消耗的最终代价吗？我们有没有可能跟生命讨价还价？

最重要的是，我得跑多长距离才能摆脱吃掉一个甜甜圈的罪恶感？

第 3 章

生命是一场投资：能量的博弈

在距离波士顿郊外大约1.5小时路程的树林深处，有一处退役的冷战导弹发射基地。基地里住着一大群奇怪的动物，还有一帮努力工作的书呆子。这些人满腔热忱，希望找到生命的奥妙。这个地方看起来就像老旧的新英格兰式农场和疯狂科学实验室的结合体，但它其实是哈佛大学的实地研究站。秋天，黄叶随风起舞，小袋鼠在草地上蹦蹦跳跳；鸸鹋在旁边踱步，好似笨拙的恐龙。山坡上还有山羊和绵羊，它们乍看是普通牧场的牲畜，但如果你仔细观察它们的颈部，就会发现一个黑色的小盒子。这些盒子类似于波音747飞机上的飞行记录仪一样，记录着羊群的一举一动。在低矮的水泥砖房里，你能看到珍珠鸡在小型跑步机上跑步，青蛙在某种微型仪器上起跳。蝙蝠和鸟在走廊里四处乱飞，而研究生们正在通过高速红外摄像机观察它们。

2003年夏，我在哈佛大学读博，为了完成毕业论文而学习测量能量消耗的方法。我还记得自己当时在研究站的工作，它让我感觉好像进了詹姆士·邦德的实验室，《007》电影里的大反派被换成了动物。山羊在北边的围栏里，跑步机在门后，氧气分析仪在手推车上。小心一点儿，别把东西碰坏了。记住，要把山羊屎打扫干净。我分不清这应该叫沉浸式学习还是溺水式学习。但毫无疑问，我热爱这份工作。

一早上我都在尝试把奥斯卡放到跑步机上。奥斯卡是只狗，我需要测量它走路和小跑时的能量消耗。为了实验的顺利进行，实验犬必须佩戴"宇航员面罩"——一种用3升容量的饮料瓶做成的塑料罩子，其作用是确保实验犬呼出的空气能进入氧气分析仪。奥斯卡是收养所收留的流浪狗，它是一只杂交斗牛犬，也是我的研究生同学莫妮卡的忠实伙伴。奥斯卡很喜欢跑步机，已经到了近乎疯狂的地步。当然，这也许跟我撒在面罩里的热狗屑有莫大的关系。在用其他狗做实验的时候，莫妮卡不得不把奥斯卡锁在她的办公室里，以免它看到其他狗也受到了研究员的"特别关照"而醋意大发。

实验最初的目的很简单，就是测试人类、狗、山羊走路和跑步的情况，但最终演变成了专业细致的能量消耗研究。没过多久，我又去了加利福尼亚，测量黑猩猩直立行走和爬行时的能量消耗。之后，我们还测量了人类把手交叉放在胸前跑步时的能量消耗，弄清楚跑步时摆臂对提高能效有多大的作用（答案是：很小）。2010年的整个夏天，戴夫·莱克伦、布赖恩·伍德和我都在爬树、观察蜂巢、挖树根。

你也许会认为，做如此小众的研究会让我变得有些不合群，甚至被忽视。事实上，世界各地的大学都有专门测量能量消耗的实验室。它涉及生物学与医学，是个生机勃勃的综合学科，每年还会举办相关学术会议。不过话说回来，为什么有人会把时间和精力放到测量能量消耗上呢？

在生命经济学领域，卡路里就是货币。资源的数量总是有限的，如果能量花在某些任务上，它就不能被其他任务利用。演化就像没有感情的会计，它唯一关心的是当一条生命走到尽头时，能有多少后代存活下来。如果某个生物不对自身的能量精打细算，它留下的后代就会比其他生物少。只有那些最擅长获取卡路里，并将它们有效分配的生物才能大量繁衍。生理和行为倾向都是天生的，因此，子代管理卡路里的聪明才智通常是从亲代身上获得的，子代将在新一轮竞技中延续亲代的做法。不同的是，子代的游戏难度更大，因为上一轮的失败者均被淘汰出局，留到本轮的都是成功玩家。经过无数次的博弈，仍然存活在地球上的生物都是"玩转卡路里"的大师。每个物种都拥有各自的新陈代谢策略，并根据其生活的环境做出了精细的调整，以便在永不停止的生命游戏中取得优势。

想知道每个物种的生理结构是如何被演化改变的吗？想知道在生死攸关的情况下，生物是如何判断各种事情的轻重缓急的吗？只要跟着卡路里走，你就能找到正确答案。

站在巨人的肩膀上

尽管我们每天都会进食和呼吸，但关于新陈代谢的科学研究花了好长时间才建立起来。我们在第 2 章讨论的每个细节，图 2-1 里的每个箭头，都是某个人（通常是某个团队）辛勤工作好几年的结果，这些知识前后花了差不多 200 年才拼凑完整。

18世纪中后期见证了新陈代谢科学的早期突破。那时，欧洲和美洲都有研究者发现了氧气和食物的重要性，他们意识到人类和其他动物都必须吃饭和呼吸。他们甚至把火和新陈代谢联系起来，认为人类和哺乳动物的身体都能产生热量。但他们并不知道其中的原因，比如，我们为什么要呼吸，也不了解我们的身体如何利用食物。

早期的新陈代谢研究没有什么实质性进展，因为当时人们对世界的认识还十分肤浅。虽然启蒙运动已经开始，现代西方科学也早在17世纪就萌芽了，但当时人们普遍认为我们不需要从空气中获取任何东西。科学家认为，身体产生热量是因为"燃素"离开了身体。燃素被视为物质燃烧的必要条件[1]，在物质燃烧时被释放出来。空气虽然能吸收燃素，但不能无限吸收。因此，如果你用罐子把蜡烛罩住，罐内空气中的燃素就会达到饱和，以至于抑制蜡烛继续释放燃素，蜡烛也会因此熄灭。

氧气直到1774年才被约瑟夫·普里斯特利[2]首先发现，他把这种气体叫作"去燃素气"，并认为氧气是去除燃素后的空气。普里斯特利在一次巴黎之旅中，把氧气介绍给一位名叫安托万·拉瓦锡的化学家。他们俩都为燃烧的科学原理而深深着迷。很多人将拉瓦锡视为现代化学之父，他驳斥了氧气是去燃素气的观点。

拉瓦锡认为，这种气体本身就是一种物质，并给它取名"氧气"或"制酸气"（因为它嗜好偷窃电子并形成酸，从而在电子传递链中起到关键作用）。拉瓦锡是第一个认识到燃烧需要消耗氧气的人，他预感到生物体可能也需要消耗氧气。

1782年，拉瓦锡和他的朋友皮埃尔-西蒙·拉普拉斯开展了一项巧妙的实验，为新陈代谢科学奠定了基础。他们将小白鼠放到金属容器（容器是封闭的，但上面有呼吸孔）内，[3]再把金属容器放到一个尺寸更大的桶里，桶内还装有冰块。然后，他们用冰块包裹住装有小白鼠的金属容器，在桶底凿了一个出水口。最后，他们通过测量从桶内流出的水量来计算小白鼠释放了多少热量。拉瓦锡和拉普拉斯计算了消耗的卡路里和释放的二氧化碳之比，发现小白鼠释放热量的速度跟木头或蜡烛燃烧的速度接近。据此，拉瓦锡总结道：新陈代谢的本质就是燃烧。

几年后在法国大革命的动荡中，拉瓦锡被送上了断头台。试想一下，如果他能逃过一劫，还会取得多少伟大的发现。

经过几十年的艰苦实验，人们终于发现，把食物点燃后释放出来的热量就等于它在人体内"燃烧"释放出来的热量。此外，这一过程吸收的氧气和释放的二氧化碳也是等量的。科学家发现了这些基本规律后，他们找到了两种测量能量消耗的方式：一是测量释放了多少热量（"直接测热法"）；二是测量消耗了多少氧气，以及释放了多少二氧化碳[4]（"间接测热法"）。实际操作时，测量气体比测量热量要容易得多。所以，直到19世纪末，科学家还在通过氧气消耗量、二氧化碳释放量来测量人类和动物的能量消耗。

时间快进到100年后，我也在用同样的方法测量奥斯卡在跑步机上的能量消耗。从图2–1中可以看到，燃烧碳水化合物、脂肪、蛋白质都需要消耗氧气，并且都会产生二氧化碳。虽然氧气和二氧化碳不是能量，但它们和腺苷三磷酸的产生息息相关，因此成为测量新陈代谢的可靠方法，在一段时间内也是主流方法。

不过，问题也随之而来。氧气和二氧化碳只是能量消耗的间接量度，使用时必须考虑一些细节问题。首先，身体需要好几分钟才能达到适合测量的状态，即稳定地消耗氧气并释放出二氧化碳。如果你经常锻炼就会知道，你锻炼一段时间后，呼吸和心跳才会随着运动节奏做出调整。其次，爆发性运动（比如冲刺跑或举重）的时长不足以让身体做出稳定的改变，而且这类运动主要依靠无氧代谢，不需要消耗氧气，所以很难测量。再次，即使氧气消耗量和二氧化碳释放量不变，你的能量消耗也可能随消耗的营养素的比例不同而发生变化。不过还好，不同营养素的成分比例可以通过氧气消耗量与二氧化碳释放量的比例（"换气比值"或"呼吸商"）计算出来，从而得到相对准确的能量消耗数据。

尽管面对巨大的挑战，研究者还是测量了大量的人类活动，相关测量结果被广泛地应用于健身设备和在线卡路里计算器。当你在椭圆机上挥汗如雨、摇动智能手表或在动感单车上狂蹬时，仪表上显示的卡路里数字就是根据氧气消耗量和二氧化碳释放量计算出来的。从理论上说，有些人在实验室里做过跟你一样的动作，并和对照组做比较，得出了计算结果。这至少是获取这些数字的合理方法。

能量消耗的多少通常会被表示成"代谢当量"，英文缩写是MET。1个MET的意思是，每千克体重每小时消耗1千卡能量，相当于静息状态下的能量消耗。芭芭拉·安斯沃思及其团队发布了《身体活动汇编》[5]，自1993年以来，每隔几年就会更新一次。如果你好奇某项运动的能量消耗情况，你可以把它当成你的参考手册之一。它记录了800多种活动的代谢当量，有日常活动（"打字：电子，手动或计算机"，1.3MET），也有一些非常规的行为（站立着用鱼叉钓鱼，2.3MET），有一些模糊的行为（"常规的性行为"，1.8MET），也有一些无法理解的行为（"以每小时3.5英里的速度、5%的坡度倒着走"，6.0MET）。我在表3–1

中列举了一些常见活动的能量消耗情况。

表 3-1　不同运动的能量消耗情况

1 代谢当量 = 1 千卡 /（千克体重 × 小时）

活动类型	代谢当量	备注
静息	1.0	睡觉，低强度，0.95MET
坐	1.3	与读书、看电视、对着电脑屏幕工作相当
站立	1.8	双腿站立
做瑜伽	2.5	哈他瑜伽
步行	3.0	在坚硬、水平的道路上以 4 千米 / 小时的速度行进
做运动	6.0~8.0	足球、篮球、网球及其他有氧运动
干家务	2.3~4.0	打扫卫生、洗衣服、拖地等
做高强度运动	10~13	海豹突击队训练、拳击、快速划船等

运动起来

"7 点 45 分，行进中。"

还没到 8 点，太阳就已经很晒了。本以为早上会凉快点儿，但现在看来会热到冒烟。我和几个哈扎女人一起在野外找食物。当天的主角是康格洛果：一种豌豆大小的圆形红色果实，里面几乎全是籽，外面裹着薄薄一层带甜味的果肉。

我们不到 7 点就出发了，排成一字长队，沿着一辆路虎车或某种皮卡车的车轮印快走了大约半个小时。这条车轮印是去多曼加村的近路，从埃亚西湖东岸的平原一直延伸到提利伊卡山。每隔几周就会有卡车驶过这条路，在黄草和灌木丛把路盖住之前又加深了一下车轮印。

在通往提利伊卡山之前，这条路会绕经森格里营地，住在那里的哈扎人也会顺着这条车轮印往返。

"7点50分，行进中。"

我们走过一片金色的草地，合欢树和参天的猴面包树为我们带来片刻的阴凉。我们又穿过了树林和灌木丛。最终，我们来到树丛中，哈扎女人们分散开来。她们熟练地从细枝上摘下果子，放到康加包里。她们将这种用沙滩巾大小的彩色长方形毛巾系成的背包挂在肩上，耷拉到臀部。我当天的任务是跟着米莱采野果。米莱是位65岁的老妇人，她同意我边跟着她边记笔记，我答应她不会打扰她干活儿。

这种做法就是"焦点跟随"，是人类学最基础的日常观察研究方法。随着时间的推移，这些观察结果能细致准确地描绘研究对象。焦点跟随的关键在于，研究者不能干扰研究对象，只有这样，研究对象才能展现出真实的日常行为。比如，不停地摆弄科研笔记或因为中暑而晕倒都是十分业余的表现。我觉得自己的状态不错，我的包里有营养棒和一瓶水，不太可能中暑。我在布赖恩·伍德的指导下记录着笔记，他做过很多次焦点跟随，是一名专业的人类学家。我右手拿着录音笔，每隔5分钟就悄悄地对着录音笔描述米莱正在做的事情。

"7点55分，行进中。"

我感到越来越尴尬，一边偷偷躲在一旁观察米莱，一边对着录音笔自言自语。而且，每次说的话都一样：行进中。我真是世界上最蹩脚的间谍。

哈扎女人每天平均步行5英里，哈扎男人每天平均步行8.5英里。像米莱这个年纪的哈扎女人走过的路已经超过10万英里了，足够绕地球4圈。一个哈扎男人如果能活到70岁，那他步行的距离可能都够他走上月球了。

"8点，行进中。"

几个小时后，我们终于回到了营地，布赖恩询问我的焦点跟随情况。我告诉他一切正常。

我不好意思告诉他我对着录音笔做记录的窘态。这段经历告诉我，我不是一个合格的人类学家。布赖恩和我在哈佛大学读博士研究生时就成了好朋友，我们俩在同一个系，但接受的训练内容截然不同。我把狗和山羊赶到跑步机上研究它们的生理活动，而布赖恩则和哈扎人一起生活，学习真正的人类学家应该掌握的技巧：焦点跟随、访谈、狩猎生态。几年后，我们一起来到哈扎营地做实地考察，我尽可能地避免自己成为研究计划中最薄弱的环节。我不想承认自己使用录音笔的样子有多么丢人现眼，因为一位严肃敬业的人类学家是不会让虚荣心阻碍他对工作的追求的。

晚餐时，布赖恩、戴夫·莱克伦和我总结了当天的工作，并安排了接下来的事务。我坦承道："我今天做的事情有点儿……奇怪。因为我每隔5分钟就要对着录音笔说一句'行进中'，好像纽约宾州车站里的疯子对着坏掉的手机自言自语一样。"

"是……不过你没必要这么做。"布赖恩说道。

什么!? 不定时做笔记的话，那可是对"人类学家观察守则"（如果真有这种东西）的亵渎。

守则 1：每隔5分钟做一次记录。

守则 2：别死在野外（因为会把笔记弄脏）。

守则 3：谨记守则 1。

　　布赖恩向我介绍了他的做法：如果记录时间到了，而笔记本上没有任何记录，就视为当时正在走路。走路是背景动作，就像呼吸一样。把走路记录在笔记里当然没有什么问题，但更重要的是记录它什么时候停止了。布赖恩经验丰富、逻辑清晰，如果有什么事情打断了走路，可能才是真正值得记录的东西。

　　"和哈扎人在一起就意味着要不停地走路。"

　　走路对哈扎人来说十分重要，所以当戴夫、布赖恩和我于2009年开展哈扎人代谢研究的项目时，"走路"就成了我们测量的第一项活动。我们第一次用双标水测量哈扎人的能量消耗，使用的是一种便携式呼吸测量系统。它又笨重又昂贵，价格是我的本田思域轿车的两倍，但它在测量氧气消耗量和二氧化碳释放量方面却相当好用。受试者只要

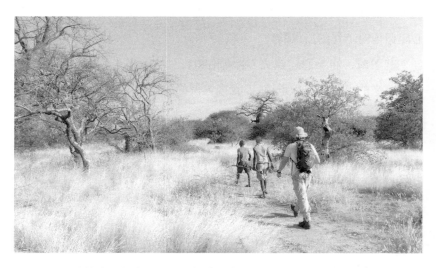

图 3-1　跟哈扎人一起生活和工作就意味着每天都要长时间行走。图中的我们正在跟随哈扎人追捕两小时前射中的黑斑羚。地上的蹄印和血迹时隐时现，尽管我们努力追踪，最终还是没能找到这只猎物

戴上轻便的面具，覆盖住口鼻即可。面具上连接了一根细管，细管的另一头连接着传感器。传感器的尺寸跟一本软精装小说差不多大，能戴在胸前，简直就是一个新陈代谢迷你实验室。

我们在营地附近清理出一块空地，用来做实验。我们让哈扎男人和女人轮流戴上面罩，以平稳的步伐行走 5~6 分钟。传感器通过耗氧量和二氧化碳生成量计算出他们的能量消耗速度（千卡/分钟），我们由此发现哈扎人走路时消耗的能量和普通人一样：

$$步行消耗的能量（千卡/英里）= 0.36 × 体重（磅）$$

上述公式是约纳斯·鲁本松团队通过大型荟萃研究[6]，归纳了 20 项不同研究的数据得出的结果。我们从哈扎人那里收集到的数据与该团队的研究结论刚好一致。[7] 显然，走一辈子路并不能让走路变得更节能。

通过这个公式，你能计算出体重 150 磅的人走一英里路需要消耗 54（0.36 × 150）千卡的热量。对身型小的人来说，比如体重 100 磅的人，走一英里路消耗的能量为 36 千卡。如果我们把身上的负重也考虑进来（比如背包或小孩），只需要把负重加到公式里即可。例如，自身体重 180 磅、负重 20 磅的人的总重量为 200 磅，这个人走一英里路需要消耗 72 千卡的能量。

跑步比走路更耗费能量，鲁本松等人从 23 项与跑步相关的研究中发现：

$$跑步消耗的能量（千卡/英里）= 0.69 × 体重（磅）$$

　　因此，体重150磅的人跑1英里大约需要消耗104（0.69×150）千卡的能量。成年人的体重通常在150磅左右，因此，成年人走路1英里差不多需要消耗50千卡的能量，跑步需要消耗100千卡的能量。跑步消耗的能量是走路的两倍，但远低于游泳。保拉·赞帕罗和卡洛·卡佩利等人研究了游泳健将的能量消耗情况[8]，并发现：

$$游泳消耗的能量（千卡/英里）=1.98×体重（磅）$$

　　这个数值是跑步消耗能量的3倍。相比之下，骑自行车就很节能[9]：

$$骑车消耗的能量（千卡/英里）=0.11×体重（磅）$$

　　这个数值只占走路消耗能量的1/3，不过，此时骑车的速度仅为每小时15英里。骑车消耗的能量会随着速度的增加而呈指数增长，还会受到风速、路况、轮胎设计和轮胎气压的影响。即便如此，骑车仍比最环保的汽油车更节能。丰田普锐斯汽车约有3 000磅重，每行驶5英里就需要消耗1加仑汽油（28 800千卡）。换句话说，它运输每磅体重或负重所需的能量（0.175千卡/英里）比骑车多出60%。

　　下面我们来看看攀爬的能量消耗情况。不管你是爬猴面包树获取蜂蜜的哈扎人、阿尔卑斯山上的攀岩健将，还是爬楼梯上班的财务人员，攀爬的能量消耗都一样[10]：

$$攀爬消耗的能量（千卡/英尺）=0.002\ 5×体重（磅）$$

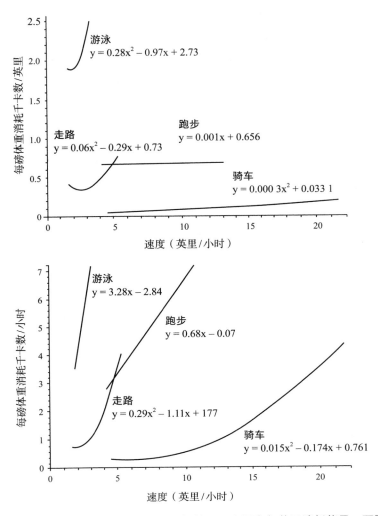

图 3-2　不同人力旅行方式的能量消耗情况。上图为每英里消耗能量，下图为
每小时消耗能量

　　乍看之下，攀爬的能量消耗非常低。但要注意，攀爬消耗的能量是按照每上升1英尺的高度计算的，不像走路、跑步、游泳或骑自行车用的是1英里。事实上，垂直攀爬同等距离消耗的能量是走路的36倍，也是最昂贵的人力运动方式。当然，走下坡路比在平地上要节能。出于同样的原因，我们在远足时，如果山路或栈道的坡度小于10%，那么下坡时节省的能量差不多能抵消上坡时多耗费的能量。因此，从能量消耗的角度说，旅行时遇到的上下坡通常可以忽略不计。

速度、训练和运动技巧

　　不用我说你也应该知道，不论是走路、跑步、骑车、爬山还是游泳，速度越快，呼吸就越强烈，人体消耗的能量也越多。运动员似乎毫不费力就能跑得飞快，而我们要达到同样的速度则会累得气喘吁吁。事实上，速度会从两个方面影响能量消耗，这和我们感知到的方式并不一样。而且，训练和运动技巧对能量消耗的影响比我们想象的要小得多。

　　速度影响能量消耗的方式很直接：速度越快，肌肉做功的速度就会越快，燃烧能量的速度也会越快。如果跑1英里需要消耗100千卡的能量，跑6英里就需要600千卡（按照10分钟/英里的速度计算），跑10英里就需要1 000千卡（按照6分钟/英里的速度计算）。换句话说，人体燃烧能量的速度（千卡/分钟或千卡/小时）和运动速度是直接相关的。走路、跑步、游泳和骑车每分钟消耗的能量可以在图3–2中找到。

　　以上结论与直觉相符，跑得越快，能量消耗得就越快。但是，其中隐藏着一个惊人的事实：无论你的速度有多快，你跑1英里消耗的能量总是相同的。你快跑3英里和慢跑3英里消耗的能量相同，因为你快跑时燃烧能量的速度增加了，但跑步的时间却减少了。快跑让人感觉更累，这是因为疲劳感与我们身体做功的速度相关，而不是做功的多少。

　　然而，这个事实对游泳、走路和骑车来说并不成立，换句话说，速度会影响这些运动的每英里能量消耗。从图3-2可以看出，速度和每英里能量消耗呈曲线关系。拿走路来说[11]，假设我们以最节能的速度[12]（每小时2.5英里）步行，那么对150磅的人来说，每英里需要消耗约50千卡的能量。如果我们再走快点儿，比如每小时4英里，每英里就会消耗约70千卡的能量，多出了40%。如果我们以每小时5英里的速度走路，每英里的能量消耗就会超过跑步；而如果速度达到或超过每小时5英里，跑步就会比走路更节能。

　　演化使得我们对走路消耗能量的变化十分敏感。人在跑步机上加快走步到新陈代谢的临界点时，就会自然而然地跑起来。[①]不论是田径场上的受试者，还是人行道上的路人，只要你仔细观察他们，都能发现这个现象。我们习惯的走路速度还取决于我们的人生目标和生活环境。住在快节奏的大都市的人和去野外采集狩猎的哈扎人的走路速度会比他们的最佳能量消耗临界速度快一点儿。[13]显然，在必要的情况下，我们愿意多消耗一些能量以减少花在路上的时间。跟其他动物一样，演化促使我们将每一卡路里都用在刀刃上。

---

① 让人实现走路-跑步状态切换的生理机制仍存在争议，但没有人否认我们在接近最佳能量消耗临界速度时会切换运动方式这一事实。

　　走路消耗的能量会随着速度的增加而增加，因为走路的姿势决定了能量消耗的方式。[14]我们的身体会随着每次迈步起起伏伏，重心也会上上下下。随着我们的速度越来越快，身体起伏的状态就会越来越难以维持。当我们跑起来时，腿部会从僵硬的踱步变得像带弹簧的高跷一样，腿骨虽然是固定的，但关节和肌肉会随着身体的起伏而调整，以适应重心的变化。因此，跑步这种运动方式会让能量消耗和速度呈直线关系。骑车和游泳的能量消耗也会随着速度的增加而增加，但原因跟走路不一样。当你游泳或骑车时，你的身体会穿过某种流体（水或空气），并因为对抗阻力而消耗能量。你的速度越快，阻力就会越大。游泳时的阻力效应尤其大，如果游泳速度从每小时2英里增加到每小时3英里，那么游泳1英里的能量消耗会增加40%（见图3-2）。骑车时，阻力效应在速度低于每小时10英里的情况下并不明显（出于同样的原因，风的阻力几乎不影响跑步的能量消耗）。而当速度大于每小时10英里时，阻力效应就会猛增。体重150磅的人如果要把骑行速度从每小时10英里提高到每小时20英里，他每多骑1英里，就要多消耗15千卡的能量；如果骑行速度从每小时20英里提高到每小时30英里，他每骑1英里就要多花25千卡的能量（见图3-2）。上述所有假设都在无风的条件下才成立，因为风与运动者的相对速度会改变阻力的大小。以每小时10英里的速度迎着时速20英里的风骑行时所受的阻力，相当于在无风状态下以每小时30英里的速度骑行。

　　让人意想不到的是，训练和运动技巧对运动的能量消耗影响有限。有研究结果显示跑步时运动员每英里消耗的能量比普通人少，而其他研究则显示两者并无差别。一些研究控制了变量，对受试者进行跑步训练后，再跟踪他们的能量消耗变化情况，时长从几周到几个月不等。结果发现，并不是每个实验的每英里能量消耗数据都有变化。而且，即使是在那些有变化的实验里，变化幅度也很小，通常仅为1%~4%。[15] 这样的改变对分秒必争的运动员来说也许很重要，但对普通人来说意义不大。

　　技巧和装备同样影响甚微。卡佩利等人所做的关于游泳的研究发现，自由泳、仰泳、蝶泳的能量消耗差不多，而蛙泳更多。所以，你想怎么游就怎么游，因为大多数泳姿消耗的能量都差不多。跑步也一样，网上那些教你跑步时该如何摆动手臂的课程，无论它们看起来多么正经，其实都是胡扯（至少从能量消耗的角度来说如此）。无论跑步或走路时，你既可以把手交叉放在胸前，也可以放在背后，还可以放在头上，因为无论你把手放哪儿，你的能量消耗的变化幅度至多为3%~13%。[16] 由于每英里的能量消耗和体重直接相关，超重的人完全可以通过瘦身来减少运动的能量消耗。体重降低多少，能量消耗就会等比例地降低。

每英里要消耗多少个甜甜圈？

　　我们可以用公式计算走路、跑步和攀爬的能量消耗。在大部分情况下，体育运动的能量消耗低到令人泄气。以体重150磅的人为例，即使他每天走10 000步（大约5英里），也只能消耗250千卡的热量，大约相当于20盎司汽水所含的热量（240千卡），或者半个巨无霸汉堡（270千卡）的热量。[17] 爬一层楼（高度约为10英尺）需要消耗3.5千卡的能量，比一颗巧克力豆所含的热量还少。你得跑3.5英里才能消耗掉一个巧克力甜甜圈的热量（340千卡）[18]，如果要消耗掉一杯麦当劳大杯奶昔的热量（840千卡），你需要跑8英里。

当然，运动方式越剧烈，能量消耗就越多。对一名体重150磅的运动员来说，跑马拉松需要消耗约2 690千卡的能量，铁人三项（游泳2.4英里、骑车70.1英里、跑步26.2英里）需要消耗约8 000千卡的能量。超级越野马拉松全程为100英里，忽略地势变化的话，完成这项比赛大约需要消耗16 500千卡的能量。背着30磅的背包在阿巴拉契亚国家步道上远足，则需要消耗约140 000千卡的能量。

那么，对于像米莱这样每天都要外出寻找食物的哈扎女人，她们需要消耗多少能量呢？哈扎人不论男女，身材都比工业社会的人瘦小。哈扎女人的平均体重只有95磅。如果一个哈扎女人每天步行5英里，那么她每年消耗在步行上的能量约为63 000千卡，这可真不少。

休息时的能量消耗

在我们休息的时候，细胞的基础功能并不会关闭，而会在"后台"一直运行。只要我们活着，就无时无刻不在消耗能量。而前文中讨论的所有运动，无论是走路还是爬山，都是后台运行以外的消耗。我们在讨论运动健身时，总会忽略后台能量消耗，但它们可能比你在健身房做的任何运动的能量消耗都要大。

人们对后台能量消耗的叫法不同，比如基础代谢率、基础能量消耗、静息能量消耗、静息代谢率，还有标准代谢率。不同的名称反映了测量方式之间的微妙差异，即使是研究人员，也没能在名称使用上做出清晰的区分，这让事情变得越发复杂。

基础代谢率是定义最清晰的概念，它是指受试者在早晨空腹状态下（前 6 小时未进食）清醒、安静地平躺在舒适温度条件下的能量消耗速度。其中任何一个条件被打破，这个概念就会变成"静息能量消耗"。

基础代谢率（以及它的各种变体）是指身体不进行体力劳动、不消化食物或不做运动时的能量消耗速度。它可以被当作所有内脏器官运作时的能量消耗之和。人的体型越大，器官就越大，它们消耗的能量也越多。不出所料，基础代谢率（千卡/日）会随体重的增加而增加。[19]

> 婴儿（0~3 岁）：基础代谢率 = 27 × 体重 – 30
>
> 儿童（3 岁到青春期）：基础代谢率 = 10 × 体重 + 511
>
> 女性：基础代谢率 = 5 × 体重 + 607
>
> 男性：基础代谢率 = 7 × 体重 + 551

不同人群的基础代谢率的计算方式不一样，主要有两个原因。第一，身型大小和新陈代谢率之间存在一种奇怪的非线性关系。小尺寸器官的能量消耗曲线要比大尺寸器官陡峭一些，反映在身型大小上亦如此。因此，婴儿的计算公式里的斜率（27）约为男性（7）的 4 倍、女性（5）的 5 倍多。第二，随着人的身体发育成熟，生理功能的重心会从生长转移到繁殖，新陈代谢也会随之变化。身体的组成在青春期也会发生变化，女性会比男性长更多的脂肪。脂肪不会像其他组织那样消耗能量，所以平均下来，女性每磅体重消耗的能量比男性要少。

上述的基础代谢率公式提供了身体能量消耗的基本信息，但这只是大致的情况，你的基础代谢率可能和公式的计算结果相差200千卡。公式的准确性会受到身体组成的影响，如果你的身体大部分由脂肪构成，那么你的基础代谢率可能比公式的计算结果要低；如果你的身体大部分由肌肉构成，那么你的基础代谢率可能比公式的计算结果要高。这就是人们上了年纪之后会觉得新陈代谢"变慢"的一大原因：人过中年，肌肉会减少，脂肪会变多。

即使是身材苗条的人，他们消耗能量的速度也不同。有的器官几乎不消耗能量，有的器官每天消耗的能量相当于你跑3英里。器官大小的差异，特别是肌肉和器官的质量比例对基础代谢率的影响很大。下面我们来看看这些器官是怎么消耗能量的。

肌肉、皮肤、脂肪、骨头

人体最大的器官反倒是最节能的。美国成年人的肌肉占体重的42%，却只占基础代谢的16%，约为280千卡（每天每磅肌肉大约消耗6千卡能量）。皮肤重约11磅，每天消耗30千卡能量；骨骼更重一些，消耗的能量却更少。脂肪细胞比你想象的要活跃，它们制造激素，交换葡萄糖和脂类，维持身体的正常运转。但每磅脂肪只消耗2千卡能量，对体重150磅、脂肪含量为30%的人来说，每天需要消耗85千卡能量。[20]

心肺

心脏是由肌肉做成的泵。心脏每跳动一次，就会通过主动脉泵出70毫升的血液，每分钟大约泵出5升，相当于身体中的血液总量。这只是平时的量，运动时心脏的泵血量可能会达到平时的3倍。令人惊讶的是，心脏每跳动一次只需消耗2卡路里（而不是2千卡）的能量。[21]在静息状态下，心脏每分钟跳动60次，每小时大约消耗8千卡的能量，相当于两颗巧克力豆所含的能量。心脏消耗的能量占身体全部能量消耗的12%左右。相比之下，肺部是心脏的两倍大，但它每天只消耗80千卡的能量，约占基础代谢的5%。

肾脏

肾脏是身体的清洁工，它不知疲倦地工作，作用举足轻重，却常被人忽视。除了维持体内水分含量的稳定，肾脏还帮助身体清理了大量的垃圾和毒素，每天过滤的血液多达180升。数以百万计的微型筛子（肾单位）在一天之内会把你的每滴血液都清理一遍，把你体内的盐类和其他分子打扫干净。有些人花高价并浪费时间去跟风购买所谓的"排毒"产品，而这些产品大多只会给肾脏带来额外的负担，导致肾脏不得不去清理多余的垃圾（说真的，别买了）。肾脏还有一个重要的代谢功能——糖异生，即把乳酸、甘油（来自脂肪）和氨基酸（来自蛋白质）转化成葡萄糖[22]（图2-1）。肾脏的运转需要消耗大量能量，总的来说，你的肾脏约有半磅重，却要消耗140千卡的能量，约占基础代谢的9%。

肝脏

肝脏是人体内的无名英雄，约有3.5磅重，会参与所有维持生命的工作，包括图2-1里的各个主要消化路径。肝脏是糖原的主要储存器官，也是转化糖原和葡萄糖的主要器官。肝脏会把果糖转化成脂肪储存起来，或把果糖转化成身体可以利用的葡萄糖。肝脏还会分解乳糜微粒，储存脂肪，或把脂肪重新打包，放到别的脂蛋白（低密度脂蛋白和高密度脂蛋白）容器里。肝脏是糖异生的主要场所，在身体需要时，它会把脂肪和氨基酸转化成葡萄糖，并把氨基酸的含氮部分转化成尿素，随尿液排出。肝脏也是生酮作用发生的主要场所，它还会分解多种毒素，比如酒精和砷。肝脏每天大约消耗300千卡能量，占基础代谢的20%左右。

胃肠道

人类的胃肠道从嘴巴延伸到胃部[23]，连接小肠和大肠，最后到达肛门，是消化食物的车间。人类的胃肠道约有2.5磅重，每小时消耗12千卡能量，但这只是空腹状态下的静息消耗。消化功能的能量消耗则要多得多，约占基础代谢的10%，可达到250~300千卡。在胃肠道消耗的能量中，有多少是被数万亿的微生物"挪用"了，目前还不得而知。萨拉·巴尔、约翰·柯比等人近期发表的一项研究指出，人体内微生物的能量消耗可能占基础代谢的16%。[24]也就是说，在静息状态下，胃肠道消耗的能量（12千卡/小时）几乎都用于肠道微生物。当然，该研究结果还需要更多的研究来证实，但它可以大致告诉我们肠道微生物需要消耗多少能量。

大脑

如果有一项比赛叫作"人体最耗费能量的器官"，那么冠军一定会在大脑和肝脏中产生。人脑的重量不到3磅，每天却要消耗300千卡能量，占基础代谢的20%。人脑的能量消耗水平如此高，所以很少有动物能负担得起这么大的脑。演化只在极少的情况下才会把海量的资源都分配给大脑，而不是分配给生存和繁殖功能。大脑几乎全靠葡萄糖维系运转（偶尔也会使用酮）。神经元是大脑里的一种灰质细胞，主要负责认知和控制功能，发送和接受神经信号，但偶尔也会打扫一下大脑内的垃圾。大脑里还有一种叫作脑白质的胶质细胞，其数量约为神经元的10倍，主要负责支持性功能，为大脑提供营养和打扫卫生。[25]

　　大脑做的大部分事情都游离在我们的意识之外，它无时无刻不在收发神经信号，管理着我们生活的方方面面。思考只占这些工作的一小部分，因此认知功能的能量消耗占比也很小。研究发现，人脑努力思考前和思考后的能量消耗变化幅度微乎其微。国际象棋高手在迎战技术高超的对手（电脑程序）时，需要竭尽所能记住棋局，但每小时的能量消耗只增加了4千卡，[26]相当于一颗巧克力豆所含的能量。

　　尽管思考很节能，但学习的代价却十分昂贵。学习好比大脑的体育运动。神经元长着蜿蜒的树突和轴突，就像树枝一样。神经元彼此之间形成连接（叫作"突触"），构成新的神经回路，与此同时，大脑会修剪掉不必要的神经连接。在人的一生中，大脑会不断形成、强化和修剪突触（当你在阅读和理解本书的时候，大脑就在做这样的事）。不过，童年是大脑活动最活跃的时期，因为整个世界对儿童来说都是新的。克里斯托夫·久泽等人的研究发现，人脑在3~7岁时消耗的能量占基础代谢的60%以上，这个数字是成年人的3倍多。[27]儿童的大脑能量消耗水平如此之高，以至于减缓了身体其他器官的发育。

基础代谢之外的消耗

你身体里的器官每天都在辛勤劳作，基础代谢的能量消耗水平这么高也是理所当然的（大多数人的每日基础代谢占全天能量消耗的60%）。不过，这些都是"待机"状态下的消耗，是维持人体运转的最低消耗。生活从来不易，人类的演化历程不是为了整天躺在床上，现实生活中，我们要跟感染和疾病做斗争，在寒冷和炎热的气候条件下存活，我们还要生长发育和繁衍后代。

体温调节

作为哺乳动物，我们每天消耗的能量比爬行动物、鱼类及其他"冷血动物"都多。虽然高速的新陈代谢率使得我们生长和繁衍的速度更快，但相应的代价是，我们赖以生存的复杂而精密的化学反应只能在较小的温度范围内发生。如果偏离正常体温（37摄氏度）过多，我们可能就会有生命危险。

所有的鸟类和哺乳动物都有一个"热中性区"，当环境温度处于热中性区时，身体不需要耗费多少能量就能维持正常体温。对人类来说，热中性区大约是24~34摄氏度。[28]如果你觉得34摄氏度的气温很热，那可能是因为你不经常光着身子上街。如果你身着纽扣衬衫、长裤、运动外套，你的热中性区就会凉爽一些，约为18~24摄氏度。人类是调节热中性区的大师，我们用衣服和建筑让体感温度保持在舒适区内。我们身体里的天然隔热材料——脂肪，也能改变热中性区，肥胖者的热中性区要比普通人低几摄氏度。[29]

我们的身体利用两种方式制造热量和抵御寒冷。第一，我们会燃烧一种特殊的脂肪组织，即棕色脂肪组织或棕色脂肪。这种脂肪只占身体脂肪的一小部分，通过调节线粒体内的电子传递来产生热量：处在膜间隙的正电子会从细胞膜中逃逸出来，但不产生任何腺苷三磷酸，而本该转化成腺苷三磷酸的能量会以热量的形式释放出来。北极居民的基础代谢率比温带居民高出10%[30]，这很可能是由棕色脂肪的燃烧造成的。第二，我们会通过发抖制造热，这是一种无意识的肌肉收缩活动。身处微凉的环境之中（比如在18摄氏度的房间里穿短袖短裤）会让你的基础代谢率提高25%（大约每小时多出16千卡）。在极端寒冷的环境中，发抖产生的热量有可能达到基础代谢率的3倍[31]，比燃烧棕色脂肪有效多了。

此外，人类还演化出了应对高温环境的办法，这也让我们变成了地球上最爱出汗的动物。出汗的能量消耗还没有被认真测量过，但应该很低。高温带来的伤害主要是让人脱水和中暑。

免疫功能

新型冠状病毒的肆虐让我们明白，世界上存在着可怕的病原体。但医疗资源（社会现代化的成果之一）的便利性似乎带来了一种文化失忆，我们轻易就忘记了疾病有多么可怕。在哈扎部落，每10个儿童里会有4个因为急性感染而在15岁前死亡。[32] 在其他狩猎采集社会和自给的农业社会中，这个数字同样骇人。发达国家中那些抵制疫苗的父母真应该和哈扎部落的母亲好好聊聊。

我们无时无刻不受到病原体的攻击，比如细菌、病毒和寄生虫，这些病原体会把我们的身体搞得乌烟瘴气。原始社会中没有自来水管道，也没有消毒剂，所以感染疾病是不可避免的。我有个好朋友在印度尼西亚的热带雨林中研究红毛猩猩和长臂猿，他受到观鸟爱好者的启发，罗列了一份清单。观鸟爱好者的清单上记录着他们观察到的鸟类，而他的长清单上则记录了多年来他感染过的热带疾病。他每次做田野考察回来都不得不让医生给他开甲硝唑，否则病原体就会在他的内脏里狂欢。不过，甲硝唑和酒精饮料不能同时服用，他觉得这是整个科研过程中最让他糟心的地方。

为了应对感染，免疫系统会在短时间内产生大量免疫细胞，以及一系列不同种类的分子。所有与新陈代谢有关的工作都需要消耗能量。一项针对25名美国男大学生的研究发现，去健康诊所就医的人的基础代谢率平均比正常人高出8%。[33]值得关注的是，这项研究剔除了发烧的样本。快速提高体温自古以来就是哺乳动物对抗感染的办法，这样做会让基础代谢率大大提升。

齐曼人生活在遥远的亚马孙雨林的小村子里，他们没有现代的抗菌手段。[34]于是，迈克尔·戈尔温等人测量了齐曼人免疫系统的每日能量消耗。齐曼人的生活和经济结构复杂，他们既狩猎，又采集，还种地（芭蕉、大米、木薯和玉米）。虽然有一小部分齐曼人住得离城镇较近，会干体力活挣钱，但不论齐曼人做什么，他们的日常生活都在雨林中，在河道旁，与大自然亲密接触。不出所料，他们的感染率也相当高。大约70%的齐曼人都至少被一种寄生虫（通常是蠕虫）感染过。对抗感染需要消耗能量，因此成年齐曼人的基础代谢要比工业社会的成年人高出250~350千卡。

对齐曼小孩来说，抵抗感染除了会大量消耗能量之外，还会付出巨大的成长方面的代价。萨姆·厄尔拉舍尔是杜克大学实验室的一名博士后研究员，他花了几年时间研究厄瓜多尔舒阿尔族的儿童。厄尔拉舍尔发现，5~12岁的舒阿尔族儿童的每日基础代谢比美国和欧洲儿童多出200千卡，大约增加了20%。[35]与感染做斗争会夺走儿童成长所需的能量。当人体受到感染时，免疫系统会制造出各种分子（免疫球蛋白、抗体和其他蛋白质），并让它们在血液中循环。所以，这些分子在血液中的含量也是检查身体感染（细菌、病毒、寄生虫）情况的信号。厄尔拉舍尔还发现，身体中免疫分子含量高的舒阿尔族儿童的发育速度比其他儿童慢。免疫反应的代价是消耗能量和减缓身体发育，这可能是舒阿尔族、齐曼人、哈扎人身材瘦小的原因。

生长与繁殖

物质和能量不会凭空产生，也不会凭空消失，只会转移或转化成另一种形式。人类发育也遵循这个规律：不论是在母亲体内发育的胎儿，还是茁壮成长的小孩，人的生长都需要食物和能量。准确地说，身体每长出一种组织，就需要消耗相应的能量和营养物质。那么，长一磅肉需要付出的代价是什么呢？

我们的身体由蛋白质、脂肪和碳水化合物构成，这些构成身体基石的能量的组成成分和我们的食物一致：每克碳水化合物（比如糖原）含有4千卡能量，每克蛋白质（比如肌肉）也含有4千卡能量，而每克脂肪则含有9千卡能量。活体组织还含有大量的水（约占其重量的65%），而水不含能量。小孩长出来的肉约有75%是肌肉、25%是脂肪，每磅肉差不多含有1 500千卡能量。再算上消化这些营养物质的能量（消化一磅肉需要700千卡能量），长一磅肉大约需要2 200千卡能量。[36]

长一磅肥肉组织所需的能量比长一磅瘦肉组织（比如肌肉）要多，因为脂肪所含的能量是蛋白质的两倍多。反过来看，我们减重时消耗的能量等于被减去的组织里含有的能量。由于体重下降通常是脂肪减少的结果，通常来说，减掉一磅体重需要消耗3 500千卡能量。

对母亲来说，胎儿生长需要的能量只占孕期所耗能量的一小部分。新生儿的平均体重为7~8磅。胎儿生长需要消耗1 700千卡，母亲自身体重的增加（母亲怀孕期间通常会增重25~30磅）、母亲自身组织的发育和胎儿生命的维持也都需要消耗能量。通常女性孕期需要的能量约为80 000千卡[37]，这比哈扎女人步行一年耗费的能量还要多出27%。

哺育的代价甚至更高。如果仅采取母乳喂养，母亲每天需要消耗500千卡能量才能产生足够的乳汁，一年则需要180 000千卡。其中有些能量是从母亲孕期增长的脂肪中获得的。此外，就像孕期一样，母亲体内产生的能量大多花在了婴儿的基础代谢和其他事项上，只有一小部分用于新的身体组织的生长。

生命的博弈

如果单纯从能量的角度看待生长和繁殖，就会犯下一个大错：那些能量不只是"成本"，更是"投资"。在演化过程中，生命是一场把能量变成后代的博弈。对繁殖投入的能量越多，后代的数量也会越多。赢得这场博弈的关键在于，尽可能多地繁衍后代，比竞争对手复制出更多的基因。因此，生长和繁殖上的高投入往往意味着更大的生存和发展机会。而对于其他投资项目，比如免疫系统、大脑、消化功能，只在长期收益能增加繁殖率的情况下才值得下血本。

既然如此，生命节奏（生长、繁殖和衰老的速度）跟新陈代谢率紧密相关就不足为奇了。在演化史上，新陈代谢发生了两次飞跃：一次是从冷血的爬行动物变成温血的鸟类，另一次是变成哺乳动物。这两次相互独立的飞跃与生物的生长、繁殖方式直接相关。[38]哺乳动物和鸟类都演化出了涡轮式的新陈代谢引擎，它们每天燃烧的能量是其爬行动物祖先的10倍。[39]在这两次演化事件中，大自然都选择了加速新陈代谢的方案，因为它可以增加用于生长和繁殖的能量。哺乳动物的生长速度是爬行动物的5倍[40]，繁殖速度是爬行动物的4倍。同样，鸟类的生长和繁殖速度也很高。

大自然是兼收并蓄的。地球上有多少个物种，就有多少种成功的生存策略。最佳策略取决于本地的环境条件和参与博弈的对手。高能量消耗的策略有显著的优点，但低能量消耗、规避风险的保守策略也有一席之地。虽然像爬行动物和鱼类这样新陈代谢缓慢的冷血动物不具备哺乳动物和鸟类的优势，但它们在这个地球上也呈现出丰富多彩的生命形式。6 500万年前，我们的早期祖先——灵长目动物——演化出比我们慢得多的新陈代谢机制。缓慢的新陈代谢率延长了灵长目动物的寿命，也提高了它们的繁殖成功率。灵长目动物虽然放弃了短跑比赛，但赢得了马拉松，最终成为最成功和最多产的种群之一。

新陈代谢率也会改变种群内的生命节奏。脊椎动物，包括有胎盘类哺乳动物（灵长目和非灵长目）、有袋类动物、爬行动物、鸟类、鱼类和两栖动物等，有各自的能量储存与代谢速度曲线图（见图3–2）。和人类的基础代谢率曲线图一样，小型动物的每日能量消耗曲线更陡峭，大型动物则更平缓。克莱伯定律以知名瑞士营养学家马克斯·克莱伯命名[41]，他与其他研究者在20世纪30年代解释了新陈代谢率与体型的关系。克莱伯测量了一系列物种的BMR，提出新陈代谢率随身体质量增长的系数为3/4。一个世纪之后，我们发现每日能量消耗的系数

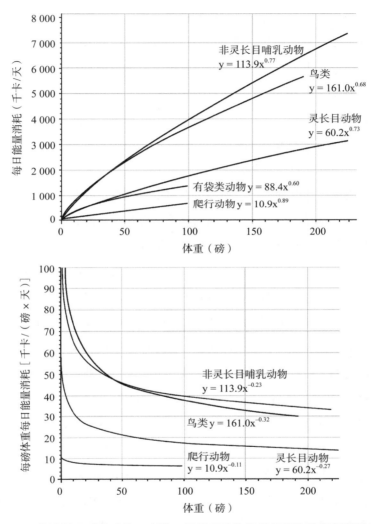

图 3-3 非灵长目哺乳动物、鸟类、灵长目动物和爬行动物的每日能量消耗。鸟类和非灵长目哺乳动物的每日能量消耗比灵长目、有袋类和爬行动物都多。大型动物比小型动物的每日能量消耗更多，但小型动物每磅体重消耗的能量比大型动物要多（与克莱伯定律保持一致）。每磅体重能量消耗高的物种生长得更快，繁殖得更多，寿命也更短。灵长目动物（包括人类）比其他哺乳动物的每日能量消耗少很多，这与灵长目动物较慢的生命节奏和较长的寿命相匹配

也同为3/4。每个群体的曲线的高度有所差别（爬行动物的曲线低于哺乳动物），但系数都约为0.75，如图3-3所示。

如图3-3所示，动物每日消耗的能量是其体型的函数，大型动物每天消耗的能量更多。如果指数小于1，就意味着同样是一磅身体组织，小型动物消耗的能量比大型动物多得多。这其中的原因还不清楚，小型动物的细胞似乎运作得更高效。老鼠细胞每天消耗的能量是北美驯鹿细胞的10倍。

生长繁殖的速度也和这些曲线图保持一致。鸟类、哺乳动物和爬行动物的生长繁殖速度随体重变化的指数为0.45~0.82[42]（见图3-2）。换句话说，小型动物的生长繁殖速度比大型动物快。220磅重的雌性北美驯鹿每年会产下一只14磅重的幼崽，相当于自身体重的6%。相比之下，1盎司重的雌性老鼠一年内能生产5次，每次产下7只幼崽，相当于自身重量的500%。北美驯鹿和老鼠之间的差异也反映了它们的新陈代谢率不同。生长速度可以这样做比较：老鼠在42天内能增重30倍，而北美驯鹿需要两年才能增重15倍。新陈代谢率虽然不是生长繁殖速度的唯一决定因素，但至少是重要的影响因素。

10亿次心跳

新陈代谢率似乎决定着我们何时会抵达生命的终点。如果以人类的生命规律去看我们身边的猫、狗和仓鼠，就会发现它们的预期寿命迥然不同。仓鼠能活到3岁就不错了，猫能活到十几岁，但人类活到80多岁却很常见。然而，几乎没有人会预期自己能活到200岁，而这是弓头鲸的预期寿命。就算我们能幸运地躲过所有意外和疾病，我们仍会不可避免地走向"自然死亡"。死亡是自然事件，但为什么有些物种能存活几个世纪，而有些物种只能存活几个月呢？

死亡是生物科学领域的热门话题，但研究者早就知道，死亡和新陈代谢息息相关：物种消耗能量的速度越缓慢，它可能就会活得越久。公元前350年前后，亚里士多德在《论生命的长短》里把生命比作蜡烛。[43]他写道："……火焰越小，烧得就越慢；火焰越大，烧得就越快。"小型动物的细胞燃烧能量的速度更快，动物体型与新陈代谢率之间的关系可以帮助我们解释为何小型动物的寿命更短。亚里士多德也发现了这一点，他写道："……通常来说，大型动物比小型动物活得更久……"虽然亚里士多德对内在机制的解释并不正确（他以为动物衰老的原因是营养物质耗尽），他也不可能知道克莱伯定律，但他很早就发现了死亡和新陈代谢之间的关系。

马克斯·鲁布纳是19世纪末20世纪初的新陈代谢领域的科学巨匠，是把新陈代谢和衰老之间的破碎关系整合成完整理论的第一人。在对比了豚鼠、猫、狗、牛和马的新陈代谢率和寿命之间的关系后，鲁布纳发现，尽管不同动物的体型和新陈代谢率都不一样，但它们体内相同质量的细胞在其一生中消耗的能量是恒定的（也就是说，虽然猫和马的体型及新陈代谢率差别很大，但猫的一克身体组织消耗的能量与马的一克身体组织消耗的能量相当）。[44]鲁布纳提出，细胞可能有某种内在的能量消耗限额，一旦消耗达到上限，生命就走到了尽头，好比蜡烛燃尽了。这种生命速率理论被美国生物学家、衰老问题研究先驱雷蒙德·珀尔发扬光大，推至巅峰。[45]

虽然鲁布纳的生命速率理论洞见深刻，并且与早期的数据一致，但还是失去了光环。现在，我们通过分析更多的新陈代谢、生命节奏数据了解到，代谢率相似的物种在寿命方面可能差异巨大。代谢率快并不一定意味着寿命更短，比如，小型鸟类的代谢率比同体型的哺乳动物快，寿命却更长。

20世纪50年代，一种有可能解释寿命和新陈代谢之间关系的理论出现了，它就是"自由基"理论[46]，由美国的德纳姆·哈曼率先提出，他在医学和化学方面均有所建树。自由基理论认为，衰老是由氧化磷酸化过程中的有毒副产品积累造成的。在电子传递链中制造腺苷三磷酸的最后一个环节，氧分子不时会被转化成自由基（或活性氧，指失去一个电子的氧分子）。突变后的氧分子非常凶猛，会从周围的分子中抢夺电子，损伤DNA和蛋白质。哈曼认为，衰老是由自由基造成的破坏所累积的结果（有时候也叫氧化应激或氧化损伤）。自由基是制造腺苷三磷酸的副产品，也跟细胞的代谢率（制造腺苷三磷酸的速度）有关，所以它会决定我们何时衰老、何时死亡。

自由基理论可以解释很多代谢率和长寿关系不一致的问题。在演化的影响下，生物体有多种机制可以中和并修复自由基带来的损伤。但是，跟其他生理过程一样，这些修复也需要消耗能量，毕竟天下没有免费的午餐。物种修复氧化损伤所需的能量取决于其演化环境。老鼠无时无刻不在躲避捕食者带来的生命危险，否则随时有可能成为"盘中餐"。因此，老鼠可能会把更多的能量分配给繁殖，而分配给修复氧化损伤的能量则较少。原因在于，即使它们把氧化损伤修复了，转眼也可能会被吃掉，相当于白忙一场。麻雀虽然跟老鼠的代谢率相似，但鸟类能有效地躲避天敌，所以它们会为修复氧化损伤分配更多的能量，以便享受更长寿命带来的益处。

自由基理论并不是完美的。比如，对人类和其他动物的研究发现，抗氧化剂不总是对生物的寿命有影响。[47]要找到清晰有力的证据实在太难了，以至于有些研究者开始怀疑自由基和寿命之间可能根本没有关系。[48]死亡是一种可怕的必然现象，但它对研究人员来说却出乎意料地狡猾。迄今为止，我们对死亡仍没有明确的答案。

我们无法忽视新陈代谢和寿命之间的关系。对猴子、老鼠等物种的研究发现，通过减少食物摄入量来降低代谢率，这种做法能有效地延长它们的寿命。[49]在人类身上进行的能量限制实验也得出了相同的结论。哺乳动物、鸟类和爬行动物的寿命都符合我们根据体型和新陈代谢率曲线图得出的预测结果。老鼠体内的细胞消耗能量的速度是北美驯鹿的10倍，而老鼠的寿命是北美驯鹿的1/10。就像我们在第1章讨论的一样，灵长目动物每天消耗的能量只有其他有胎盘类哺乳动物的一半（图3-3），这可以很好地解释人类和其他灵长目动物为什么能拥有相当长的寿命。还有些低能量消耗的物种也能活很长时间，比如，格陵兰睡鲨是一种冷血动物，它能活400多年。[50]新陈代谢并非决定动物寿命的唯一因素，但它决定了生命的节奏。

无论新陈代谢和死亡之间的关系是出于偶然，还是有更深层次的原因，寿命和新陈代谢之间总是存在着奇怪而美妙的联系。心脏需要为身体组织提供足够的血液以传输营养物质和氧，心率和代谢率是正相关关系[51]：小型动物心率快，大型动物心率慢。不过，由于小型动物比大型动物寿命短，不同物种的个体一生的心跳次数是相近的。从微小的鼩鼱①到庞大的鲸类，它们一生的心跳都是10亿次左右。

---

① 鼩鼱体长4~6厘米，形似老鼠，是世界上已知最小的哺乳动物。——译者注

估算每日能量消耗

　　了解到走路、跑步、消化、呼吸、繁殖，以及各种各样运动的能量消耗后，也许你会觉得测量每日能量消耗只是一个简单的数学问题：先计算基础代谢率，再加上额外活动的能量消耗就大功告成了。如果你这样想，就大错特错了。事实上，每日能量消耗是很难测算的。即使人们已经研究这个课题一个半世纪，还是搞错了，难点在于人体不是简单的机器。新陈代谢的引擎是动态的，一种适应性的演化产物，所以每日能量消耗不能用身体各部分的能量消耗之和来计算。

　　这种单一的计算方式还得从"二战"后的欧美国家说起。当时许多国家的人们都在遭受饥荒的困扰，"二战"的噩梦在他们的脑海里挥之不去。研究者想要搞清楚人们每天的营养需求，比如弗朗西斯·贝内迪克特和他的同事 J. 亚瑟·哈里斯等人。[52]但关键问题是，没有人知道人一天通常需要消耗多少能量，因为他们根本不知道测量方法。于是，研究者测量了基础代谢。他们认为，基础代谢是每日能量消耗的一部分，但超出基础代谢的部分就没办法测量了。因此，当时的科学家做了一件正常人都会做的事情：做出尽可能准确的猜想。

　　世界卫生组织的营养学家用仪器测量了各种活动的能量消耗，并建立了估算日常能量消耗的方法。首先，根据一个人的体重、身高、年龄计算出他的基础代谢（使用前文讨论过的那类公式）。其次，搞清楚这个人的日常活动：睡了多长时间，走了多少路，坐了几小时，以及在其他活动上分别花了多长时间。每项活动都有对应的能量消耗，以基础代谢系数（体力活动比，英文缩写为 PAR）来表示。体力活动比在本质上和表 3–1 中的代谢当量一样。[53]结合每天的活动和这些活动的能量消耗，你就会知道这个人一天的能量消耗是基础代谢的多少倍。比如，假设某人一天睡了12小时（消耗1.0 PAR），余下的12小时都在做家务（消耗2.0 PAR），那么这个人24小时的平均能量消耗就是1.5 PAR，也就是基础代谢的1.5倍。最后，把这个人的基础代谢乘以1.5就能估算出一天的能量消耗。

这种方法叫作阶乘法，它并不精确，但得出的结果似乎挺可靠。世界卫生组织目前仍在用这种方法计算能量消耗。[54]另外，如果你在互联网上找到一个营养计算器，要求你输入身高、体重、年龄和体力活动，那它十有八九用的也是这种方法。

阶乘法虽然已经问世几十年了，但它给出的结论的性质并没有改变：顶多算一种高质量的猜测。阶乘法对每日能量消耗的估算之所以看起来可靠，是因为基础代谢可以通过体型和年龄估算出来。而且，基础代谢占每日能量消耗的绝大部分，只要你能算对基础代谢，对每日能量消耗的估算就不会差得太多。

可是，阶乘法有一个根本性的缺陷：它是建立在每日能量消耗等于基础代谢加上额外体力活动的能量消耗这个假设上的。这个观点已被广泛接受，以至于其他观点都没有立足之地了。每门营养学课程几乎都会这样教授，医学院也在用这种观点培养未来的医生，它还是很多健身和减重课程的指导思想。但事实上，能量消耗模式并非如此简单。特别是从长期看，能量消耗不是如此想当然地做加总计算即可，至少你的日常活动对能量消耗几乎没有影响。

别问，问也白问

还有一种测量能量消耗的方法不能不提，它失败透顶，以至于让营养学研究开了倒车。它的原理比阶乘法还要简单：如果你想知道人们每天吃了多少东西，那就张嘴问吧。这种方法看似很合理（你应该记得自己昨天吃了些什么），并且轻易就能得到几百万人的数据。不需要测量身高、体重，不需要测量日常活动，也不需要测量体力活动，让受试者填写问卷即可。

这种想法不是全无道理：大部分人的能量消耗是平衡的（摄入的能量通常与消耗的能量持平），了解食物摄入的情况从理论上说是估算能量消耗的可行方法。但是，任何涉及考验人类诚实品质和自我意识的方法，从一开始就注定会失败。

事实上，人们根本记不清自己吃了多少东西。如果你问他们吃了些什么，答案都不太准确。这就好比你问受试者每天对布拉德·皮特产生过多少次非分之想，几乎每个人都会少报。有一项针对 5 个国家的 324 位受试者的研究发现，成年人报告的食物摄入量比实际摄入量平均少 29%，相当于每天少了一顿饭的量。[55] 自我报告上的饮食记录根本不能用于计算每日能量消耗，它们只是一堆随机生成的数据，对日常能量消耗的测量毫无意义。如果根据这些数据制订健身和营养饮食计划，那就无异于空中楼阁。

1990 年，美国食品药品监督管理局根据饮食调研数据发布了公共营养计划，要求食品包装上必须印有营养成分信息，还要求把每日营养摄入量也注明，作为参考。全美健康与营养检查调研结果表明，女性报告的每日能量摄入通常为 1 600~2 000 千卡，男性则为 2 000~3 000 千卡。平均而言，每人每天的能量摄入为 2 000~2 500 千卡。为便于计算，研究人员把这个数字四舍五入为 2 000 千卡。如果你一直以为美国人的每日能量摄入是 2 000 千卡，那么现在你知道该找谁算账了。[56]

内森·利夫森的赞歌

20世纪60年代，当其他研究者还在研究阶乘法的时候，明尼苏达大学的生理学家内森·利夫森已经在着手研究另一种测算方法了。[57]利夫森出生于1911年，是土生土长的明尼苏达人。他成年后的时光几乎都是在明尼苏达大学度过的，1931年他在那里拿到了本科学位，1943年又在那里拿到了博士学位。除了在圣迭戈度过的两年时光以外（显然他发现自己并不喜欢温暖明媚的天气），利夫森50多年的职业生涯都是在明尼苏达大学度过的。他在读研究生期间，克莱伯及其同僚在代谢方面有了巨大突破，也许这正是利夫森最终决定投身测量每日能量消耗这项研究的原因。

为了更好地理解利夫森的研究成果，我们得从身体这个巨大的蓄水池说起。人体就像一个湖，里面的水有进有出（人体内的水含量约为65%）。[58]氢原子、氧原子以食物和水的形式不断地进入人体，再以大小便、汗液、水蒸气的形式排出。

利夫森的早期研究发现，氧原子还会以其他方式离开人体。当某种碳基分子代谢生成二氧化碳时，二氧化碳中的一个氧原子就来自人体这个蓄水池。我们呼气时，这个氧原子也会跟着离开人体。换句话说，氢原子只能以水的形式离开人体，而氧原子既能以水又能以二氧化碳的形式离开人体。

利夫森意识到，如果他能弄清楚氢原子和氧原子如何离开人体，他就能测量二氧化碳的产生速度。[59]另外，人体消耗能量时一定伴随着二氧化碳的呼出，因此，只要利夫森能测得二氧化碳的产生速度，就能准确地测量人体的每日能量消耗。更奇妙的是，研究者不再需要把受试者关进代谢测量室里了。如果通过尿液可以测量氢原子和氧原子的排出速度，受试者想做什么就做什么。

　　这个方法的难点就在于追踪人体内氢原子和氧原子的含量。利夫森想到了同位素，质子数量相同但中子数量不同的两个原子互为同位素。比如，正常的氧原子有 8 个质子和 8 个中子，而其同位素氧-18 有 8 个质子和 10 个中子。氚是氢的同位素，前者有 1 个中子而后者没有中子。你每天饮用的水里有极其少量的同位素，它们通常都是无害的。

　　利夫森在老鼠身上做实验，追踪氢原子和氧原子是如何离开它们的身体的。虽然同位素在老鼠身体里的表现和普通氢原子、氧原子一样，但利夫森可以将同位素作为标记物使用。如果老鼠在周一早上喝下含有 10% 的氢同位素的水，而到了周三只剩下 5%，他就会知道从周一到周三老鼠体内有 50% 的含有氢同位素的水被普通水代替了。然后，他就能计算出有多少氢原子被排出体外了，他也可以用同样的方法计算出氧原子的排出速度，两者之间的差异还能反映出二氧化碳的产生速度。利夫森用同位素方法从老鼠身上获得的二氧化碳数据跟代谢测量室给出的数据相吻合。

　　人体在消耗能量时肯定会排出二氧化碳，因此，利夫森的测量方式堪称精妙。这个方法最大的好处是，受试者不需要一直待在代谢测量室里，而只需每隔几天提供一次尿液或血液样本，用于测量同位素水平。受试者可以过正常的生活，不受任何约束。可以说，利夫森发明了一种看似不可能却能测量每日能量消耗的可靠方法。

　　俗话说，钱不是问题，没钱才是问题。同位素的实验用量跟体重成正比，所以，在老鼠和其他小型动物身上做实验更便宜。比如，1955 年在一位体重 150 磅的成年人身上做实验所需的同位素价格相当于现在的 25 万美元。[60] 20 世纪 70 年代，肯·纳吉和克拉斯·韦斯特泰普等富有创造力的科学家，开始利用利夫森的办法测量野生鸟类和蜥蜴的能量消耗。同样是用利夫森的方法，纳吉还和灵长目动物学家凯瑟琳·米尔顿测量了野生吼猴的能量消耗。但是，受资金所限，利夫森的方法只能用在小型动物身上。

几十年过去了，人类同位素实验的价格终于降至可承受的范围。20世纪80年代，氘和氧–18的价格已经非常便宜了，成年人类的同位素实验成本降至20世纪六七十年代的1%。而这一时期肥胖现象开始在全球蔓延，研究人员急需可在实验室外测量能量消耗的方法。戴尔·舍勒就职于芝加哥的阿贡实验室，偶然间看到了利夫森的研究。他意识到，这项技术的成本已经低到可以对人类进行测量了。舍勒马上把利夫森的方法应用于人类，并于1982年发表了首篇关于人类的"双标水"研究报告，致力于研究人类新陈代谢的新领域随之诞生。[61]

与此同时，以前有关能量消耗的研究结论都被推翻了。利夫森的方法将人类新陈代谢研究引入了新时代，不过此时距离他首次发表相关论文已经过去了30年，利夫森也成了一位荣誉教授，对他来说，跟上新领域的工作节奏几乎不可能了。但幸运的是，他在有生之年能亲眼看到自己对新陈代谢的研究成果有了用武之地，并获得了应有的认可。舍勒在首次人类同位素实验的早期阶段就给利夫森打了电话，利夫森非常热情地肯定了舍勒的实验，也很高兴他的方法被用来帮助更多的人。1986年，剑桥大学的安德鲁·普伦蒂斯在英国营养协会组织了关于双标水的学术讨论会，并将利夫森奉为上宾。次年，利夫森被授予"兰克奖"①。两年后，他与世长辞。

---

① 英国顶级科学奖项，也被誉为光电子学和营养学方面的最高国际奖项。——译者注

双标水革命

利用利夫森的方法（即"双标水法"），我们终于获得了关于人们每日能量消耗的可靠数据。那么，我们每天到底要消耗多少能量？

这得看具体情况，不过其中的原因可能跟你想的不一样。决定每日能量消耗的最重要因素是你的身型大小和身体组成。体型大的人有更多的细胞进行新陈代谢，消耗的能量也更多。前文中谈到，有些器官燃烧的能量比其他器官多。更重要的是，脂肪组织燃烧的能量比瘦组织少，而瘦组织构成了我们的肌肉和其他器官。如果你的脂肪组织的体重占比大，和同等体重但脂肪组织占比小的人相比，你的每日能量消耗就会更少。由于女性比男性的体脂含量高，所以在体重相同的情况下，女性比男性消耗的能量少。

我整理了几百个双标水实验的相关数据，这些数据样本中有男性也有女性，有孩童也有成年人。[62] 我按照他们的体重和性别绘制了两张图（见图3-4），从中你可以看到，每日能量消耗（以千卡为单位）随着体重的增加而增长。

图3-4中的公式可以广泛地应用于所有人，不论男女老少、高矮胖瘦。你可以把自己的体重数据代入公式，估算出每日能量消耗。不过，你还是要注意每个公式里的ln函数（对数函数）。它的意思是，先取体重的自然对数，再乘以786（女性）或1 105（男性），最后减去正确的截距值。如果这些数学术语让你备感生疏，你可以在图3-4的曲线上找到相应的数值。一名体重140磅的女性的每日能量消耗约为2 300千卡；一名体重160磅的男性的每日能量消耗约为3 000千卡。

人的体型对每日能量消耗的影响惊人。儿童的每日能量消耗随体

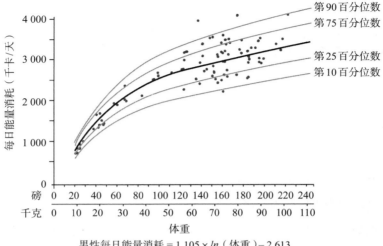

男性每日能量消耗 = 1 105 × *ln*（体重）− 2 613

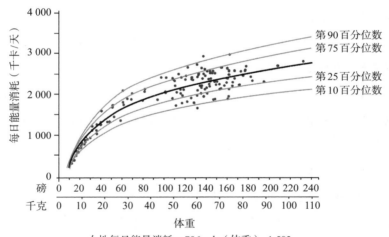

女性每日能量消耗 = 786 × *ln*（体重）−1 582

图 3-4　人类的每日能量消耗（千卡 / 天）。曲线图和公式展示了给定体重的每日能量消耗预期值。你可以根据自己的体重在横轴上的位置，垂直向上找到它与曲线的交会点，再根据交会点在纵轴上对应的数字，找到你的每日能量消耗预期值。当然，你也可以通过公式计算出这一数值。体重小于 20 磅的儿童可以参考女性的每日能量消耗曲线图。灰色的点代表 284 个双标水实验中受试者的平均体重和每日能量消耗。图中存在显著的变异性，个体的每日能量消耗与预期值偏离 300 千卡的例子并不少见。浅色的曲线分别代表第 10、第 25、第 75 和第 90 百分位数

重增长得更快，因为他们的细胞比体型更大的成年人消耗的能量更多。孩子3岁时，每磅体重需要消耗35千卡的能量，进入儿童期和青春期后这一数字会逐步降低，到了20岁就只需要消耗15千卡的能量了。

体重和每日能量消耗之间的曲线关系意味着，我们对不同个体进行比较时需要考虑周全。通常，人们（甚至包括医生和研究者在内）只是简单地通过体重估算和比较不同个体的每日能量消耗。这样做的前提条件是，相同体重的不同个体的每日能量消耗是一样的。但事实并非如此，体型小的个体的每磅（或每千克）体重所消耗的能量比体型大的个体多。如果我们在比较两个个体的能量消耗时，只根据他们的体重比进行计算，就会发现体型不同的个体的能量消耗差异巨大，但事实上他们的能量消耗差不多。

有一种方法更恰当：在估计个体或群体的代谢率是偏高还是偏低时，直接在图3-4上找出体重对应的能量消耗。这个方法跟儿科医生根据小孩的身高找对应的体重是一个道理，生长曲线图会告诉医生，相比预期值，他面前的小孩的体重是高还是低。

图3-4中的灰点是284位受试者（包含男女）的平均值。深色的线代表各种身型对应的平均能量消耗，即平均线。它之所以叫平均线，是因为其中一半人的数据在这条线之上，而另一半人的数据则在这条线之下。也就是说，有一半人的每日能量消耗高于平均水平，而另一半人则低于平均水平。

另外，即使我们考虑了不同的体型，每日能量消耗的个体差异仍然很大，许多人的数据会和曲线图相差300千卡甚至更多。这也是所有在线能量计算器不为人知的秘密：相同体型和性别的个体之间的代谢率差异显著。如果你用图3-4的公式计算自己的基础代谢值，还得多留个心眼，因为计算结果可能和你的真实情况相差几百千卡。杂志上说有的个体代谢"快"，有的个体代谢"慢"，事实的确如此。

我们自以为知道人们的每日能量消耗为什么会各不相同，并理所当然地把身体的所有能量消耗加总：器官功能、生长、体温调节、消化，还有休息。要计算总体能量消耗，身体各局部功能的消耗一个也不能少，这看似没错，但双标水法让我们如梦初醒。人体能量消耗的计算并不像购物结账一样，把小票上的金额加总即可。身体这辆"购物车"里的物品，包括免疫系统、生长和休息等，都在以复杂的方式相互影响，所以总体能量消耗并不是局部能量消耗的简单相加。

人类新陈代谢的新科学

代谢科学有很长的历史，让人觉得它是一门很熟悉又充满确定性的学科。拉瓦锡200多年前就预见到这门学科的伟大，并为它点燃了希望之火。两位马克斯（马克斯·鲁布纳和马克斯·克莱伯）及其同僚把该学科引入了长达一个世纪的辉煌期，阶乘法和营养调研是当时最流行的研究方法。可是，不同物种、不同种群、不同个体之间的新陈代谢率相去甚远，阶乘法根本解释不了这种巨大的差异，有的差异就连克莱伯定律也解释不了。

为什么人类每天消耗2 500~3 000千卡能量？为什么有的人比预期值消耗得多，而有的人则消耗得少？新陈代谢如何影响我们的健康和寿命？我们的生活方式、运动方式和饮食方式又是如何影响新陈代谢的？

　　本书接下来将逐一讨论这些重要问题。前两章为我们了解身体这台代谢机器的运作方式打下了坚固的知识基础，现在我们要开始探索人类新陈代谢科学的新发现了。我们的旅程将途径古老的丝绸之路、高加索山脚和格鲁吉亚的小村落等地。

第 4 章

建设更好的人类"动物园"：天选之人

7月，一个清凉潮湿的早晨，我醒来后小心翼翼地拉开带着湿气的帐篷。无垠的草色映入眼帘，远处的山上是葱郁的树林，近处有一栋两层楼高的临时建筑——我们的宿舍和厨房。虽说有两层，但对于我们的研究团队（由考古学家、地质学家、古人类学家组成）来说，还是有些局促。我们的年度实地考察已进展过半，正在尝试发掘直立人的化石和石器。

在我们听不到的更远处，皮纳索里河水流匆匆，淌过古代的洗沐遗址，丝绸之路上的旅客曾在那里洗去身上的尘土。穿过山谷，远处山坡上的破败石墓安静地讲述着过去的故事。坐落在山脊上的是一座曾经让人仰视的中世纪古城，而深埋地下的是有着180万年历史的早期人类化石。整个大地就像一块千层饼，每一层似乎都在冷峻地注视着生命的无常，雄心和愚蠢在历史长河中交替登场。

一股力量涌上我的心头，如同黑暗的潮水汹涌澎湃。

我跟跟跄跄走到一块空地的边缘，对着灌木丛一通呕吐。这种感觉好似复仇之神控制住了我的身体，用愤怒的神力驱逐着我身体里的邪恶。我竭力撑住膝盖，眼泪都快流下来了。随后，我又吐了几次，最后只剩下干呕。我身体里的每一寸肌肉都被胃部的力量牵动着，眼珠似乎随时要崩裂开。一大通折腾过后，我就像被挤空了的牙膏。我用手背擦了擦嘴，慢慢直起身来。

我只感受到了片刻的宁静，生理不适的暴风就袭来了。此时，不知道是对宿醉的害怕还是宿醉本身，更让我心惊肉跳。我只能在头疼、恶心和眩晕的间隙进行短暂的思考。我看了看自己所在的位置，一切看似不可能的天然环境和历史机缘催生出了这个不可思议的地方。啊！我真是没良心，我不仅踏上了这片土地，还饮酒过度。昨晚本想小酌一杯，结果却搞成了星空派对。我不是唯一有此想法的人。我转身看向宿舍，门廊上还有不少醉鬼，他们视线恍惚，正琢磨着如何在宿醉的状态下把早饭吃下去。

我拖着步子走向他们，脑海里浮现出一个念头：我应该成熟一点儿，像个成年人，停止这种愚蠢的自我毁灭式行为。从嘴巴里呼出来的气体令人难受，我用唇语为地上的 "白痴" 们祈祷：下次一定不要这样了！尽管我知道下次再喝成这样的可能性极大，但我站在 "飓风" 的中心，内心镇定又乐观：我们的团队成员个个是精英，都在努力获得世界闻名的高等学府的博士学位，将来定能在顶尖研究机构占有一席之地。我们十分谨慎和谦虚，不然也不可能一路打拼到现在。既然如此，我们为何不能在享有人类历经百万年演化而来的智慧的同时，控制自己不被鲁莽和欲望腐蚀呢？

这些想法很快就烟消云散了。该吃早餐了，还得挖化石呢。我赶紧坐到桌前，颤抖地拿起一块面包，涂上厚厚的黄油和蜂蜜。

我每年都会来格鲁吉亚德马尼西小镇的这处旧石器时代遗址。读博士研究生期间，一到夏天我就会暂别跑步机和代谢实验，前往高加索山下，沿着德马尼西小镇到帕塔拉去。好几个月都不碰论文对我在高等学府出人头地的确没什么帮助，但这种田野调查太有意思了，绝对不能错过。我当时根本不知道，我在这片遗址"浪费"的时间会跟我对人类能量消耗的研究扯上关系，也不知道这片土地对我们理解新陈代谢演化史上的一段关键时期大有帮助。我们如何从猿类世界出走，如何迈出演化成人类的第一步，答案就在这里。我们生命中的某些变化——获取食物和燃烧能量的方式——促进了演化的发生，并延续到现代人类的日常生活中。

天选之地

德马尼西在人类演化的研究中至关重要，但它的知名度并不高。其他所有同时期（约200万年前）的原始人类化石遗址都位于东非和南非等条件艰苦的地方，如果你看过《国家地理》杂志，你可能听说过奥杜威峡谷或东非大裂谷。而德马尼西与那些遗址完全相反，这里绿意盎然，地理位置得天独厚。

大约700万年前，人类跟黑猩猩和倭黑猩猩的血统产生了分化（图4–1）。不过，在前面的500万年间，我们的祖先仍然生活在非洲的某些栖息地，遵循猿类的生活方式。大约200万年前，原始人类越过了生态围栏，变得既聪明又具有适应性，在世界各地繁衍生息。德马尼西是我们目前能找到的关于这段关键历史时期的最早剪影，它存在于180万年前，是除非洲以外的最早的人类化石遗址。这片土地下埋葬的石器和骨骼化石隐含的信息，可以告诉我们人类如何变成了今天的样子。让原始人类如此成功，在全世界繁衍的关键因素，居然是他们获取和燃烧能量的方式。

我的德马尼亚之旅始于一次与奥费尔·巴尔–尤素福的对话。巴尔–尤素福是哈佛大学旧石器时代考古学的教授，头发花白，令人捉摸不透。他最知名的成就是在中东发掘了尼安德特人遗址。我当时是个满腔热情的博士研究生，还在读博一。我被告知，如果我想在接下来的夏天去做实地考古研究，就必须找到这位教授。一天下午，我在皮博迪考古与民族博物馆发现了他，他从办公室离开，正要去哈佛广场取照片（那个年代的照片仍然需要打印出来）。"我们边走边聊，这样就不会浪费彼此的时间。"他用浓重的以色列口音说道。我对此表示欣然接受。

途中他告诉我，他和两个地方十分熟络，我都可以去：一个是法国南部的尼安德特洞穴，另一个是格鲁吉亚的德马尼亚。法国的项目规模更大，组织更完备，交通更方便。"东西也更好吃。"他补充道。但是，格鲁吉亚的项目听起来更有意思。一年前，有人在那里发现了两个头骨化石，撼动了整个学科。巴尔–尤素福答应会帮我把相关手续办好。我问他，我去格鲁吉亚应该带些什么东西，有没有什么是必须带的，跟去别的地方不一样的。巴尔–尤素福停下脚步，转过头来，用眼睛透过厚厚的眼镜打量着我。

他说："你可能得带个肝去。"

身在异乡为异客

185 万年前，巨型火山爆发，一时间地动山摇，火山灰喷涌而出，数英里范围内阴霾一片，犹如世界末日降临。火山灰飘过的山丘中，有一处后来成了德马尼西的帕塔拉村。火山岩浆流到了马什维拉山谷，湮没了马什维拉河。岩浆的一个支流经过皮纳索里河时，回流到旁边的山谷里，把山谷里的河也堵住了。岩浆最终冷却为黑色的玄武岩，最厚的地方有上百英尺，变成了堤坝，皮纳索里河在玄武岩堤坝后面的部分则成了湖。

几千年间，这片土地又经历了两次火山爆发。火山灰遮天蔽日，从天空落下后，就像给大地铺上了一层地毯，盖住了马什维拉河谷和皮纳索里河之间狭长的隆起。火山灰最终变成了土壤。

勇武的直立人（早期人类的一个属）在皮纳索里河附近绵延的树林中生活。他们颇具侵略性，一路杀出非洲，向整个世界进发。不过，他们根本不知道自己的祖籍在非洲，除了居住地以外，他们恐怕什么地方都不知道。直立人的脑容量只有智人的一半大，弄不清楚这么复杂的问题。

德马尼西原始人身高约为 5 英尺，体重约为 110 磅，很可能成为鬣狗、狼和剑齿虎的盘中餐。不过，德马尼西人有自己的一套办法，他们凭借聪明才智和石器生存下来。更多的时候，他们是狩猎者，德马尼西遗址中动物骨骼化石上的石器凿痕就是最好的证据。德马尼西的原始人不像他们的猿类祖先一样吃素，他们是狩猎采集者。

幸运的话，他们能活到 30~40 岁，但大部分德马尼西人都活不到这个年龄。大雨偶尔会把他们的尸体冲进附近的水沟里，和其他动物的骨头堆叠在一起。最终，沙石层层覆盖了水沟，骨头就埋到了几英尺深的地下。

时间又过去了几千或几万年，皮纳索里河和马什维拉河越过厚厚的玄武岩，重新占领了山谷，两条河之间再次形成狭长的隆起地带。此时，德马尼西人早已离开了这片土地，生活在那里的是更晚期的原始人，不过我们尚未找到后者的骨骼化石。我们从石器的特点判断，大约4万年前，尼安德特人曾在山谷几英里外的地方定居过。后来，现代人类占领了那片土地。基督纪元早期，人们在两个湖之间的最高处用石头建造了一座教堂，教堂周围则是用石墙围砌起来的中世纪城市，人丁兴旺。1080年，入侵者来袭。15世纪，这座曾经极度辉煌的城市没落并被遗弃，只剩下山谷里的农民。

德马尼西化石遗址的发现是个美丽的意外。1983年，考古学家为了研究中世纪古城来到这里，无意间在附近的土里挖到了犀牛的臼齿化石。这让考古学家意识到他们发现了更为久远的失落世界。于是，他们第一时间通知了第比利斯国家博物馆的同事。随后，古生物学家团队着手勘探化石。一年后，他们发掘出头骨化石。1991年，他们发掘出第一块古人类下颌骨。至此，全球的古人类学者都被吊起了胃口，但心里还是有些犹疑。2000年，考古学家又在格鲁吉亚马什维拉的玄武岩中发现了两个头骨化石[1]，找到了非洲以外的最早的原始人类遗址。就这样，高加索山脉下这片不知名的土地成了人类演化学研究关注的焦点。

2001年夏我去德马尼西时，有个小团队正在进行挖掘工作，试图重建德马尼西原始人的生活概貌。该团队里既有格鲁吉亚研究者，也有来自欧美国家的研究生，还有国际知名的人类演化学家、考古学家和地质学家。主挖掘地大致呈长方形，露出的土地面积约有500平方英尺。大家尽心尽力，用手铲和刷子把这片土地修饰平整。就像其他考古现场一样，这里被划分成1米×1米的网格。我用手铲和刷子在我负责的方格里工作了好几天，先把泥土刮走，再睁大眼睛看能不能找到化石。

那时的我虽然没什么考古经验，但我也明白这次挖掘很可能徒劳无果。即使是在那些看起来很有希望的挖掘点，刮走一层土之后，下一层还是土。德马尼西则不一样，这里的化石和石器称得上"富庶"，犀牛、狮子、瞪羚、马的完整头骨或其他骨骼应有尽有。我们平时在别的遗址挖到个化石残片就会视若珍宝，在这里则全然不同，你挖着挖着就会发现，你旁边那个方格里的人忽然变得很安静，原来他正在全神贯注地尝试把某种巨兽的化石从土里挖出来。化石通常要比周围的土结构松软，把它们毫发无损地挖出来的的确确是一门艺术。

我们发现了一个原始人头骨化石！这是在德马尼西发现的第3个，也是当时世界上保存最完好的直立人头骨化石。这个头骨化石倒立着埋在土里，上颌朝天。大部分挖掘队都无功而返，如果能挖到臼齿或头骨碎片化石，大家就会把它当作圣物。路易·利基和玛丽·利基在奥杜威峡谷苦苦找寻了30年，才挖掘到一个原始人头骨化石，而德马尼西项目团队3年内就找到了3个头骨化石。最近的这个头骨看似来自一个十几岁的男性，它保存得非常完整，上颌骨像纸片一样薄，下眼眶也完好无损。那几天，团队成员人人面带微笑，我们在临时宿舍享用传统的格鲁吉亚大餐直到深夜，男人们唱起了悠长的格鲁吉亚民谣。

我爱上了这个地方，在我读博士研究生的5年间，每个夏天我都会找时间去德马尼西。我们每年都会发现原始人化石，并为此喝酒庆祝，红酒、伏特加、恰恰（一种由葡萄酿造的格鲁吉亚高度烈酒），一杯接一杯。巴尔-尤素福说得没错：我真的应该带个备用肝脏去德马尼西。

第二次去德马尼西，项目团队又发现了一个原始人头骨，这已经是第 4 个了。[2]这个头骨的最大特点是，它的颌部边缘没有 U 形拱起，而是光滑圆润的。U 形拱起是用来固定牙齿的，但该头骨上的牙齿全都不见了，很可能是在头骨主人（很可能是个男性）三四十岁的时候掉落的。可能是因为生病，也可能是因为岁数大了，这个倒霉鬼的牙齿掉得一颗也不剩。不过，他居然没因此饿死，也许是靠吃稀糊糊活下来的吧。他的牙槽长得十分完整，所以他肯定在牙齿掉光之后又存活了多年。

这个发现带来了一个显而易见的问题：没有牙齿的原始人是怎么活下来的？野生植物和猎物都很难咀嚼，没有牙齿肯定不行。[3]而且，野外的食物并不容易获取，如果身体状况不佳就更难了。那么，这个男人是如何存活这么久的？

我认为，他能活下来，得益于人类适应性演化的精髓，这是将我们和猿类近亲区分开来的关键特征。这个特征深藏在我们体内，以至于我们都意识不到。但是，它重塑了人类的基因，改变了我们获取食物和消耗能量的方式，德马尼西人就拥有这种特征。

懒惰又自私的素食者

人类属于哺乳纲，灵长目，猿科。6 500 万年前恐龙灭绝，这次事件被称为白垩纪集群灭绝，但它给灵长目动物和其他哺乳动物的繁衍生息提供了空间。

早期的灵长目动物脾气暴躁，个头与松鼠差不多，栖居在树上。不过，它们就像现在的哺乳动物（比如人类）一样，长着灵巧的、能抓物的手，还长有指甲（而不是爪子）。灵长目起源理论认为，早期灵长目动物跟开花植物是共同演化的，都是在恐龙灭绝之后繁盛起来的。灵长目动物适应了以开花植物为食的生活[4]，并通过粪便为开花植物播撒种子。因此，能结出好看果实的植物（意味着含有更多能量）比其他植物繁衍得更好。就这样，植物的果实变得越来越甜蜜多汁，灵长目动物也越来越喜欢吃它们。

除了拥有灵活的双手和消化含糖水果的本领，我们的祖先还赋予了我们另一种重要能力。灵长目动物的每日能量消耗只有其他哺乳动物的一半，这个特性在灵长目动物中十分普遍，所以它一定是在灵长目动物演化早期就出现了。降低每日能量消耗意味着生长和繁殖速度下降，但寿命会得到延长。灵长目动物并没有把所有繁殖活动都集中在短短几年内完成，而是选择了更长时间跨度的繁殖策略，以免一两年的坏光景将子孙后代一网打尽。缓慢的生长速度意味着有更多时间用来学习和发育，有更多的机会发挥创造力。我写这段文字时，我4岁的女儿正坐在我对面，她一边吃着谷物和苹果混合的麦片，一边谈论着幼儿园的学习生活。现代人类的生活方式可谓源远流长。

灵长目动物的代谢策略取得了惊人的成功。几百万年来，它们分化成两个主要的分支：狐猴和懒猴是一支，猴类是另外一支。大约2 100万年前，猴类出现了一个新的分支——人猿，即"人猿总科"（或"人总科"）。这是一个十分成功的分支，1 500万年来，它们迅速繁殖，并分散到非洲、欧洲和亚洲。

后来，不知为何，它们的好运气消失了，本来欣欣向荣的人猿家谱图只剩下了几个分支，最终仅余一小部分人猿物种幸存至今，包括生活在非洲赤道附近的黑猩猩、倭黑猩猩、大猩猩，以及生活在东南亚热带雨林的红毛猩猩。

大约700万年前，非洲的猿类分化成两支：一支是黑猩猩和倭黑猩猩的祖先（它们直到很久以后才分化开来，见图4–1），另一支是人类的祖先。至于猿类如此分化的原因，世界上有多少个喝醉的古人类学家，就有多少种理论猜想。从化石记录来看，一方面，最早用双腿走路的原始人的犬齿短而粗，不太致命；另一方面，它们又拥有像黑猩猩一样的体型和大脑容量，长着长手臂、长手指和适合攀缘的脚掌。

人类的演化分为三个阶段。第一阶段发生在700万年前到400万年前[5]，目前我们找到了至少3种属于这一阶段的不同形态的化石，全都来自非洲。但其中只有一种分类比较清晰，那就是来自埃塞俄比亚的地猿。人们发现了许多地猿的化石，甚至获得了一副近乎完整的化石骨架。它的头骨尺寸和猿类相似，长着适合攀缘的脚趾。不过，其他物种的化石则保存得没有这么完整了，比如乍得的萨赫勒人只找到了头骨和一些化石残片，而肯尼亚的图根原人则只找到了四肢的骨骼和几颗牙齿。

看到这里，你可能想问：科学家如何通过这些化石残片知道它们属于不同的物种呢？它们到底是不是原始人类，有没有可能是其他支系的物种？你的这些问题属于古人类学的研究范畴，所以可能需要写一本更大更厚的书来介绍。[6]想要学习这门晦涩的学科，你需要敏锐的观察力和博学的知识，这样才能分辨出分类学中不同种群的形态差异。不确定性是这门学科的常态，古人类学家的日常工作就是竭尽所能地从化石中找到微小的解剖学差异，以区分动物化石的种类；或者在高端学术会议上互相争辩，让其他人相信他的化石种类才是现代人类的直系祖先，而别人的样本只是一个旁支。如果你想惹怒一位古人类学家，那么你只需要跟他说，他发现、命名并倾尽毕生精力研究的原始人标本只是某个已经被研究过的种类的变种。

原始人类演化的第二阶段发生在400万年前到200万年前，这段时间的化石样本更加完整。南方古猿的时代到来了，著名的"露西"和她的亲戚——阿法南方古猿就是此阶段的典型代表。有好几个物种都出现在这个阶段的化石记录当中，而且每种都有明确的解剖学特征。不过，它们仍然存在不少共性。比如，早期原始人类的攀缘足消失了，变成了像我们这样的大脚趾和其他四趾并列的形态。这说明这些物种更适应地面生活，走路需要消耗的能量更少了。它们每天也许还会向外拓展边界，比现在的猿类和最早的原始人类要走得更远。此外，这一时期古猿的牙齿变得更大了，牙釉质也变得更厚了。其中，"傍人"的臼齿大小是我们的5倍，它们还长着巨大的颧骨和咀嚼肌。

有证据显示，它们的认知能力也提升了。南方古猿的大脑尺寸从不到半夸脱增大到半夸脱多一点儿（不过，还是只有我们大脑的1/3大）。我们曾经以为这一时期的原始人无法制造石器，但2015年研究人员在肯尼亚北部距今有330万年的一处遗址发现了石器的雏形。[7]我们不知道它们是用来做什么的，它们可能是当时常见的器具，也可能是原始人类浅尝辄止的试验品。不管怎么说，某些南方古猿的确比现在的猿类聪明一点儿，能力更强一点儿。现在的猿类能用简单的工具掏白蚁或敲开坚果，但没有制造石器的能力。

尽管这些原始人形态各异，看起来也有创造力，但它们在新陈代

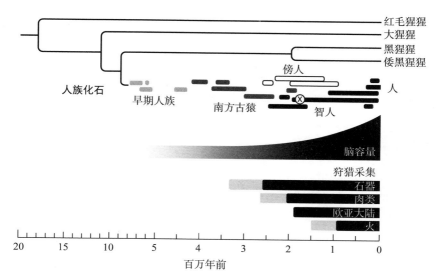

图 4-1　人类谱系图。[8] 人族是人科的一个分支，它包含多个物种。白色的"X"表示在德马尼西发现的原始人。狩猎采集行为和人属同时出现，原始人类的大脑容量随之增加，饮食和行为也随之改变（灰色：早期有争议的证据；黑色：完整有力的证据）。注意，时间跨度是 500 万年（改编自：H. Pontzer [2017]. "Economy and endurance in human evolution." Curr. Biol. 27: R613-21）

谢方面更接近猿类。我们确信这一点，因为它们本质上是素食动物。当然，它们偶尔也会追捕小型猎物，或者享用一顿白蚁大餐，就像黑猩猩和倭黑猩猩那样。不过，只要仔细观察它们的牙齿和身体特征就会知道，南方古猿、露西和其他祖先都擅长爬树，它们摄入的大部分能量都来自植物。猿类以植物为主的饮食习惯也让我们意识到，这些物种不需要走太多路就能找到食物。这是普遍的生态现象：植食动物不需要长途跋涉，因为植物通常很充足，也不会逃跑。所以，现存猿类每天行走的距离至多为1~2英里。

　　大约在250万年前，原始人类的行为开始变得不像猿类了。它们把目光投向了像斑马这样的大型猎物，而不再是猴子或小羚羊。石器在东亚地区大量出现，肯尼亚和埃塞俄比亚的化石遗址也有宰杀动物的痕迹。[9]肉不再是珍馐，而变成了日常饮食的一部分。这是狩猎采集生活方式的萌芽期，是原始人类演化第三阶段的开端，也标志着人属的诞生。不过，狩猎和制造工具的能力并不等同于认知飞跃。黑猩猩和倭黑猩猩也具备这些能力，但它们跟猿类没有本质性区别。真正为人类的代谢和演化带来变革的不是原始人吃下的食物，而是它们分享出去的那些。

乐于分享的人

我还记得我最先学会的哈扎单词是"amayega"和"mtana"，它们都是基本的打招呼用语。我学会的第三个哈扎单词是"za"。

我不太确定自己是什么时候注意到这个单词的。我第一次来到哈扎营地后看到和听到的新鲜事物实在太多，而且时间久了，我已经记不清了。如果你去国外的咖啡馆或公园，却不会说当地语言，那么你身边的声音就像一张用抽象的声音制成的挂毯，感情丰富但没有含义。我的注意力一下子就被一种重复又简单的声音吸引了——"za"，我随即觉得这个词无处不在。两个小孩正在吃零食，他们会说"za"；奶奶给孙子喂食果子，也会说"za"；男人从朋友那儿讨要蜂蜜吃，还会说"za"。

虽然"za"的含义很明显，但我还是问了布赖恩。没错，它的意思就是"给"。

让我不解的是，"za"没有相应的答语。接受东西的一方什么也不说，另一方就把物品递过去了。我从小学习的那些"魔法词语"去哪儿了，"请""谢谢""不客气"？我无法相信，他们的语言里竟然没有这些词语。当然，哈扎语里也有表达"请"和"谢谢"意思的单词。但是，"请"和"谢谢"等在现代世界从小就灌输给孩子的词语却不存在于哈扎人日常交换物品的场景中。居然有文化不使用这些魔法词语？

我看得越多，理解得就越深。给予和分享在哈扎文化中算不上善举，而是规范。就像你不会对没有朝你脸上吐口水的人说"谢谢你不往我脸上吐口水"一样，哈扎人也不会因为分享而说"请"和"谢谢"，因为说这类话意味着有人做了某些高于社会基本期望的事情。你只有在对方有合理的理由拒绝你的时候才需要用到魔法词语，但在哈扎部落，分享是极其普遍的现象。

哈扎人一生都在互相分享，这是哈扎人的生活准则。所以，只要说"za"就可以了。

20世纪五六十年代，研究人类演化的学者（有必要强调一下，几乎全是男性）开始整合不同来源的数据：化石，现存灵长目动物研究结果，现存狩猎采集社会研究结果。当时，学界高度关注的问题是：是什么让人类变得与众不同？这些学科虽然还在起步阶段，但已经进行了不少研究，也找到了不少化石证据，可以通过数据的整合（而不仅仅是推测）还原一段全方位的基于证据的演化史了。

这些想法最终在1966年的"男性狩猎者"会议上得到了落实，并被编纂成书。研究者（几乎全是男性）被呈现在他们眼前的数据整合结果震惊了：人类和其他猿类的主要差异在于对狩猎和工具使用的熟练程度。他们据此认为，人类正是因为演化出这些关键特征才变得独一无二。这个观点影响广泛，不过也并非首创。达尔文曾推测，"人类在生存竞争中大获成功"应归功于狩猎，"它让人类祖先获得了演化优

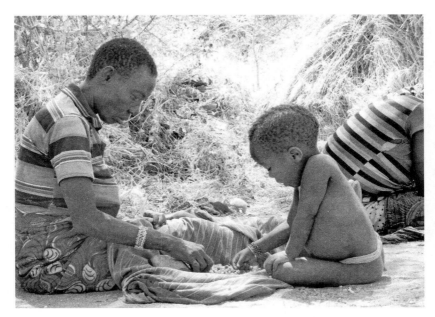

图 4-2　狩猎采集的生活方式意味着分享。一位哈扎祖母外出归来后，把浆果分给她的孙子吃

势……人类祖先利用石头和棍棒御敌、攻击猎物或获取食物"。[10]

　　不出所料，"男性狩猎者"的观点明显忽略了女性的作用。20世纪六七十年代的女权思潮兴起后，这样的观点亟待改进。1981年，人类学家弗朗西斯·达尔伯格编辑了一部论文集《女性采集者》，强调女性在食物获取方面扮演的关键角色是采集者。女性除了母亲或祖母这重不可替代的身份外，她们在原始社会中也能提供食物，帮助族人过上更好的生活。在许多文化中，女性采集的食物提供了超过半数的能量。更重要的是，20世纪60年代末，人们已经清楚地知道，黑猩猩偶尔也会狩猎和使用工具。如果狩猎和使用工具并不是人类的专属特征，那就很难断定它们是让人类的演化路线变得独一无二的因素了。

坦白地说，我认为，如果片面地强调男性或女性的作用，就会忽视其中的真正原因。男性和女性在狩猎采集社会里扮演着必不可少的角色，没有哪个性别能独立存在。让狩猎采集社会如此成功的原因不是"狩猎"，也不是"采集"，而是"狩猎和采集"。我们不只是男性狩猎者或女性采集者，我们是分享者。

现存的猿类和人类截然不同，它们几乎不会相互分享。当然，雌猿偶尔会把食物分给幼崽，野生的雌红毛猩猩大约每 10 顿饭会跟幼崽分享 1 顿。[11]这通常是因为食物很难获取，它们达不到人类"好妈妈"的标准。成年猿类之间的分享行为更少见，没人见过野生大猩猩分享食物。[12]乌干达布东戈森林松索社区的成年黑猩猩每 1~2 个月分享一次食物，不过，这种所谓的"分享"更像默许的盗窃行为。[13]虽然倭黑猩猩的分享频率更高，但它们的分享程度还是不如人类。日本研究员山本真也在刚果的万巴遗址发现，成年倭黑猩猩（大多是雌性）在 14% 的时间里会分享一种又大又新鲜的水果——曼氏阿诺木果。[14]

尽管猿类的一生都离不开复杂的社会关系，但它们在获取食物时总是独来独往。因此它们需要得到确定的结果，以保证自己每天都能吃饱；它们也没必要去追捕大型猎物，更没必要获取超过自己所需的食物。吃不完的食物，要么会浪费，要么会被没良心的同类顺手牵羊，以后也不会有所回报。黑猩猩和倭黑猩猩在大多数情况下，只有抓到猴子或霓羚（一种小羚羊）时才会与同类分享；万巴的倭黑猩猩则只会与同类分享曼氏阿诺木果，而且是在有同类来讨要食物的情况下。

人类是社会性捕食者，通常会捕获超过自己所需的食物，目的就是分享给同伴。这种行为为我们构建了安全保障：即使一无所获的人也不会挨饿。分享行为激发了人类创新和承担风险的能力，从而发展出互助的觅食策略——狩猎和采集。狩猎时偶尔会捕获大型猎物，为群体成员提供了大量的脂肪和蛋白质；采集者则提供稳定可靠的食物，以免狩猎者运气不佳、一无所获。这种觅食策略灵活且适应性强，非常成功，它的基础就是彼此心照不宣和不可动摇的共识——分享食物。

分享行为是狩猎采集社会的黏合剂，既为成员提供充足、稳定的能量，也从根本上改变了原始人的代谢策略。分享意味着更多的食物，也意味着有更多的能量可用于生长、繁殖、发育大脑等。我的同事和我用双标水测量猿类和人类后发现，人类每天比黑猩猩和倭黑猩猩多燃烧20%的能量，而大猩猩和红毛猩猩之间的每日能量消耗差异要小一些。多消耗能量是为了维持大脑运作、支持大家庭式的生活方式，这些特质将人类和猿类区分开来，而这一切的开端都是狩猎和采集。南非德班和德马尼西的原始人大脑尺寸和猿类相近，但它们会使用石器武装自己和获取食物，额外的能量让它们如虎添翼，向全球扩张。

代谢革命

当我们谈论演化的时候，我们常常从身体特征出发，比如有无新的解剖学特征或形态尺寸上的改变。不得不承认，化石能透露的通常只是身体特征方面的信息。但是，行为改变才是演化上的关键因素，因为身体会为了适应行为的改变而发生变化。[15]鱼在泥泞的浅滩捕食，只有那些拥有强壮的鱼鳍和原始肺部的鱼才能找到合适的水坑，并成功繁殖；也正因为如此，登上陆地才成为可能。现代马的祖先中，有的牙齿相对平整，它们能食用粗糙且难以咀嚼的草，而不只是柔软的树叶；而那些牙齿更长的马往往活得更久，因为它们的牙齿不易磨损殆尽。几百万年后，大部分马的牙齿都变得更长了。

原始人类想要演化出普遍的分享行为，需要极其特殊的环境条件：获取超过自身所需食物的成本必须低于将食物赠予同伴的成本。费力气采集额外的食物却不自己留着，只为了增加他人的能量供应？自然选择可不会允许这么大手大脚的行为，自然选择也不会考虑道德因素。的确，如果你把食物送给近亲，而近亲和你有相似的基因，他们的生存就意味着你的基因的成功。不过，即便是你的亲生骨肉，也只有一半的基因和你相同。因此，采集额外食物的成本必须非常低，而收益必须非常大，只有这样分享行为才划得来。不难想象，为什么猿类没能通过分享策略受益。事实上，几乎没有其他物种会因为分享行为而获得成功。

尽管机会渺茫，但 250 万年前在非洲东部的某些地方，某些关键因素（饮食和行为）之间的配合恰到好处，为分享行为的诞生奠定了基础。遗憾的是，关于分享行为起源的细节十分微妙，无法通过化石记录辨别。关于分享行为的最早证据来自斑马骨头上的刻痕。一个原始人无论多饿都不可能独自吃下一匹斑马，追踪斑马（不管是死是活）也需要团队协作——要么捕猎，要么从其他饥饿的肉食动物嘴里抢夺。只有大家都同意分享猎物，他们才会愿意合作狩猎。原始人一开始可能也像猿类那样狩猎，后来有人愿意像黑猩猩那样拿出少量食物与他人分享，再后来有人愿意多分些食物给他人，于是分享行为出现了。

也许，原始人类的分享行为是从类似于万巴的雌性倭黑猩猩分享水果开始的。野生植物块茎是一个很好的例子，哈扎人和世界上其他狩猎采集社会的主食就是植物块茎。这些块茎是现代超市里售卖的马铃薯和山药的远亲，也是原始人类分享的重要食物。块茎堪称淀粉炸弹，所含能量非常高。小孩子很难把块茎从地里挖出来，但成年人轻易就能挖出一大堆，原始人类的母亲（或父亲）也许会像雌红毛猩猩一样把难以获取的食物分给小孩子。[16]

不管分享的食物是肉、植物还是别的，这种为他人采集食物的奇怪行为对原始人类产生了深远的影响。分享行为给生命必须承担的任务提供了更多的能量，生存和繁殖是自然选择的货币，而现在货币增加了。于是，乐于分享的原始人类战胜了他们的"铁公鸡"亲戚。

我们就是这些乐于分享的原始人类的后代。随着时间的推移，原始人类的生理结构也发生了相应的变化，加快了能量消耗的速度，从而更好地利用多余的能量。这就是代谢革命（见图4-3），它自此改变了人属的演化路径。

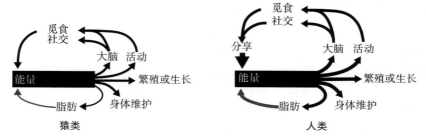

图4-3　代谢革命。和所有灵长目动物一样，维持猿类生命的必要活动都需要消耗能量，包括生长、繁殖、身体维护（比如免疫功能、组织修复）和体力活动。它们也将能量用于大脑的发育，让自己既能处理复杂的社交关系，又能找到食物，不过这些食物只给自己吃。人类通过社交和食物采集，把多余的食物分享给其他社会成员。分享行为增加了所有行为的可用资源，包括繁殖和身体维护，延长寿命，扩大家族，增大脑容量，以及让人们从事更多的活动。人类每天消耗更多的能量，就是为了给这些行为提供基础保障。更高的能量消耗也让身体倾向于把多余的能量变成脂肪（比其他猿类的多得多）储存起来

正反馈和良性循环

代谢能反映人体各个复杂系统之间的精密配合情况，也改变了人体生理结构的方方面面。能量没法变成化石，所以改变发生的具体顺序也无从得知。不过，我们能从化石记录中观察到的反映代谢加速的第一个迹象是大脑尺寸的增加。200万年前，也就是在有刻痕的斑马骨头出现后不久，原始人类的大脑尺寸增加了近20%，比南方古猿消耗的能量多出20%。[17]

演化给大脑投入了如此多的能量，这从侧面反映了人类独特的代谢策略。我们通常认为，将多余的能量投入生存和繁殖上更符合演化规律，毕竟成功存活的后代数量是自然选择考量的终极指标。除非对大脑投入资源能换来更多的后代，否则演化就不会这么做。人类演化史告诉我们，认知能力对原始人类十分重要，促使他们把大量的珍贵资源投入到脑力发育上。

与此同时，原始人的体力活动也大大增加了。每日饮食中的肉食比例增大，也意味着要花更多时间去狩猎。相较植物而言，动物的分布更稀疏，也更难捕获。今天，非洲草原上的肉食动物要比它们捕食的植食动物多跑三倍的距离。原始人类在逐渐改变饮食习惯的同时，每天的活动范围肯定也增加了。而且，这可能不只意味着要走很多路。丹尼尔·利伯曼（我在哈佛大学的博士生导师）和丹尼斯·布兰布莱指出，早期人类适应了长距离跑步，导致猎物在非洲的烈日下奔逃得筋疲力尽，最终放弃抵抗。[18]不管以什么方式捕猎，原始人都采取了高能耗策略，把大量能量用到智力发育上，并期望通过分享行为获得更多回报。

高能耗策略奏效了，原始人的数量和地理分布广度都增加了。直立人于200万年前出现在东非，是首个走向全球的物种。在其诞生后的10万年内，直立人迅速扩张，他们跨过南非，穿过欧亚大陆，一直到东亚（中国和印度尼西亚都发现了他们使用的石器）。在不知道多少个世纪之后，他们的后代从德马尼西的地下把他们的骨骼化石挖了出来。

分享行为、拥有智慧、体力充沛这三个让原始人类进行合作式狩猎采集的因素可谓配合得天衣无缝。更好的脑力能帮助我们的祖先更好地定位并获得最好的水果、植物根茎和猎物，也有助于提升他们制订计划的能力。更好的体力让他们能到更广阔的空间并捕获更大的猎物。分享行为则像电影《谋杀绿脚趾》中的地毯，把所有人联系在一起。有了获取富余食物的能力和分享富余食物的社会规范，原始人类犹如浸淫在能量的海洋中。

高能耗策略太成功了，接下来的一代又一代原始人在认知能力、社交能力、身体耐力上都有所提升。而在这些后代中，只有那些最聪明、最健壮、最友善的个体才有可能存活下来，并成功繁殖。不同的原始人种群之间展开了"军备竞赛"，早期的微小变化就像滚雪球一样越变越大。

从化石和考古记录中最容易发现的特征是智力提升。德马尼西的头骨化石有助于我们跟踪大脑尺寸的变化（虽然粗略，但在做跨物种比较时是一种合理的测量方法）。不到200万年，人属的大脑容量就增大到原来的3倍（见图4-1）。石器的复杂程度也随之增加，在德马尼西找到的早期石器简陋粗糙。之后又过了150万年，原始人类已经可以制作出泪滴形状的斧头了。到40万年前，原始人类已经能用勒瓦娄哇技术制作又长又薄的石刃了。从那以后，石器制作工艺日益复杂，种类也不断创新，从黑曜石做的刀刃到弓箭一应俱全。

　　当然，改变人类的不仅仅是工具。早在 50 万年前，人类就能控制火了。语言能力也是在这个阶段发展出来的，但要追踪它的演化路径却难于登天。等到智人 30 万年前出现在非洲时，他们已学会使用天然色素进行装饰。[19] 13 万年前（可能更早），南非东海岸的智人学会了根据时令捕捞贝壳，随着季节更替，观察潮涨潮落，获取最好的食材。[20] 12 万年前，智人走出非洲，扩张到欧亚大陆，并把艺术和创新带到其足迹所及之处。4 万年前，智人在山洞里绘制了色彩丰富的壁画，波尔多、婆罗洲等地都发掘出相关遗迹。[21]

　　重现人类的认知演化过程相对容易，因为大脑容量、工具、艺术和我们制造的各种物品都能在化石和考古记录中留存下来，给我们提供线索。而了解人类健康和友善程度的演化过程更具挑战性，因为它们不会留下硬性线索。我们确信，现代人类比现存猿类的身体耐力要好得多。我们的最大摄氧量（测量极限有氧运动能力的通用指标）[22] 至少是黑猩猩的 4 倍。我们腿部的肌肉比猿类更多（但手臂上的肌肉比猿类更少），我们的耐久肌（收肌）也更多。我们的血液中有更多的血红蛋白，可以给运动中的肌肉供氧。我们裸露的、易出汗的皮肤（迄今为止地球上最爱出汗的皮肤）能让我们的身体保持凉爽，防止过热。

　　所有这些能力都让我们走得更远，也走得更快。黑猩猩平均每天的行进距离小于 2 英里，其他猿类更懒。人类（特别是像哈扎人这样的狩猎采集者）平均每天要比猿类多走 5 英里。人们甚至把跑马拉松当作娱乐活动，我们的身体就是为了适应全天高强度运动而打造的。诸多生理结构特征造就了人类杰出的走路和跑步天赋，比如长长的腿、像弹簧一样的足弓、短短的脚趾，都出现在早期人类身上。这说明在过去的200万年里，良好的身体耐力已经出现在人属身上，并不断演化，越来越适合于狩猎和采集。

发现分享行为相关证据的过程与此类似。斑马和其他猎物的宰杀都有看得见摸得着的证据，德马尼西遗址的化石告诉我们，分享行为在人类社会早期就出现了。事实上，分享行为很可能是促进人类演化的关键因素。分享行为的程度和频率很难确定，因为直到现在它仍在不断变化。不过，也有些现象可用作参考。40万年前，石器制作技术和狩猎技巧已经发展得相当复杂了。[23] 人类除了使用致命的石器以外，还会制造平衡性很强的矛，并用火煅烧矛头，这些武器被用来猎杀野马和其他大型猎物。工具制造的专业程度和狩猎策略的发展暗示着，也许有一部分人专门负责狩猎，另一部分人专门负责采集，就像现在的狩猎采集社会一样。而这样的劳动分工需要建立在普遍的分享行为的基础之上。

大脑尺寸和行为的复杂程度给分享行为的演化发展过程提供了更多线索。大脑的能量消耗大，行为策略也需要花时间学习和掌握。我们刚出生时没法走路、说话，不能自己填饱肚子，即使在出生后的几年里我们也不能有效地保护自身的安全。我们极其依赖他人，需要他人给我们分享食物、关心我们，保证我们的人身安全。我们生命的前一二十年都要靠身边人的慷慨相助，从他们那里获得资源，从而成为一个健全独立的成年人。大脑要消耗很多能量，用于学习、成长及修剪神经连接。在像哈扎人这样的狩猎采集社会中，人们直到青春末期才能实现自给自足。[24]

学习和成长的收益很高，成年的狩猎采集者，不论男女，每天都可以轻松获得含有几千千卡能量的食物，远超过自身所需。他们会把额外的能量分给小孩子及其他成年人。由于繁殖所需的能量消耗压力被共同分担，狩猎采集社会的母亲们通常每三年生育一次，比单打独斗的母猿要频繁得多（黑猩猩、大猩猩、红毛猩猩的生育间隔通常在5年及以上[25]）。因此，人类的生命节奏看上去似乎自相矛盾：相比猿类近亲，每个人类小孩都需要更长的成长时间，但我们的繁殖速度却更快。让这一切变为可能的是我们的分享行为，以及独一无二的代谢策略。

大脑的尺寸在人类演化的后期（大约70万年前）悄然增大，这一现象最早发生在海德堡人身上，他们的骨骼化石在非洲和欧亚大陆被发现。海德堡人的大脑尺寸和复杂程度表明，那种童年时间长、成年后高效工作的模式比智人（在非洲演化产生）更早出现。

我们的智人祖先穿越非洲时，意识到他们并不是世界上唯一的人类，而是拥有诸多陌生而优秀的表亲[26]：欧洲的尼安德特人，中亚的丹尼索瓦人，亚洲的直立人，南非的纳莱迪人，以及弗洛里斯人（印度尼西亚岛屿上的矮小人种，古人类学家把他们叫作"霍比特人"）。

有些人类物种（比如直立人和纳莱迪人）提醒我们，演化是没有固定方向的。这些早期狩猎采集物种的大脑尺寸比南方古猿还要大，但到了一定程度，自然选择不再让大脑尺寸变得更大，也不再让狩猎技术变得更复杂，因为更大的大脑、更慷慨的分享行为带来的风险和成本大于收益。既然继续朝这个方向演化没有什么益处，他们在接下来的几十万年里就保留了尺寸较小的大脑和原来的生活习性，但世界上其他地方的人类仍在持续演化。

丹尼索瓦人和尼安德特人告诉我们，我们并非独一无二的物种。

他们曾和我们一样，聪明、适应性强且足智多谋。[27]但为什么他们灭绝了，我们却存活下来了？为什么我们是地球上唯一的人类物种？这仍然是一个未解之谜。学界总在说，这是因为我们更聪明或更善于创新，但事实是否如此尚无定论。尼安德特人的大脑尺寸比我们的还要大一点儿[28]，他们也能创作洞穴艺术、演奏音乐。[29]而且，他们在我们出现之前，就会埋葬死者了。[30]可能是傻人有傻福，宇宙扔了个骰子，点数刚好对我们有利；也可能是我们踏上欧亚大陆时，带来了新病毒，把尼安德特人和丹尼索瓦人一扫而光。

有种令人信服的说法是，我们之所以能存活至今，是因为我们更友善。哈佛大学的理查德·兰厄姆，以及我在杜克大学的同事布赖恩·黑尔和瓦妮莎·伍兹认为，智人通过漫长的自我驯化过程变得痴迷社交。[31]想要用武力征服一切的人（特别是男性）会受到其他社会成员的排挤（甚至会被处死）。长此以往，能够形成友善特质的基因被一代代保存下来，而暴力的人没能留下后代。智人让早期人类的分享行为更上一层楼，社群内部变得极其善于合作，就像蜂群或蚁群那样。相较尼安德特人和丹尼索瓦人，我们的社交能力是在演化进程中胜出的关键因素。当我们和另外两个人类物种在同一区域狭路相逢时，我们的超级合作策略让我们大获全胜。

我们强大的社交能力、卓越的大脑和充沛的体力是我们和猿类的根本差异，这些特征是我们走过200万年的演化之路才获得的——从德马尼西到现代社会。我们复杂的社交世界和同理心、我们探索宇宙和分裂原子的能力、我们出色的耐力，还有分享午餐的意愿，都刻在了基因里。而所有这些都需要靠我们的高能耗代谢策略来实现，我们的新陈代谢（获取能量和利用能量）方式对人类的演化来说至关重要。

隐患

　　我在科尔西长大，这是一个位于宾夕法尼亚州西北部绵延的阿巴拉契亚山下的小镇。我是庞瑟家族的一员，是一名天主教徒，在公立学校上学。我的每一个标签上都有它特定的含义，不过，所有标签里最闪耀的是宾夕法尼亚橄榄球队球迷这个身份。

　　我的父母、姐姐、婶婶、叔叔，还有表兄弟姐妹，都在宾夕法尼亚大学读过书。我的父母从不关心运动，我小时候也没怎么看过比赛，除非赶上秋季的周六在家，而电视上刚好播出宾夕法尼亚橄榄球队的比赛。高中毕业后，我只申请了一所大学，就是历史悠久的宾夕法尼亚大学。坦白说，我从没想过要去别的地方上大学，宾夕法尼亚就是我的"部落"所在地。

　　大一时，我们"部落"最盛大的成人礼就是去现场观看宾夕法尼亚橄榄球队的比赛。我和11.5万名疯狂的球迷一起坐在铝制露天看台上，身上涂抹着"部落"的专属颜色，戴着"部落"的特有装饰，为场上的"角斗士"欢呼。我们彼此之间认不认识并不重要，在体育场内任何人都能快速成为朋友（除了访客区表情严肃的那些人）。我们为宾夕法尼亚队摇旗呐喊，声音响彻整个场馆。

　　我们渴望归属感，这是高度社会化的人类物种的典型特征。从童年时代起，我们就清楚地知道自己属于哪个家族。我们学习家族的语言，像族人一样穿衣打扮。为了获得归属感，分享行为在演化过程中的重要性不言而喻。如果离开了自己的家族，我们就自身难保，所以社会规范要求我们对自己家族的人要慷慨大方。

　　知道谁是自己人非常重要，因为与外人分享的风险很大。如果你把资源分给了外族人，那他们很可能不会给你任何回报，甚至对你居心叵测。

分享行为让我们对家族成员慷慨无比，但也会让我们对外族人冷酷无情，布赖恩·黑尔和瓦妮莎·伍兹在他们的著作《善者生存》中提出了这个观点。分享行为经过几十万年的演化，让我们家族的日常生活和谐美满。我们会牺牲自己的时间和金钱，给小孩当足球教练或参加学校的烘焙义卖活动。我们可以安心地和几百个陌生人一起观看紧张刺激的电影，但如果换成黑猩猩，想必电影片头还没播完，电影院里就已经打作一团了。但我们对同族人友善也意味着，一旦我们认定对方是外族人，我们就会对他们态度冷漠，甚至怀有敌意。我们把世界上的人们分成了"自己人"和"其他人"，"宾夕法尼亚大学"和"匹兹堡大学"，"钢人"和"爱国者"，"共和党人士"和"民主党人士"，"图西族"和"胡图族"。不论区分的依据是否站得住脚，群体内的人都是自己人，而群体外的则是其他人。

我们现在面临的关键问题是：谁才是我们群体中的一员？谁是自己人，而谁是其他人？毋庸置疑，道德上唯一能够认同的答案是：所有人都是自己人，我们都是人类物种的一员。

人类的代谢策略的坏处之一是，罹患代谢疾病的概率增加了。肥胖、2型糖尿病、心脏疾病等每年杀死的人数比暴力犯罪还多。[32]但这些疾病并非完全不可避免，哈扎人就可以做到。公共卫生部门把代谢疾病称为"文明病"，因为它们是社会发展产生的副作用。从某种角度看，虽然人类社会的暴力程度降低了[33]，但疾病问题却越来越严重。

代谢革命提高了原始人类的代谢速度，增加了每日能量消耗，增大了我们的狩猎采集祖先挨饿的风险。每日能量消耗越多，食物缺乏的问题就越严峻。分享行为的确能解决大部分问题。但能威胁到身体能量供应的事情也很多，说不定哪天庄稼被毁或捉不到猎物了。为了应对快速代谢给能量供应带来的压力和降低能量短缺的风险，演化为人类提供了补救方案——储存更多脂肪。

我和史蒂夫·罗斯、玛丽·布朗在美国各大动物园用双标水法测量了猿类的代谢水平，并发现人类和猿类的差异不只是能量消耗的多少。我们注意到，动物园和保护区里的黑猩猩、倭黑猩猩、大猩猩和红毛猩猩虽然整天无所事事，但它们却不会长胖，至少根据人类的标准算不上胖。圈养中的黑猩猩和倭黑猩猩的体脂率均在10%以下，跟人类运动员相当。[34]

相较而言，即便是像哈扎人这样的狩猎采集者，体脂含量也比它们高。[35]对于久坐的现代人（生活状态类似于动物园里的猿类），没有什么能阻挡他们体脂率的飙升。男性的体脂率可以轻易达到25%~30%，女性则很容易超过40%。

动物园里的猿类食物充足却很少运动，它们会长得很壮实但不会发胖。它们的身体会把多余的能量用于瘦肉组织的生长，所以动物园里的猿类比野生猿类重很多，但体脂含量仍然不高。人类就不一样了，我们演化出了把多余的能量转变成脂肪的能力，用于应对未来可能发生的食物短缺、疾病或其他可能会降低能量供应的意外事件。现代社会和过去相比几乎是衣食无忧，这些意外可能永远也不会发生。然而，我们储存的脂肪远超身体所需，健康问题也随之而来。

过去200万年的狩猎采集生活方式为人类打造了适合大量运动的身体，如果不运动，我们就会生病。世界卫生组织发布报告称，全世界每年因为缺乏运动而死亡的人数达到160万人。死亡是最严重的后果，心脏病和糖尿病给患者造成的生活品质损失大到无法估量。这些疾病都是久坐的生活方式造成的，是人类特有的健康困扰。动物园里的猿类即使每天只做少量的运动，也不会患上高血压、糖尿病、心脏病等。

现代化给人类社会带来了很多好处，现代医学救死扶伤，全球通信让信息快速流动，温室培养技术让蔬菜一年四季供应充足，清洁用水大大降低了人们罹患多种疾病的可能性。但是，它带来的问题也与日俱增，比如气候变化、栖息地流失、核湮灭……

我们这个物种出现在地球上的时间只有30万年，如果我们想再存在30万年甚至是60万年，我们就需要建设一个更好的人类"动物园"。

硕大、聪明、充满创新能力的大脑是我们唯一的希望。悠久的狩猎采集史赋予了人类塑造生活环境的能力：我们能使用火，建造精密的机器，并把它们发送到别的星球上；我们能创造新的物种，把自身的演化史拼凑完整。我们有足够的能力去掌控人类的未来吗？或者我们注定要栽跟头，一次又一次搬起石头砸自己的脚？如果我们的远古祖先在地里找到了我们的骨骼化石，他们是会为我们的才智感到惊讶，还是会叹息我们也没能逃脱灭绝的命运。

为了搞清楚正确的做法，我们需要先知道问题出在哪里。我们是怎么误入歧途的？我们怎么做才能回到正轨？是时候去哈扎营地看一看了，看他们能不能教会我们更好的生活方式，以及如何保持身体健康。

第 5 章

代谢魔术师：能量的补偿与限制

如果用一个词语来概括哈扎人的生活态度的精髓，就是"哈姆纳希达"，它的意思是没问题。在跟哈扎人对话时，不论男女，很难不以这个万能的词语结尾。你想在营地里待几周？哈姆纳希达。你想测量我们的饮食，跟着我们四处转转？哈姆纳希达。你担心营地附近那只觊觎了我们好几天的鬣狗？哈姆纳希达。在哈扎营地只待了一两天，布赖恩·伍德、戴夫·莱克伦和我就学会了说这句话。这个词语变成了"随机应变"的代名词，如果事情变得棘手，我们就试着保持"哈姆纳希达"的态度。

我羡慕哈扎人的极强的适应性，我也好奇他们是怎么做到的。也许，在充满不确定性的世界里，不论是面对大象、疟疾还是树眼镜蛇，只有哈扎人"哈姆纳希达"的从容态度才能让你微笑着面对每天的生活。

为了在像哈扎人这种艰苦、不确定的环境下生存，你必须学会保持"哈姆纳希达"的态度。

当莱克伦和我差点儿被火海吞噬的时候，我也极力尝试保持"哈姆纳希达"的态度。那天早上，我们想在提利伊卡山的营地附近清理出一片空地，用来测量步行的能量消耗。当时是旱季，热带草原就像一个火绒箱，一点就着。金黄色的干草足有3英尺高，随时等待着被点燃。我们把它们堆起来用火柴点着，在上面做早饭。几天前在营地附近的山丘上看到灌木丛起火时，我们还觉得火应该不会烧到营地。我们和哈扎人聊起火势，但他们的答案如我们所料：哈姆纳希达。

我不确定是莱克伦还是我先注意到那场火灾的。在安静的大草原上，忽然，一阵燃烧的噼啪声随着风飘到了营地。我们立刻警觉起来，脸上露出不可思议的神情。这是什么声音？应该不是我们心里想的那样吧？

我们顺着声音的方向走去，想看看到底发生了什么。我们立刻就闻到了烟味。接着，我们看到在不远处的低矮合欢树上，一面至少有几百米宽的火墙正在稳步地向营地推进。橙黄色的火焰有6英尺高，快要烧到合欢树最下面的树枝了。我们身处一片金色干草的海洋里，而这片大海正在熊熊燃烧。

莱克伦是南加州人，性格随和，喜欢吃烤肉。在他一脸轻松的微笑之下，是他深藏不露的智慧。莱克伦是一个态度非常"哈姆纳希达"的人，就算事情变得万般不顺，他也能心平气和地处理好，一边哼唱着《玛格丽特小镇》，一边该干啥干啥。回营地的路上，我关注着他的状态，想知道我是不是反应过度了。事实上，此时莱克伦也不再"哈姆纳希达"了，他跟我一样担心我们是不是要完蛋了。

我们花了两年时间争取科研经费和相关支持，才有机会来到这里测量哈扎成年人的每日能量消耗，这也是历史上首次在狩猎采集社会应用双标水法。我们又花了一整个夏天和坦桑尼亚政府交涉，请求他们允许我们在哈扎营地开展科研工作。最后，我们终于踏上了这片土地，带着一套堪比小型实验室的设备，其中包括用于保存尿液的液氮。我们先把所有东西塞进两辆路虎车里，之后用小推车运到哈扎营地。此时，我们的实验差不多做完了，只剩最后几周就可以收尾了。三年辛苦努力工作的结果（电子文档、笔记、尿液样本），还有营地的设备、扎营工具和两辆路虎车，马上就要被一场大火毁掉了！从火势蔓延的速度看，我们必须在10分钟之内想出解决方案。

如果伍德也在营地里就好了。他是加州人，长着一头低调蓬松的长发，眼睛明亮。他带了把吉他到营地来，时不时会演奏一首怀旧的乡村歌曲。伍德在哈扎营地待了好几年，什么状况都遇见过。他就是"哈姆纳希达"生活态度的代言人，他肯定有好办法。不过太不巧了，他和几个哈扎男人外出捕猎了。

莱克伦和我想到了一个办法。我们先把帐篷、食物和其他装备都堆在一块空地上，这块空地足够大，我们觉得东西放在这里应该不会烧起来。紧接着，我们把所有贵重的、不可替代的科研设备（包括那罐液氮和尿样）塞到了路虎车里。最后，我们把车开到我们觉得不可能起火的地方，因为那里已经被大火烧过了。

就这样，我们坐在车里，找到火线中的一个缺口，然后踩下油门猛冲过去。我们成功了，莱克伦和我下了车，站在烧黑的土地上，看了看对方，脸上露出艰难的笑容。哈姆纳希达。

营地里的哈扎人怎么样了？他们不可能把草房子打包，然后像我们一样穿越火线，大草原上也没有消防队。可是，哈扎人毫不慌乱，女人们和孩子们甚至跳起了舞。他们把营地周围的灌木树枝砍下来扑火，将火势逼退到营地之外。他们全程边笑边唱边扑火。莱克伦和我帮他们一起灭火，同他们一起唱歌，学习怎么用哈扎人的方式应对危机。

火势就这样过去了。休息了一阵，莱克伦和我回到工作中，继续测量步行的能量消耗。营地的哈扎女人们和孩子们也继续做着自己手头的事情。但几小时后，趁着大家不注意，大火卷土重来。风向掉了个头，大火又向营地逼来。火势实在太大了，根本挡不住。莱克伦和我眼看着哈扎人的房子被烧成灰烬，心里难受极了。

大火终于过去了。莱克伦和我走过去安慰哈扎女人们。她们中有3个人的房子都被烧没了，但不可思议的是，她们很快就回归到正常的生活，一边做家务，一边说笑。

"关于房子的事情，我们真的很遗憾。"我对哈利马说，她是那3个"倒霉蛋"中的一个。

她困惑地看着我："你在遗憾什么？"

"你的房子啊，大火把你的房子烧没了，真是太遗憾了。"我说。

"哦，那个啊。"她耸耸肩说道，然后继续和她的朋友聊天去了。

她已经把重要的东西——衣服和为数不多的家庭财产——在大火烧过来之前搬走了。大火把家烧没了的确有点儿糟糕，但也不至于为了这件事而不开心，再建一个就好了。哈姆纳希达。

我被哈扎人的灵活适应能力惊呆了，几周后我还没从惊讶中缓过来。我永远也想象不出来他们的适应性到底有多强。哈扎人从根本上教会了我们，身体是如何消耗能量的。

艰难的生活

我在开始做哈扎人的能量消耗研究项目时，就已经对狩猎采集的辛苦程度心知肚明了。[1]所有的狩猎采集社会都和1.2万年前的原始人一样，没有庄稼，没有驯养动植物，没有机器、车或枪炮，没有任何现代社会提供的便利条件。每天，他们日出而作，一整天都在野外大草原上寻找食物。女性会结伴而行，凭借百科全书般的植物知识，观察季节变化，找到可食用的浆果和根茎。哈扎人的饮食中包含好几种野生根茎，哈扎女人每天可能会花两三个小时用削尖的木棍把它们从岩土里挖出来。她们一天至少能走5英里，还经常背着一个20磅左右重的小孩，挖完根茎回到营地后，她们还要忙着照顾小孩子，准备食物或收集柴火。

男性通常独自外出狩猎，因为这样能增加偷袭猎物（比如斑马、狒狒、羚羊等）的成功率。哈扎人不挑食，基本上除了蛇和爬行动物，其他什么动物都吃。哈扎男性会用长颈鹿的肌腱制成强有力的弓，再在箭头上涂点儿毒药，这样足以杀死一匹斑马。不狩猎时，哈扎男人会爬到30英尺高的茂密、古老的猴面包树上收集野生蜂蜜。他们会把猎物或蜂蜜带回家和族人分享，往返要走10~15英里。

狩猎太消耗体力了。哈扎男人偶尔会在营地待一整天，制造弓箭、恢复体力，但女人每天都会出去采集。我们测量了成年哈扎人的运动量，结果惊人：不论男女，他们平均每天会从事两小时的重体力劳动，几乎是美国人日均活动量的10倍，这还不包含走路的运动量。老年人和小孩也很活跃，小孩通常要走到半英里外的地方去打水；60、70甚至80岁的老年人会把大部分时间用来狩猎或采集，就跟他们年轻时一样。

哈扎人不是唯一一个从事重体力劳动的群体，所有的狩猎采集族群都如此。[2]如果让西方人过这样的生活，他们早就累趴下了。享受着城市化的便利和舒适生活的你可能不知道，直到几千年前，这样的劳动量仍然是常态。

我们在美国、欧洲和其他发达社会为自己建造了人类"动物园"，但我们在这些动物园里的运动量太小了。现代化改善了我们生活的方方面面，抗生素的发现和室内管道的发明延长了我们的寿命。然而，从许多角度来看，我们变得不健康了，肥胖、2型糖尿病、心脏病等疾病在狩猎采集社会和自给农业社会中都闻所未闻。许多公共健康方面的专业人士认为，这些疾病都是由久坐的生活方式造成的，因为它减少了人们的每日能量消耗，而多余的能量会以脂肪的形式累积在人体内，导致肥胖和心血管代谢疾病。

这也是我们要去哈扎营地测量每日能量消耗的原因。我们知道哈扎人的日常运动量大，每天要消耗很多能量。但是，此前没有人测量过狩猎采集社会的能量消耗，我们想成为首个记录他们代谢情况的团队，弄清楚他们的代谢率有多么惊人，以及生活在工业社会中的人的代谢率有多么可怜。此外，我们想了解狩猎采集者的身体是如何运转的。

诡异的事情

2009年哈扎人能量消耗项目刚开始时，我对每日能量消耗的测量还不太了解。我读研期间测量过人类走路和跑步的能量消耗，还测量过其他一些动物的能量消耗，但双标水法用得很少。幸运的是，我的同事、圣路易斯华盛顿大学的苏珊·拉瑟托和贝勒医学院的比尔·黄是双标水实验方面的专家。比尔是20世纪90年代第一批使用双标水法的研究者，并率先将这种方法应用在人类身上，他的实验室也因此成为世界顶尖的双标水实验室。

在哈扎项目中，比尔和苏珊负责把关双标水法的规范使用，确保剂量的准确和操作流程的可靠。田野调查结束后，我把尿样小心翼翼地包装好，运送到比尔的实验室。比尔的实验室用质谱法仔细分析样本中的同位素含量，几个月后才能出结果。

　　时间转眼到了深秋，哈扎营地的燥热和尘土已离我远去。我收到一封来自比尔的邮件，里面附上了哈扎人每日能量消耗的测量结果。我知道邮件里会有实验数据，但他在邮件里说的话是我没想到的。

　　我打算对哈扎人和工业社会的成年人的每日能量消耗数据进行比较研究。你应该还记得，计算每日能量消耗时必须考虑体型的影响，体型大的人消耗的能量更多，因为他们的细胞更多。于是，我首先把100多个工业国家（其中包括美国和欧洲国家）的成年人的体型和能量消耗数据标示在一张图上。不过，这些数据不包括脂肪含量和能量消耗之间的数量关系，因为脂肪含量对代谢率的影响非常小。其次，我把哈扎人的数据也标示到同一张图上。我本以为哈扎人的数据会像一团云一样浮在工业社会成年人的数据之上。谁都知道，哈扎人的体力劳动量大，每日能量消耗也非常高。

　　然而，结果并不是这样，哈扎人和欧美人的能量消耗数据几乎重合在一起（见图5–1）。[3]哈扎人一天的运动量比普通美国人一周的运动量还要大，但两者的每日能量消耗居然差不多！

　　我无法相信眼前的一切，一定是有什么地方搞错了。于是，我采取了更复杂的分析方法，想要找出数据混乱的原因。我坚信，哈扎人的每日能量消耗水平肯定更高。我控制了年龄、性别、体脂含量、身高等几个变量，但都没有用。结果清晰明了：哈扎人的每日能量消耗跟你我一样。虽然他们的运动量比我们大得多，但并不比我们消耗的能量更多。这到底是为什么？

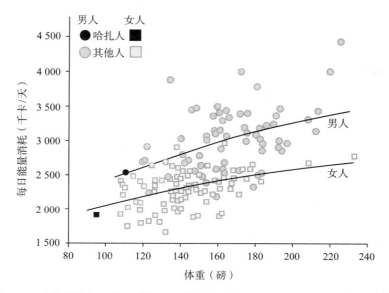

图 5-1　哈扎人的每日能量消耗和工业社会的成年人相当。图上的每个点代表该体重下男性或女性的每日能量消耗。黑色实线代表工业社会中不同性别的成年人的数据。哈扎人的数据与工业社会成年人的数据重合，说明在考虑了体重因素后，两者每天消耗的能量相同

每日能量消耗的天花板

　　哈扎人的数据似乎打了阶乘法一记重重的耳光，阶乘法认为每日能量消耗和当天的体力活动量相关（见图5–2）。这种方法此前已经成为规范，它把身体代谢比作机械的引擎：你运动得越多，消耗的能量也会越多。阶乘法符合人们的直觉且应用广泛，但它解释不了哈扎人的每日能量消耗数据。

　　哈扎人适应了高强度的体力劳动，所以他们的每日能量消耗和我们是一样的。他们的代谢引擎灵活、有弹性，非常"哈姆纳希达"。

这项发现影响深远：地球上的人类属于同一物种，四海之内，各地区的人们之间除了文化和外貌不一样以外，其他特征都相同。代谢的灵活性亦如此，全世界的人都一样。哈扎人给了我们一个重新了解身体的机会，让我们明白每日能量消耗不是机械地随着日常活动变化。事实上，不论生活方式怎么变化，身体的代谢水平都会保持在相对稳定的范围内（见图5–2）。我把这叫作有限能量消耗理论。

当然，如果我们对哈扎人的测量数据有误，那么我们完全可以弃之不顾。毕竟，一项研究结论不足以推翻流行多年且符合人类直觉的阶乘法。但事实上，有很多关于人类和其他动物的研究结论也支持有限能量消耗理论，有些研究甚至比我们在哈扎营地做的研究还要早，只不过没有引起人们的关注。

自哈扎项目开展以来，我和我的同事还测量了其他狩猎采集社会和农耕社会成员的每日能量消耗，都得出了相似的结果。萨姆·厄尔拉舍尔是我带的博士后，他在厄瓜多尔的亚马孙雨林和舒阿尔人一起生活了几个月。舒阿尔人跟哈扎人一样，运动量非常大，会进行狩猎、捕鱼、采集植物等活动，也会种植木薯和大蕉等粮食。舒阿尔人使用手工工具，付出辛勤的劳动换来收获。厄尔拉舍尔测量了5~12岁的舒阿尔儿童的每日能量消耗[4]，并将之与美国、英国的儿童进行比较。虽然舒阿尔儿童更活跃，但他们的每日能量消耗跟英国、美国的儿童完全一样。

在玻利维亚，迈克尔·戈尔温和他的团队测量了齐曼人的每日能量消耗。[5]齐曼人生活在亚马孙雨林里，靠狩猎、捕鱼和农耕为生。齐曼人的运动量和哈扎人一样大，几乎是美国人的10倍。齐曼人的每日能量消耗较高，但不是因为体力劳动量大，而是因为寄生虫和细菌感染导致其免疫系统每天都在加班。考虑到免疫系统的作用，他们高强

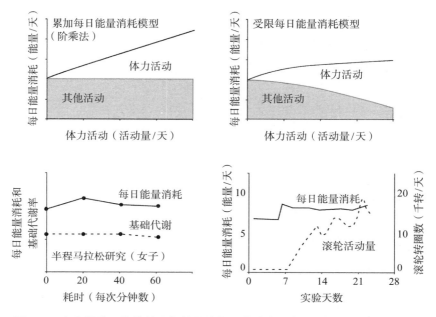

图 5-2   上半部分：传统的累加能量消耗理论认为，每日能量消耗跟每天的体力活动量相关。而有限能量消耗理论认为，随着体力活动量的增加，身体会减少其他活动的能量消耗，使得每日能量消耗在较窄的范围内浮动。下半部分：对人类和动物的研究发现，当动物的体力活动量增加时，每日能量消耗不会随之增加，而会趋于平缓。左下图：韦斯特泰普的半程马拉松研究。右下图：研究人员先让老鼠保持类似于人类久坐的生活状态（第 1~7 天），再让它们做滚轮运动（第 7~28 天）。老鼠刚开始做滚轮运动时，每日能量消耗确实增加了，但随后滚轮运动量增加了，老鼠的每日能量消耗却趋于平缓

度的体力劳动对能量消耗几乎不会产生额外的影响。每日能量消耗和基础代谢率的比值常用作比较不同人群的每日能量消耗的指标（通常也叫作人体活动能量消耗比）。由于齐曼成年人的基础代谢率更高，他们的体力劳动量比其他狩猎采集社会要低。

　　齐曼的发现和埃米·卢克此前在尼日利亚村庄得出的结论一样。

卢克是新陈代谢和心血管代谢疾病方面的专家，她针对美国人日益久坐的生活方式做了20多年的跟踪研究。21世纪初，卢克带领团队测量了美国伊利诺伊州梅伍德村和尼日利亚村庄里的黑人女性的每日能量消耗。[6]跟齐曼人一样，尼日利亚女性比美国女性的基础代谢率高，每日能量消耗（控制体型因素后）水平也稍高。同样，如果把基础代谢的能量消耗从总体能量消耗中剔除，那么你会发现她们的体力劳动的能量消耗没有差异。换句话说，虽然尼日利亚女性和美国女性的生活方式迥异，但她们的体力活动的能量消耗水平相当。

得出同样结论的实验还有很多。拉腊·杜加斯是一名博士后研究员，跟埃米·卢克一起在洛约拉医学院工作。杜加斯分析了全球98种不同文化背景下的人们的每日能量消耗数据，发现他们的每日能量消耗有高有低，彼此间差别很大。但是，在农耕社会中每日辛勤劳作的人跟在工业社会里养尊处优的人的每日能量消耗是一样的。[7]即使在工业社会中，体力活动和每日能量消耗之间也没有什么关联，体力活动量大的人不一定会消耗更多的能量。

我们和埃米·卢克、拉腊·杜加斯的项目团队合作，测量了来自5个国家的332名男女的每日能量消耗。我们把所有样本数据放在一起，剔除体重、体脂率、年龄和其他因素后，将数据与体力活动量进行匹配。我们发现体力活动对能量消耗的影响小到就像在橄榄球赛场里说悄悄话，体力活动量大的人的每日能量消耗只增加了一点儿。更有趣的是，体力活动对每日能量消耗的影响不仅很小，而且当体力活动变得剧烈时，它的影响完全消失了。运动量中等的人比完全不运动的人平均每天多消耗200千卡，但运动量中等的人和运动量极大的人的每日能量消耗却没有差别。[8]这和有限能量消耗理论的描述基本一致，每日能量消耗会随着运动量的增加而趋于平缓。另外，完全不运动的人的组内能量消耗差异比运动量大的人的组内差异要大。

以上的所有比较研究都是针对不同生活环境中的人们开展的。如果我们让相同生活环境中的人运动起来，改变他们的生活方式，每日能量消耗会发生怎样的变化呢？这类研究也有不少，虽然它们研究的运动强度和时长各不相同，结果也有一定的差异，但基本上符合有限能量消耗模型。我个人最喜欢的实验是：荷兰的克拉斯·韦斯特泰普研究团队招募了几个几乎从不做运动的人，并让他们参加为期一年的半程马拉松训练。[9] 3位女性和4位男性在项目开始前、开始后的第8周、第20周和第40周会各被测一次每日能量消耗，这些时间点是根据训练项目的节奏设定的。一开始，受试者每周跑4次，每次20分钟；项目接近尾声时，他们每次跑60分钟，每周跑25英里左右。

不出所料，经过训练，女性的肌肉大约增加了4磅。另外，按照体重和跑步距离计算，她们每跑一次大约需要消耗360千卡的能量。根据阶乘法，到实验结束时，她们的每日能量消耗应该比实验开始前至少高出360千卡；如果加上增肌这个因素，那么这个结果应该更接近390千卡。然而，结果并非如此。到第40周，她们的每日能量消耗只增加了120千卡。实验开始前几乎从不运动的女性到实验结束时每周要跑25英里[10]，完成半程马拉松完全没有问题，但她们的每日能量消耗和实验刚开始时没有本质上的差别（见图5–2）。男性的实验数据也得出了类似的结果。

在韦斯特泰普的研究中，实验时长没有什么意义。当然，对大多数研究者来说，为期一年的实验的确算得上"长期"，但12个月的时间对人体的变化来说并不算长，因为我们将在第7章看到，人体可能需要好几年才能适应新的生活方式。像哈扎人这样活跃的族群有一生的时间去适应高强度的劳动生活，他们才是真正适合做超长期实验的群体。

有限能量消耗模型不仅在人类身上适用，对温血动物似乎也适用[11]。几个关于啮齿动物和鸟类的实验都增加了实验对象的运动量，并测量了能量消耗，得出的结果和韦斯特泰普的半程马拉松实验大同小异。也就是说，即使动物的运动量增加了，每日能量消耗也不会改变。我们的身体通过某种巧妙的方式将每日能量消耗保持在一个稳定的范围内，这看起来是一个古老而广泛的演化策略。

第 1 章介绍过，我和我的同事多年来测量了猿类、猴子和其他我们能接触到的灵长目动物的每日能量消耗。其结果和有限能量消耗模型预测的一样，动物园里的动物的每日能量消耗跟野生动物相同。不论是在野外艰难求生，还是在动物园里养尊处优，每种动物都保持着演化设定的能量消耗水平，生活方式对其产生的影响微乎其微。[12] 比如环尾狐猴，不管是在马达加斯加的丛林里坎坷求生，还是在杜克大学狐猴保护研究中心悠然闲逛，它们的每日能量消耗都一样。动物如此，人类也不例外——不管我们是通过狩猎采集过活，还是在工业动物园里过活，我们的每日能量消耗都一样。

我们的代谢引擎会根据环境改变，适应活动量的变化，最终将每日能量消耗维持在稳定的水平上。因此，活动量大也好，活动量小也罢，狩猎采集也好，宅在家里不动也罢，我们的每日能量消耗都差不多。

对抗肥胖

有限能量消耗模型改变了我们对现代肥胖流行原因的认识。首先，狩猎采集者和城镇人口的每日能量消耗差不多，这说明人类的每日能量消耗从旧石器时代到信息时代几乎没有改变。因此，肥胖在工业国家流行并不是能量消耗减少造成的。双标水实验的结果似乎支持这一结论：工业国家人口的每日能量消耗和体力活动水平在过去40年里一直没有改变，而同期的肥胖率和代谢疾病发生率却在增加。[13]

其次，有限能量消耗意味着，锻炼或体力活动对每日能量消耗的影响很小。所以，我们应对肥胖的方式也应该改变。体重改变的根本原因在于能量是否平衡：如果我们摄入的能量比消耗的能量多，我们就会长胖；如果消耗的能量比摄入的少，我们就会减重。这是物理学基本定律，是被拉瓦锡、阿特沃特、鲁布纳等早期代谢学者证实过的，也是人类和动物共同遵循的定律。这也说明靠锻炼去改变每日能量消耗是很难的。既然如此，我们就应该从能量摄入的角度去战胜肥胖。

然而，锻炼对人体健康而言仍然很重要，所以你还是应该经常锻炼。我们很快就会知道，能量消耗受限也是运动有益健康的原因。运动可以让你保持健康活力，但不能帮你控制体重。

如果你仔细思考这些研究数据，你可能会好奇：既然半程马拉松实验中受试者的每日能量消耗的确提高了，那为什么对减肥无效呢？虽然受试者消耗的能量比预期的少，但每天120千卡总应该有点儿用吧？很多运动项目都能让每日能量消耗增加，即使增加的量不多，时间长了也能积少成多吧？就算你的身体最终适应了新的运动模式，那也需要几周甚至几个月的时间才能达到能量平衡，这段时间内的能量消耗总比不运动要多，应该能减重吧？

我劝你别报期望了。

如果身体是一台简单的机器，那么即使每天只增加少量能耗也能减重。但身体不是机器，它是几千万年演化而来可以应对运动和食物供给变化的产物。我们的身体——准确来说是大脑——会调节饥饿感和代谢率，让减重效果极难维持。我们的代谢引擎经过大自然的精细调校，能准确地与能量消耗、食物摄入保持双向平衡。（事实上，这很可能是动物演化出有限能量消耗策略的原因：让能量消耗和食物摄入量保持一致。）即使短时间内的能量消耗增加了，食物摄取量也会相应增多。我们消耗得越多，吃得也会越多。

下面我们来看一下20世纪90年代末开展的第一次中西部锻炼实验。[14]研究人员将习惯久坐的超重受试者随机分配到锻炼组或控制组中。锻炼组每周做运动，消耗能量2 000千卡（相当于跑20英里），持续16个月。在这样的运动量下，锻炼组的受试者应该在实验结束后减重40磅。但结果跟预期很不一样：男性受试者的体重平均只减轻了10磅，而且几乎都是在前9个月减掉的。之后即使他们坚持运动，体重也不再下降了。如果男性受试者的数据让人心凉，不妨再看看锻炼组的女性受试者吧：她们的体重并没有减轻，而是和实验开始前一样。即使是在有人监督的情况下，刻苦锻炼16个月之后，女性受试者的体重依然毫无变化（见图5-3）。不过，控制组的数据可以给实验组些许安慰：控制组的女性受试者没做任何运动，16个月后她们的体重又增加了几磅。

此次实验的结果令人失望，于是研究人员开展了第二次实验。[15]受试者在研究人员的监督下完成了每周可消耗2 000~3 000千卡能量的运动，相当于150磅重的人每周跑20~30英里。其中，仅有64%的人坚持完成了为期10个月的实验。这些受试者的人均每日能量消耗只增加了220千卡，远低于锻炼计划预期的285~430千卡；他们的体重平均只减少了10磅，跟第一次实验中的男性受试者差不多，比研究人员预期的少很多。另外，运动量为2 000千卡和3 000千卡的受试者减少的体重并没有差异，这进一步证明了运动量对体重没有影响。更令人吃惊的是，在74位完成了实验的受试者中，有34人的体重相比实验开始前没有任何变化。这些可怜的家伙被标记为"无反应者"，他们疯狂锻炼，即使提高了每日能量消耗，体重依然纹丝不动。

这两次实验的结果并非偶然现象。所有试图通过运动减重的研究都发现，研究的时间跨度越长，体重减少的幅度就越背离预期（见图5–3）。在研究开始后的头几个月里，减重的结果差异很大。受试者的体重通常会降低，但个体之间的差异非常大（有的人甚至还会增重）。而过了一年，即使有人监督受试者严格完成锻炼计划，平均减重量也会比预期的少一半还多。过了两年，平均减重量就只有5磅了，甚至在不少研究（比如中西部锻炼实验）里，受试者的体重根本不会减轻。[16]

换句话说，如果你从现在开始坚持锻炼身体，那么两年后你的体重会和现在差不多。但你仍然应该坚持锻炼，因为你会因此变得更快乐、更健康、更长寿，只是别指望你的体重会有什么变化。

实验结果令人泄气，其中一个原因可以用有限能量消耗理论来解释，还有一个原因是运动会促进食欲。我们的大脑十分善于调整饥饿水平，会指示我们通过增加食物摄入量来补偿运动消耗掉的能量。

饮食和运动之间的紧密联系能解释人类代谢中违反直觉的有趣现象：能量消耗上升并不意味着体重下降。第3章介绍过，不同人的每日能量消耗差异很大。即使是年龄和体型相仿的两个人，生活方式的差异也能让他们每日能量消耗相差500千卡。我们偶尔也会看到每日能量消耗偏高的人群，比如我们测量过的舒阿尔男性。[17]但是，更快的代谢率跟瘦子扯不上关系。考虑到体型和身体组成对代谢率的影响，胖人和瘦人的每日能量消耗是一样的。[18]每日能量消耗的多少无法预测一个人未来会变胖还是变瘦，例如，埃米·卢克针对尼日利亚女性和美国女性的研究发现，女性的每日能量消耗与体重增长在两年内没有相关性。针对儿童的研究也发现了类似的现象。[19]每日能量消耗多的人体重不一定会减轻，因为消耗得越多，吃得也越多。

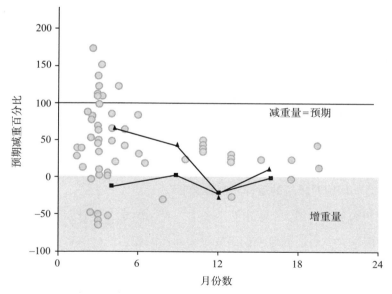

图5-3　减重量与锻炼时长之间的关系。每个点代表一项相关研究：减重100%代表受试者的减重量符合预期，0代表受试者的体重没有下降。研究时间越长，体重减少的现象越少见。曲线为第一次中西部锻炼实验的男性受试者数据（三角形）和女性受试者数据（方形）

过度减肥你就输了

《超级减肥王》是美国的一档减肥真人秀节目。它的规则很简单：邀请16位重度肥胖（体重达到300磅以上）且想要减肥的人参加为期13周的封闭式减肥训练。

参与者要执行"惨无人道"的减肥计划。他们在教练的严苛督导下，每天锻炼4个半小时；同时忍饥挨饿，摄入的能量不到平时的一半。有时候，该节目为了取悦观众，残忍地要求参与者在他们最喜欢的食物和与家人通电话中二选一。除此之外，参与者每周还要在众目睽睽之下称体重，就像肉铺里待出售的肉一样。减重最少的人只能卷铺盖回家，他们通常会因此泪流满面。显然，很多人都喜欢把快乐建立在别人的痛苦之上。

实验伦理委员会是不可能允许开展这类项目的：参与者的运动量简直就是一种折磨，在道德上人们也不愿接受公开的人格羞辱。所以，对聪明且充满好奇心的科学家来说，这类节目是研究肥胖问题的绝好机会。既然这种疯狂的举动不可避免地要发生，为什么不趁机看一看身体会如何应对极端的运动和节食呢？

2010年，在凯文·霍尔的带领下，美国国立卫生研究院和彭宁顿生物医学研究中心的专家们研究了《超级减肥王》参与者的代谢变化情况。[20]他们测量了节目参与者的基础代谢率、每日能量消耗、体重、体脂含量和激素水平，类似于我参与的哈扎人研究项目。霍尔等人的研究告诉我们，人类的身体十分灵活多变。

好消息是，所有节目参与者都减掉了不少体重。到第6周，他们平均减重30磅。到第13周，未被淘汰的参与者又减掉了30~40磅体重。到第 30 周，所有参与者飞回节目录制地点，进行最后一次称重。结果是，参与者平均减重 127 磅，相当于一个普通成年人的体重。除体重减轻之外，参与者的其他身体指标也变得更健康了：空腹血糖值和胰岛素抵抗降低，2 型糖尿病的发病风险减小，甘油三酯下降，等等。

　　不太好的消息是，参与者的身体都处于"饥饿"模式。到第 30 周，他们的基础代谢率每天降低了 700 千卡，也就是 25% 左右。基础代谢率降低不仅仅是体重减少带来的，他们的细胞代谢率也降低了，燃烧能量的速度也变慢了。而且，这些改变并不是暂时性的。在节目结束 6 年之后，霍尔团队又测量了参与者的基础代谢率，结果仍然低于预期值。[21] 从公共健康的角度看，这个现象很奇怪。为什么他们的身体要阻止减掉危害其健康的体重呢？但如果从演化的角度思考，这种现象就合情合理了。

　　人体是演化了几千万年的结果，对环境中的食物和体内的脂肪含量变化极其敏感。能量是所有生物活动的必需品，能量消耗得越多，生长、维护和繁殖等工作就会完成得越多。不过，演化的游戏规则就像二十一点：物极必反。如果你燃烧的能量比摄入的能量多（研究者称之为能量负平衡），你就得消耗自身储存的脂肪。但你不可能无止境地消耗脂肪，最终你将会被饿死。

　　当然，人类和动物都演化出了应对能量负平衡的古老策略。一旦摄入的能量不能满足每日需要消耗的能量，身体代谢率就会慢下脚步，不让能量的消耗量超过摄入量。甲状腺是人体代谢的控制中心，会减少甲状腺激素的分泌，相当于把右脚从油门上拿开了，我们的细胞也会随之减少基础代谢和每日能量消耗。而与此同时，控制饥饿的激素和大脑回路会增加我们的食欲，让我们感到非常饿，除了吃东西其他什么事情都不想。这就是演化应对饥饿的策略。

19世纪末20世纪初，研究人员开展了针对人和动物代谢率的最早研究。弗朗西斯·贝内迪克特及其同事于1917年进行的实验就是其中之一，他们的目的是更好地理解和对待在战争中忍饥挨饿的人。[22]研究人员给24名男性仅提供了相当于正常人所需能量的一半，并持续数周。最终，受试者的体重下降了10%，基础代谢也降低了10%~15%（在控制了体型因素的情况下）。而且，他们的脾气变得暴躁，性欲也降低了。

最著名也是最详尽的饥饿研究开展于1944—1945年，那时第二次世界大战临近尾声，研究人员迫切地想要找到应对饥饿的方法。明尼苏达大学的安塞尔·基斯找来了32名男性，他们秉持和平的信念，拒绝参战。[23]研究人员让他们在半饥饿的状态下生活了24周，他们每天只摄入1 570千卡的能量，相当于人体正常需求量的一半。结果，他们的体重减轻了25%。不出所料，他们的脾气变坏了，性格变忧郁了，性欲降低了，其他活动的频率也减少了。他们总是感到饥饿，渴求食物，经常梦到自己在吃东西。根据他们的体重数值，他们的基础代谢率降低了20%。

受试者恢复正常饮食后，上述所有症状都消失了。等到他们的体重回归正常值，他们的身体也不再处于警戒状态。和《超级减肥王》节目的参与者不一样，明尼苏达大学实验受试者的基础代谢回到了正常水平，他们的性欲和其他兴趣也恢复了，身体则关闭了饥饿模式。

值得注意的是，明尼苏达大学实验受试者的体重在恢复正常饮食后反而增加了，比实验前重了几磅。"一战"时期贝内迪克特开展的实验也发现了同样的现象。虽然目前还没有人仔细研究过这种体重反弹现象，但它完全符合演化学原理。[24]长时间处于饥饿状态说明你所处的生存环境恶劣，因此，在有可能的情况下多存点余粮是个好主意，说不定什么时候就能用上。不过，有一点值得深思：我们的身体似乎知道自己的重量应该是多少，一旦饥饿警报解除，体重就会恢复到正常水平。显然，代谢机制对体重和身体组成的调控非常精确。

《超级减肥王》节目的参与者虽然不遗余力地减肥，但他们的体重后来也增加了。凯文·霍尔团队在节目结束的 6 年后跟踪研究了 14 名节目参与者，其中只有一人没有增重，而其他人的体重都增加了不少。有 3 人的体重回到了参加节目前的水平，有 2 人甚至比参加节目前更重。代谢率与体重之间到底有什么关系？传统观点认为，代谢速度快、基础代谢率降低得少的参与者再次增重的可能性小。如果真是这样，基础代谢率降低程度和体重增长之间就应该是负相关关系。

但事实恰恰相反。霍尔团队发现，在节目结束的 6 年后，基础代谢率高的参与者的增重幅度更大。这一现象乍看上去让人大跌眼镜，但如果我们从演化的角度看，就合情合理了。基础代谢率和每日能量消耗并不能决定体重如何变化，而是对体重的变化做出有效反应。《超级减肥王》参与者的身体在节目中和节目刚结束时都处于饥饿模式，为了应对大幅减少的能量摄入，他们的基础代谢率降低了。而在节目结束的几年后，吃得最多、体重增长得也最多的参与者告诉身体，饥荒时期已经过去了，于是他们的基础代谢率和每日能量消耗随着体重增加而恢复到正常水平。

幕后的大脑

所有证据都表明，我们的身体会随着体力活动和饮食情况而发生显著变化，所以我们得从新的角度看待我们的代谢引擎。目前的人体工程学模型认为，身体是一台单调的机器，做功越多，能耗越大；能耗越大，携带的燃料（脂肪）也越少。可是，我们在上文中看到，人体的工作方式并非如此。人体燃烧能量的方式聪明又灵活，它能实现简单的引擎不能实现的事情。因此，我们需要更加准确的模型。

我们需要把新陈代谢视为一门生意，这门生意是演化的产物，它只有一个目的：繁殖。这门生意需要很多"部门"的支持，即各种器官和生理系统，以及37万亿名"员工"每天勤勤恳恳地完成各自的工作。能量是所有交易的货币，它随食物一起摄入，按需分配给不同的部门和员工。如果有闲钱，就会存在支票账户（糖原）里，或者存在储蓄账户（脂肪）里。

掌管预算和决定现金流的是冷酷无情的"达尔文式"经理。收入大于支出通常是好事，因为它会把保险柜装得满满当当的，从而让经理有更多的能量可供分配。但入不敷出可能就会令人担忧，如果亏损过多或亏损的持续时间太长，经理就会采取行动，改变能量消耗的方式。总而言之，保持收支平衡意味着消耗的能量和随食物摄入的能量是相等的。

在工业社会，人体的这门生意还是要做，系统也要保持运转，以确保37万亿名员工有饭吃并干好活。人体与外部世界接触，需要肌肉、神经、大脑、心脏、肺等部位的通力合作。身体防御和修复无时无刻不在进行，抵御病毒、细菌、污染物和寄生虫的攻击。生殖系统需要维护，为繁殖做准备，这也需要消耗能量。大脑和消化系统不停地配合工作，以获得稳定的食物供应，并把它们转化成能量。

演化教会了"达尔文式"经理如何管理能量。中午12点，如果你肚子饿了想吃午饭，那是因为这位经理激活了你大脑里的饥饿回路。如果你感冒发烧、浑身无力，那是因为这位经理把能量从体力活动转移到了免疫活动。如果你吃了一块奶酪蛋糕，这位经理就会帮你把能量转移到有需要的地方或将其储存在脂肪细胞里。

　　代谢管家不只是个简单的比喻，它就是你的下丘脑。[25]下丘脑是大脑中间下方的一处不起眼的隆起，形似嚼过的口香糖。它不仅是新陈代谢的控制中心，还管理着对生命至关重要的其他功能。脂肪细胞储存能量时会释放瘦素，空腹时胃部会释放食欲刺激素，下丘脑会监测这些物质的含量，以及来自味蕾、胃部、小肠的信号，并通过控制甲状腺激素的释放，调节新陈代谢的速度。它还能改变我们的饥饿水平，告诉我们吃多少东西才会产生饱腹感。

　　你可以把下丘脑的行为想象成我们上网时会碰到的算法程序。谷歌、脸书等互联网公司会收集我们的年龄、设备型号、时间、浏览记录等信息，并据此向我们推送定制化广告。针对每个人的计算机算法在本质上是相同的，但结果却因人而异。代谢算法也是一样，每个人的变量（瘦素、食欲刺激素、血糖、饱腹程度、食物风味）都一样，但我们的环境、基因和过去的经验会影响各个变量在算法中的权重，以及身体会做出何种反应。例如，瘦素含量降低时，下丘脑会激活饥饿反应。但是，瘦素的含量要降至多少才会引发你的饥饿反应，这在很大程度上取决于你的基因、饮食习惯和正常状态下血液中的瘦素水平。

　　每个物种的代谢算法都是演化的结果，它决定着各项指标的"正常"范围，比如基础代谢、每日能量消耗、激素含量、体脂率、血糖水平、甘油三酯等。所谓"正常"，是指当下丘脑和代谢算法运转良好时，能量进出的结果处于"内稳态"。不过，不同物种的"正常"值也不一样。例如，上一章讲过，人类比猿类的代谢率高，体内也更容易囤积脂肪。这是我们的下丘脑和代谢算法演化的结果：狠踩油门，加大储油量。黑猩猩和猿类消耗能量的速度较慢，但它们更善于把额外的能量转化成瘦肉组织。

演化还会塑造我们应对挑战的能力，比如食物短缺或活动量增加。下丘脑对饥饿模式的反应很迅速，可以帮助人体度过物资匮乏的时期，直到未来条件改善才会恢复繁殖功能。甲状腺激素——代谢速度的主要控制激素——在几天内就会迅速减少，代谢率会随之降低。[26]我们从明尼苏达大学的饥饿实验和《超级减肥王》节目中可以看到，如果长时间严格限制食物摄入，我们的身体器官就会缩小。不过，不同器官的缩小程度不一。被饿死的人的尸检结果表明，大脑不会因为饥饿而萎缩。相比之下，脾脏缩小了很多。演化在人体器官之间艰难地做出抉择，最终决定保存大脑功能而牺牲免疫功能。

下丘脑几乎控制着人体内的所有系统，并操控着它们的具体功能，不论是压力反应还是繁殖功能。比如，当生存环境艰难时，人类会马上降低繁殖的重要性。[27]饥饿实验中的人会丧失性欲。女性的雌激素水平会因为食物短缺而降低，当饥饿严重到一定程度时，女性则会停止排卵。[28]从演化的角度看，对像我们这样的物种来说，在生存环境不好的时候推迟繁殖是合理的选择，因为人类的生命周期长，生小孩需要耗费很多时间和能量。但对生命周期短的物种来说，推迟繁殖可能意味着它们永远都没有机会繁殖了。这也是为什么老鼠在饥饿时，除了大脑以外，还会尽可能地保持睾丸的活力。[29]

代谢率也会对锻炼做出反应，哈扎人或半程马拉松实验的受试者似乎也遵从同样的逻辑。肌肉需要的能量更多，也能更快地消耗脂肪。因此，要想平衡能量消耗，最直接的方法就是增加饥饿感，促使人们多吃东西。如果运动水平持续升高，比如数周或数月，繁殖、免疫、压力应对系统都会被抑制，从而为其他耗能的活动节省出燃料。人的行为也会做出相应的调整，休息量增加，烦躁感减少。这些反应在演化上都能说得通，即为了减少不必要的消耗以保证长远的繁殖成功。锻炼3~5个月后，我们就会适应新的生活习惯，每日能量消耗变得跟锻炼之前差不多。我们的代谢生意及其37万亿员工将适应新的环境条件。

　　我们的身体如此努力地维持体重，好像体重变了就会犯法一样。虽然保持体重在大多数人看来犹如空中楼阁，但它其实真的没有你想的那么难，至少对原始人来说毫不费力。比如，哈扎人仍然过着原始的采集狩猎生活，他们的体重和体重指数从青年时期到老年时期几乎不会变化。[30]想想吧，非洲食物供应的变化很大，有的季节好，有的季节差。哈扎人20~40岁（通常要养育孩子）时的工作量比年老时要大，体重却不变。从理论上说，这种毫不费力的体重管理是狩猎采集社会的常态。如果我们也采取狩猎采集的生活方式，我们的身体就完全可以通过调节代谢和饥饿感来管理体重。哈姆纳希达。

　　今天我们生活在工业化的"动物园"里，食物触手可及，但我们的下丘脑仍能很好地平衡能量的消耗和摄入。如果我们摄入的能量比燃烧的多，我们的代谢水平就会提高，从而消耗掉多余的能量。[31]如果消耗的能量比摄入的多，饥饿程度就会上升，能量消耗水平则会下降。当然，每天进出身体的能量多少会有些差异——你每天早上称称体重就知道了。但从长期来看，我们的能量摄入和消耗会保持精确的平衡。

在肥胖大肆流行的今天，美国成年人每人每年会增重0.5磅[32]，相当于1 750千卡，约合每天5千卡，占每日能量消耗的0.2%。换句话说，人体每天的能量摄入准确度约为99.8%。

看待新陈代谢和肥胖的新角度

如果能量的摄入大于消耗，就会导致肥胖，这一点绝对没错。除此之外，没有其他方式能让体重增加。越来越多的证据表明，每日能量消耗几乎不变，这让饮食习惯成为人类超重的罪魁祸首。如果每日能量消耗不受生活方式的影响，那么能量不平衡和体重超重必然是由能量摄入过量所致。

不过，这并不能在肥胖和贪吃之间画等号。的确，人们过节的时候的确会因为多吃而长胖。[33]但是，对大多数人来说，每年体重都会悄悄增加，腰也变得越来越粗，其背后的原因则更加隐蔽。肥胖流行于现代社会，这个现象反映出代谢管理的失控。我们演化出来的体重"管理程序"本来是能调节好体重的，但我们吃得实在太多了，旧石器时代的大脑被文明社会的环境迷惑住了。我们总是过度饮食，久而久之，多余的能量就成了身上的肥肉，最终还给我们带来了麻烦。[34]

我们把肥胖问题归咎于新陈代谢，想通过增加能量消耗来减重，这是因为我们搞错了代谢的工作方式。肥胖流行的原因不在于能量消耗，以哈扎人为例，他们的每日能量消耗跟工业社会的人一样。更重要的是，认为肥胖由新陈代谢速度慢所致的观点把因果关系完全搞反了。代谢并不能调控能量平衡，而是根据能量平衡的状况进行自我调整。

我们先回到身体代谢引擎这个比喻上，传统的工程学把我们放到了跑车的驾驶位上，认为虽然引擎隆隆作响，但我们能决定汽车跑多快，以及什么时候该停下来加油了。这种观点看似正确，但它把我们的权力想得太大了。我们至多是出租车乘客（还是坐在后座上的），而下丘脑才是司机。它把脚放在踏板上，眼睛盯着仪表盘。它娴熟地让引擎保持稳定运转，防止燃料耗尽。我们可以决定行驶路线，也可以命令司机加速或减速，但我们对车速和加油频率却没什么话语权。

能量的摄入大于消耗虽然是肥胖的核心原因，但我们不应该继续假装自己坐在驾驶位上，而是思考一下人类几十万年来演化出的能量策略为什么在工业社会就不管用了。

代谢的魔术

2012年，我们公布了哈扎人的每日能量消耗数据，没想到受到了人们的强烈响应。我们知道肯定会有同行对我们的工作感兴趣，这毕竟是对狩猎采集社会进行的首次测量，而且惊人的结果可能会给肥胖问题带来重要的启示。哈扎人的体力活动量远大于欧美人，但两个人群的每日能量消耗却差不多（见图5–1）。我们认为，解决肥胖问题的关键在于饮食，而不是运动。

让我们意想不到的是，世界各地的记者纷纷打来电话。《时代》杂志和英国广播公司（BBC）报道了这项研究，《纽约时报》也邀请我撰文。其他实验室的科学家给我们发来了电子邮件，希望分享数据结果。至今我们的研究报告的线上阅读量已经达到了25万人次，比一般的科学研究得到的关注要多得多。

你应该能想到，并非所有的反馈都是正面的。坚信运动包治百病的人（包括公共健康领域的有些学者）无法容忍这样的结论，运动怎么可能不是肥胖问题的有效应对手段呢？另外，有些媒体为了博取眼球而给文章取了噱头十足的标题，却曲解了我们的研究结论，让大家误以为运动一无是处。事实上，我们在文章里表达得十分清楚：运动虽然不是战胜肥胖的法宝，但对于健康至关重要。

我们在和媒体的沟通中，没有一封邮件的措辞是含糊的，也没有一通电话是模棱两可的，但仍有人曲解了我们的意思。比如，有人说能量平衡——能量的摄入和消耗——对体重完全没有影响。这种说辞的确违背了物理学定律，但一个陌生人的评论十分中肯："人体不是蒸汽机，热力学原理对其并不适用。"还有些人的愤怒来源于他们对代谢原理一无所知："我还不知道能量的作用吗？我难道没有读过加里·陶布斯的书吗?！"

我们的研究结果发表后，陶布斯是最早通过电子邮件联系上我的人之一。我们愉快地讨论了关于哈扎人的每日能量消耗研究结果，以及它如何能帮助人们更深刻地理解饮食对肥胖的影响。陶布斯是饮食方面的知名专家，他认为碳水化合物对胰岛素和脂肪有特殊影响，是导致肥胖的主要因素。陶布斯详细地阐述了能量消耗为什么对战胜肥胖没什么用。[35] 在他看来，除非是碳水化合物，否则我们摄入的能量对体重和体脂都没有实质性影响。

说摄入的热量不会让你长胖，就好比说钱不会让你变得富有，这是一种怪异的说法。我在第 2 章说过，你身体里的每一克组织，不论肥瘦，都是从你吃下的食物转变而来的，也仅能从食物转变而来。

但是，关于哈扎人的每日能量消耗研究强调，计算能量是多少千卡毫无意义，因为我们的身体十分擅长平衡能量的摄入和消耗，下丘脑负责管理代谢，它会在我们毫无察觉的情况下管理能量消耗水平和饥饿程度。

改变我们体重的唯一因素就是能量平衡，这是一个无法摆脱的物理现实。但问题是，我们很难追踪人们的食物摄入量，而代谢功能的巧妙性又让我们无法追踪能量的消耗，难怪许多理智的人在看到卡路里时会变得有些魔怔。

1卡路里真的就是1卡路里吗？这个问题听起来似乎有点儿傻。从定义上说，这个等式的确成立。但这并不意味着我们摄入的1卡路里在体内会产生1卡路里的效果。下丘脑会持续评估我们的进食数量和质量，并做出反应。过去几十年来，有许多相关研究都取得了令人惊喜的成果，揭示了不同食物中的营养物质是如何影响我们的身体和代谢活动的。原始人饮食法借鉴了这些研究成果，罗列出一份"天然"食物清单，在下一章中，哈扎人将带领我们探索真正的狩猎采集者的饮食结构，我们也将讨论人类饮食的演化和不同的食物如何帮助我们对抗肥胖。

运动对健康而言至关重要，虽然有限能量消耗理论表明运动对减重没有什么效果，但几乎每一项身体指标的正常都离不开有规律的运动。在第7章我们将会看到，身体在应对体力活动时的有限能量消耗和代谢率变化恰恰证明了运动对于健康至关重要。

不过，在此之前我们先要搞清楚饮食是怎么影响能量消耗和能量平衡的。下面让我们看看哈扎人晚上一般会吃些什么吧。

第 6 章

饥饿游戏：饮食、代谢与人类演化

我们几个人离营地大约有半英里，刚刚走过沙质河床，正在爬坡。瓦萨德和哈利马夫妇慷慨地允许我跟随他们一天，同行的还有他们的大儿子。我们一路上一言不发，瓦萨德走在前面，哈利马在中间，我在最后。哈利马把她两岁大的儿子斯特凡诺用吊兜背在背上，她的手里拿着一根挖掘棒。而瓦萨德随身携带的则是典型的哈扎男性装备：弓箭、小斧子，还有一个一夸脱大小的容器。

瓦萨德带领我们走进齐膝的金色草地，速度却丝毫未减。脚下的碎石让我的每一步都往下陷，草丛中的毛刺钻进了我的鞋里。不知道什么时候才能歇口气把它们弄出去，还是说我一整天都得忍受这种刺痒的感觉。山坡上没有任何遮挡，赤道灼热的烈日直接照射下来，热浪包围着我们。空气中传来噼噼啪啪的声响，就像高压变电器发出的声音一样。合欢树的叶子被阳光灌醉，在微风中摆动。现在是早上7点。

等我们到达高地，瓦萨德吹起了口哨。悠扬的哨声从空中划过，曲调婉转简洁，一遍一遍地重复。他并不是闲着无聊，而是在向高大的铜灰色猴面包树发送信息。太阳越升越高，瓦萨德的哨声成了这个早晨的另一道风景，就像对宇宙发出的呼唤：有人在吗？

接近中午时分，宇宙回话了！瓦萨德听到了某种回应，赶紧转向，朝着向蜜鸟的鸣叫声指示的方向走去。向蜜鸟是一种不寻常的鸟类，它们体型小巧，约8英寸长，羽毛呈灰褐色，以蜂蜜为食。不过，向蜜鸟的行事风格十分独特：它们把脏活儿留给人类，等人类爬上树枝、掏出蜂巢后再与人类分享劳动果实。向蜜鸟要找到人类帮忙并不难，因为哈扎人靠向蜜鸟的指引才能找到蜂巢。蜂巢通常在猴面包树顶上，从树下很难看到。哈扎人在野外行走时都会吹口哨，这相当于为自己的服务"打广告"。一旦发现了合适的蜂巢，向蜜鸟就会用它们独特的叫声指引哈扎人去有蜂蜜的猴面包树下。[1]

哈扎人与向蜜鸟之间的合作历史悠久，比我们种族的存在时间还要长。DNA分析发现，大约300万年前向蜜鸟的祖先从家族中分离出来[2]，带着人类的祖先寻找蜂蜜。人类和猿类都喜欢食用蜂蜜，所以蜂蜜很可能一直都是我们的食物。过去300万年间，原始人吃蜂蜜的习惯足以为其他物种提供一种新的共生方式。现在，蜂蜜仍然是热带和温带地区的许多狩猎采集社会和农耕社会的重要饮食。

向蜜鸟遍布撒哈拉沙漠南部，与来自几十种文化的人类形成了合作关系。哈扎人的蜂蜜消耗量大得惊人，约占每天摄入能量的15%，其中大部分都是靠这些了不起的鸟找到的。布赖恩·伍德计算后发现，哈扎营地里至少有8%的能量是在向蜜鸟的帮助下获取的。

发现猴面包树里的秘密后，瓦萨德开始工作了。他先用斧子砍倒了旁边的小树（直径约为两英寸），然后把树干砍成长约一英尺的木楔。他熟练地挥舞着斧头，一下就砍进了猴面包树柔软的银色树皮里。

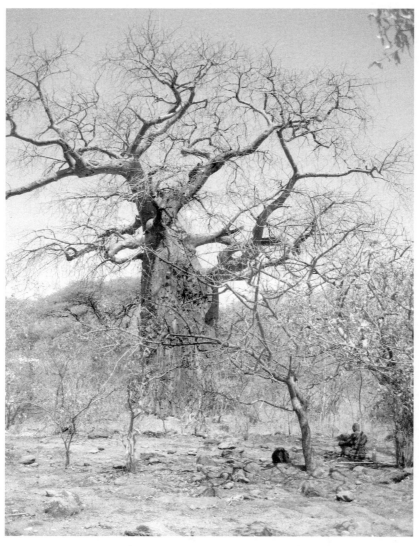

图 6-1 采集蜂蜜。瓦萨德（虚线圆圈）在高大的猴面包树的空树枝上掏蜂巢，哈利马（白色横线）一边照顾孩子，一边等待着午饭

紧接着，他把斧头拔出，把木楔塞进去，再用斧头的背侧把木楔敲进去一半，而露出来的那一半刚好能用来攀爬。他小心翼翼地重复着这个过程，"砰""咔""砰砰砰"，一砍二插三敲，如此重复数次，他就爬到了三层楼高的树冠上。

瓦萨德回到地上，从哈利马手里接过一根冒烟的棍子，拿上一个塑料容器，又爬上了树。他沉着地把棍子上冒出的烟吹入蜂巢，又用斧子砍了几下。这项工作并不容易，他被愤怒的蜜蜂蜇了好几次，这可不是闹着玩的。瓦萨德从树上爬下来，容器里装满了蜂蜜，上面盖着蜂巢。瓦萨德一家吃起了蜂蜜午餐，他们把蜂蜜从蜂巢里吸出来，然后吐出其中的蜂蜡。他们好心地分给我一些蜂蜜，我也把自己包里带的廉价饼干分享给他们。就这样，我们吃了一顿野餐。蜂蜜美味十足，简直太棒了。

那天瓦萨德至少掏了半打蜂窝。他们一家三口一天吃的蜂蜜比我一年吃的还要多。哈利马也没有闲着，她在我们找寻食物的路上停下来好几次，在岩地里挖出野生植物的块茎（图1-2里的人就是她）。这些块茎类似于马铃薯和山药，但包含更多纤维。它们是哈扎人主要的卡路里来源：富含能量，供应充足，一年四季都能采集到。这一天，瓦萨德一家只吃了块茎和蜂蜜（还有几只蜜蜂幼虫），是全碳水化合物饮食的一天。

数据胜于雄辩

上一章讲过，人体代谢由下丘脑控制，它严格监控着能量的摄入和消耗，以保持人体的能量平衡。但有时候，现代生活方式会导致下丘脑失灵，以至于我们会吃下超出实际所需的食物。我们的确需要问问自己，这样吃下去身体会不会出问题？我们吃的食物和人类祖先吃的食物有什么不一样？这些差异是不是让我们发胖的原因？如果我们只吃身体所需的食物，我们就会变得更健康。

问题是，我们没办法确切地知道原始人的食物是什么。相关证据太难找了，就算能找到，也无法直接给出答案：旧石器时代人类的饭桌上都有什么？我的人类学家同僚不愿多说，因为我们都知道其中的不确定性很大。学者对这类问题持十分谨慎的态度，但不懂装懂的人有很多，江湖郎中和自以为是的医学专家都热衷于替人类学家解读人类学数据。

那些喜欢过分解读数据、夸大其词的人可能并不知道，他们的行为在科学上有个名称，叫作"邓宁-克鲁格效应"。[3] 1999年，康奈尔大学的两位心理学家戴维·邓宁和贾斯廷·克鲁格做了一个实验，巧妙地解释了无知者为什么惹人厌烦：无知导致他们意识不到自己的无知。为了验证该假设，他们测试了几十名康奈尔大学学生的逻辑能力、语言能力和辨别幽默的能力（我最喜欢这一项）。随后，他们要求这些学生对自己的各项能力评分。不出所料，测试表现最差的学生对自己的评分最高，并认为自己是专家。这不是什么新鲜事儿，达尔文曾嘲讽道："无知比知识更能助长人们的自信。"[4]

在这场热闹的饮食辩论中，嗓门最大的人引起的关注也最多。[5]原始人饮食法的倡导者对人类的演化抱有一种顽固的看法，他们认为，人类演化的目的就是吃肉，所以他们推崇高脂肪、低热量的饮食，让身体发生生酮作用。他们还认为我们的祖先只吃野牛，而从不吃浆果，所以素食对健康无益，也不符合自然规律。在他们眼里，植物性饮食和对脂肪的批评都属于政治欺骗或商业宣传，狩猎采集者不会吃任何富含碳水化合物的食物，吃糖就更不可能了。

严格的素食主义者跟原始人饮食法的倡导者一样好斗和令人讨厌。我住在布鲁克林时，早晚都要坐地铁通勤。地铁站里有位女士穿梭在熙攘的人流中，向来往的旅客散发传单，解释人类为什么生来就应该吃素。她叫喊着："看看我们的牙齿！肉会在我们这些食草动物的内脏里腐烂！"由此可见，她正在以这种方式捍卫自己的饮食理念。[6]

不过，令人开心的是，我们可以忽略那些秉持极端饮食观念的人，对数据进行客观的研究。有3条确凿的证据链给我们提供了线索，告诉我们祖先的餐桌上都有些什么：考古和化石记录，对当代狩猎采集者的民族志研究，人类基因组分析。关于食物的细节很难考证，但总体情况显而易见：人类属于机会主义杂食动物，有什么就吃什么，无论是蜂蜜、块茎还是肉。

考古和化石记录

时间回溯到700万年前，我们的祖先与黑猩猩、倭黑猩猩开始分道扬镳。很明显，早期原始人都是像猿类那样的植食动物。[7]我们可以从化石记录中看到，在演化史的前四五百万年间，不同物种的原始人（包括著名的古猿露西及其南方古猿亲戚）的臼齿末端都是圆形的，这表明它们以植物为食。它们还长有长长的手臂和微微弯曲的手指，这也许说明它们经常爬树，会获取树上的美食。当然，它们也有可能像现在的黑猩猩、倭黑猩猩一样，会捕食猴子等小型猎物。昆虫或许是它们的家常菜[8]，就像黑猩猩会吃蚂蚁和白蚁一样。但所有的早期证据都告诉我们，原始人主要靠植物为生。

　　这段时间的另一个突破可能是食用块茎。[9]南方古猿（生活在400至200万年前）的臼齿很大，牙釉质很厚。而且它们的牙齿上有划痕，这说明食物中可能含有沙土。另外，牙釉质的同位素标志物和野生块茎一致。黑猩猩偶尔会挖块茎吃，但远不像今天的人类那样频繁，不论身处何种文化，块茎总是餐桌上的常见食物。南方古猿食用块茎的量仍不得而知（这很难通过化石来判断），但可以确定的是，我们对像马铃薯这样富含淀粉的食物的热爱在人类诞生之前就已经出现了。

　　大约250万年前，狩猎采集生活方式出现了，人类的饮食结构也随之发生了标志性改变。随着人类狩猎活动的增加，肉类在饮食中的占比提高到前所未有的程度。我们在德马尼西发现的化石表明，直立人早在180万年前就开始吃羚羊了。40万年前，海德堡人开始猎捕像野马这样的大型动物。10万年前，驯鹿和猛犸象也被搬上了尼安德特人的餐桌。尼安德特人的洞穴遗址常可见动物屠宰的痕迹，他们在食物链中的位置也能从其骨骼的同位素标志物中看出来[10]（肉食动物的同位素标志物氮–15的含量较高，并且越靠近食物链顶端，这种同位素标志物含量越高）。

　　肉类对人体产生了巨大的影响。在把肉类端上餐桌的同时，我们从每一口食物中摄入的能量也增加了，特别是脂肪。也就是说，我们吃更少的食物就能满足一天的能量所需。人也不再需要巨大的臼齿和强大的消化功能，于是自然选择青睐那些牙齿和内脏尺寸较小，并且把能量积攒起来用于其他用途的人。今天，跟猿类相比，我们的消化道缩小了40%[11]，肝脏缩小了10%，这使我们每天节省下约240千卡的能量，用于大脑和其他需要能量的地方。

　　不过，许多人仍然误认为旧石器时代的人类只会打猎。这种误解也许来源于化石记录，毕竟骨骼和狩猎工具比植物更容易保存。狩猎需要使用石器，而石器既不会腐烂也不会分解。但在采集植物时，除了双手和木棍以外，其他什么都不需要，就像哈扎人的日常生活一样。直接食用植物的证据在化石记录中很难保存，但所有迹象都表明，我们祖先的饮食结果和现存的狩猎采集社会一样均衡。

从原始人牙齿上的食物残渣中找到的最新证据令人惊喜。莱顿大学的阿曼达·亨利是演化学的专家，她和她的同事从欧洲及近东地区的尼安德特人化石中提取了牙结石样本。虽然只有几毫克，但她在显微镜下看到，几乎每个样本中都可见谷物的痕迹。尼安德特人是典型的大型动物狩猎者，但他们也会进食大量富含淀粉的块茎、水果和坚果。[12]阿曼达·亨利在这一时期的其他人类样本中也发现了类似的证据。毫无疑问，如果我们旧石器时代的祖先知道我们的"原始人饮食法"食谱里只有肉食，他们一定会笑掉大牙。

约旦的考古团队挖掘出一个14 000多年前的烤箱[13]，里面有很多烤焦的面包残渣。尽管面粉的出现比我们推断的时间要早，但这个烤箱甚至比农业还要早几千年出现。面包是由野生谷物磨成粉制作的，人们在约旦遗址发现了农业文明诞生前最古老的面包制作场所，由此可以推断面包制作很有可能在耕种出现之前就普遍存在了。例如，哈扎女性会把猴面包树籽碾成粉，泡水食用。

民族志研究

现在想要找到像哈扎人这样的狩猎采集社会越来越难了。全球化与经济发展的大潮逐渐使这类社会边缘化，让其变成偏远的村庄。但是，仍然有少数幸运儿，比如哈扎人、齐曼人、舒阿尔人，保留着自己的传统，抵挡住了工业化社会的渗透。这些存在于19—20世纪的文化在消失之前被我们及时记录下来，数量达到几百个。我们可以结合现存的狩猎采集文化和民族志研究，去了解人类饮食文化的多样性。

人类学家乔治·默多克于1967年编写了《民族志地图集》[14]，我将这本书中总结的265个狩猎采集社会大致的饮食结构绘制在图6–2中。该书还列出了饮食结构中植物、猎物、鱼的占比，其中包括被驯化的庄稼或牲畜。可惜的是，该书并没有详细说明饮食结构的研究方法，数据质量也不乐观。虽然默多克的书缺陷不少，但是人们仍然频繁地以它为参考。

我们在绘制图6–2时，有两件事不言而喻。一是多样性显著。赤道南北50度以内（加拿大温尼伯以南，马尔维纳斯群岛以北）的饮食习惯既有高度偏向肉食的，也有高度偏向素食的。人们有什么就吃什么，所谓的"自然"饮食的范围十分广泛。二是南北纬50度以外的人偏好肉食的结论毫无意义。[15]为什么北极居民不吃素？因为植物在那里很难生长，北极居民不得不尽力寻找素食，甚至会挖开啮齿动物的洞穴，跟它们抢吃的。

对像哈扎人这样被详细研究过的社会来说，我们拥有充足的数据，不需要依赖《民族志地图集》的内容。哈扎人、齐曼人、舒阿尔人饮食中的碳水化合物占比很高，达到65%，比美国人的平均水平（50%以下，见图6–3）高很多。难怪哈扎人从来不会出现酮症，因为他们的饮食方式根本不利于产生生酮作用。哈扎女性总是会从野外带回富含碳水化合物的食物，比如块茎。哈扎人最喜欢吃的蜂蜜也是重要的碳水化合物来源。虽然现在的营养博客常把蜂蜜说成是健康食品，仅仅因为它是"天然"的，但蜂蜜真的没有什么特别之处。即使是哈扎

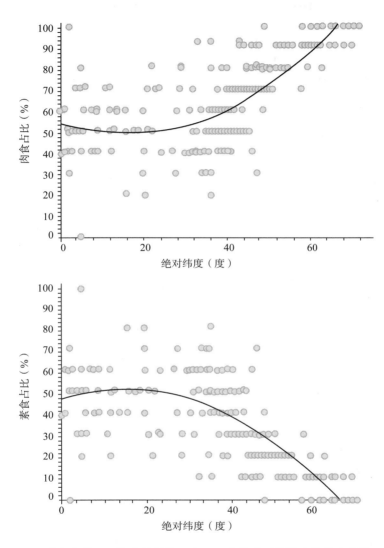

图 6-2　默多克的《民族志地图集》中 265 个狩猎采集社会的饮食结构。每幅图都包含了所有种群的情况。生活在温暖环境中的种群（纬度 50 度以内）的饮食模式很丰富，他们中大部分的饮食都较为均衡。生活在寒冷环境中的亚北极地区的种群饮食中肉食占比更大

人吃的野蜂蜜，也只是糖和水的组合，它跟玉米糖浆的组分基本一样。事实上，我们的代谢系统对蜂蜜、高果糖玉米糖浆、白砂糖三者的反应一模一样。[16]如果碳水化合物对人体的伤害真有那么大，那么哈扎人肯定也会患上糖尿病和心脏病。但事实并非如此，他们的心脏相当健康[17]，几乎没有人患心血管代谢疾病。

哈扎人、齐曼人、舒阿尔人的饮食中的脂肪含量也很低，占每日能量摄入的20%以下（而在典型的美式饮食中脂肪占到40%）。事实上，除了邻近北极地区的种群以外，其他有详细记录的狩猎采集社会的饮食中脂肪占比都不高。

哈扎人饮食中的碳水化合物占比很高，跟原始人饮食法推崇的30%的蛋白质、20%的碳水化合物、50%的脂肪完全不一样。畅销书《谷物大脑》的作者戴维·珀尔玛特认为，我们祖先的饮食中只有5%是碳水化合物，而有75%是脂肪！[18]为什么原始人饮食法的倡导者认为狩猎采集者的"自然"饮食中的碳水化合物占比这么低，而脂肪占比这么高？

我们可以在默多克的《民族志地图集》里找到部分答案。现代的原始人饮食运动由洛伦·科丹于20世纪90年代发起，科丹是科罗拉多大学的教授，他想知道为什么狩猎采集者对现代西方社会的疾病好像能完全免疫。科丹所学的专业是运动生理学，而不是人类学，所以他不会去实地考察狩猎采集者的饮食情况。相反，他和他的同事从默多克的书里搜寻资料，还花了很大力气把默多克的饮食评分转化成精确的脂肪、碳水化合物、蛋白质占比，并得出了"狩猎采集社会平均有55%的能量来自动物性食物"的结论。[19]这也构成了科丹的《史前饮食》一书的基础，推动了原始人饮食运动的兴起。[20]

　　科丹的分析中还有一个问题，那就是他只关注动物性食物和植物性食物的平均水平，而忽视了全球范围内不同地区人们的饮食多样性。使用平均值就意味着，人类的自然饮食只有一种"真实"的情况，但凡不符合这种情况的饮食结构都有问题。对身高来说，使用平均值没错，认为身高远低于平均值是不正常的，这也是合理的。而对有些指标来说，平均值就没有意义了。图 6–2 里描述的种群都是"自然"且健康的，但他们的饮食结构差别很大，有的以植物性食物为主，有的以动物性食物为主。人类的饮食既具有多样性，又能保持人体的健康，从过去到现在一直如此。

　　原始人饮食法的第三个大问题是，许多相关的论点似乎都毫无道理，或者把关键细节搞错了。例如，医生兼生物化学家斯蒂芬·菲尼也是低碳水饮食模式的拥护者[21]，他认为东非的马赛人、北美大草原上的野牛狩猎民族、北极的因纽特人都能很好地展现我们的狩猎采集祖先的生活方式。事实上，我们很难找到比他们更具代表性的民族。他们的生活方式的确古老，但也不是那么古老。考古数据显示，草原畜牧的存在时间不到 1 万年。在非洲，草原畜牧直到大约 6 500 年前才出现[22]，而同一时期的近东地区都开始耕种土地了。同样，北美大草原上的野牛狩猎民族直到 1 万年前才出现。[23]因纽特人和其他北极民族则更年轻，只有大约 8 000 年的历史。[24]对有着 250 万年历史的人类来说，菲尼提到的民族样本都太年轻了，至多能代表农耕社会，根本算不上"原始人"。菲尼是一位优秀的医生和一位杰出的生物化学家，低碳水饮食模式对某些人来说也的确很有用，不过菲尼如果能找到一位专业的人类学家合作就更好了。

　　哈扎人、齐曼人、舒阿尔人和其他小型社会人口的低脂肪饮食方式值得我们注意（见图6-3），因为它对心脏健康可能大有裨益。[25]这些狩猎采集者的心脏即使到了老年依然很健康，低脂肪饮食方式也许是原因之一。我们会在下一章进一步讨论有关心脏病和生活方式之间的联系。

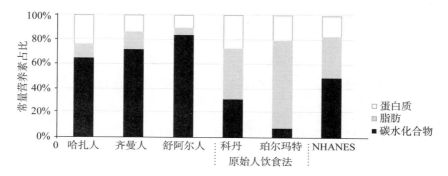

图6-3　多个民族的常量营养素的摄入情况比较，包括哈扎人、齐曼人、舒阿尔人，洛伦·科丹和戴维·珀尔玛特重构的原始人饮食数据，以及2011—2014年美国国家健康与营养调查（NHANES）的结果

基因

草原放牧、极地生活和农耕文化可能都只有1万年左右的历史，但也算得上很长一段时间。过去几千年来，人类为适应周围的环境和食物做出了怎样的改变？人类基因研究的最新进展让我们从基因组的角度探究这一问题，揭示全球不同文化在饮食习惯上的差异。其得出的结论和民族志研究一致，那就是世界各地的人们都是有什么就吃什么。

像马赛人这样的草原牧民是饮食适应性的典型案例。牛奶是草原放牧民族的重要食物，而牛奶中的能量主要来自乳糖。任何哺乳动物，包括人类，都需要靠乳糖酶将乳糖分解成葡萄糖和半乳糖。为了消化母乳，婴儿体内会产生大量乳糖酶。但是，10 万年前的大部分人类，不论身处哪种文化，他们制造乳糖酶的基因在童年时期过后就关闭了。乳糖不耐受的人如果摄入了乳糖，乳糖就会完好无损地进入大肠，在那里被细菌消化，同时产生大量气体。大约 7 000 年前，某个放牧民族发生了基因突变，使得乳糖酶基因在其成年之后仍然保持活跃状态，给其携带者带来了巨大的生存优势，他们在吃下乳制品后有了更多的能量可供消耗。他们的生存能力更强，并且养育了更多后代，这些后代继承了乳糖酶基因。出乎意料的是，同样的演化事件在历史上独立发生了两次[26]，分别是在东非和北欧的早期放牧族群中。现在，他们的后代都携带了这种基因，即使在成年之后体内仍能产生乳糖酶。

乳糖酶只是基因适应饮食环境的其中一个案例。有些基因既能反映出过去的演化特性，又能反映出新近的演化特性。举个例子，人类制造唾液淀粉酶的基因比猿类多，所以我们的唾液淀粉酶含量是猿类的两倍[27]，这从侧面反映出淀粉类食物在原始人饮食结构中的重要程度。现代人类的唾液淀粉酶基因能让我们产生足够的唾液淀粉酶，不过不同种群的唾液淀粉酶基因数量稍有不同。在历史上，碳水化合物摄入量大的种群的唾液淀粉酶基因数量更多，这能帮助他们更好地消化淀粉。

有证据表明，我们的基因更适合农耕社会。NAT2（N–乙酰基转移酶 2）基因的变体能产生一种酶，它与多个代谢通路相关，能帮助我们适应低叶酸的饮食方式。学界认为这种基因在农耕社会中普遍存在，因为在他们的饮食结构中，叶酸占比逐渐降低。[28]在非洲和欧亚地区的农耕社会饮食结构中，脂肪酸的类型变得不一样了，这似乎引起了脂肪酸脱氢酶基因（FADS1和FADS2）的变化[29]，它们对脂肪代谢而言十分重要。饮食与代谢有力地驱动了演化进程，让人类能适应几乎任何食物。比如，智利阿塔卡马沙漠的原住民适应了当地高含砷量的水源[30]，自然选择偏好那些体内含有能快速代谢砷的变异基因的人，而其他人则逐渐被淘汰（他们更容易生病，后代也比较少）。

　　北极居民适应了以肉食为主的饮食方式，但其原因跟原始人饮食法的拥护者想的不一样。科研人员研究了生活在格陵兰岛和加拿大的因纽特人，发现他们的FADS基因也发生了变异[31]，这可能是为了应对饮食中较高的脂肪含量（特别是ω–3脂肪酸），因为海豹和鲸油的脂肪含量相当高。也是因为这一点，菲尼等人误把他们当作生酮饮食法的代表。但事实恰恰相反，因纽特人大多不会发生酮症[32]，因为他们体内的CPT1A（肉毒碱棕榈酰基转移酶1A）基因变异会阻止他们产生酮。直到今天，变异的CPT1A基因仍然广泛存在于因纽特人和其他北极人体内。原始人饮食法倡导看似古老的高脂肪生酮饮食，但对真正遵循这种饮食方式的人来说，自然选择却极力保护他们远离高脂肪饮食的副作用，从而狠狠地驳斥了生酮饮食法。

　　不论是从考古学、民族志，还是基因分析中取得的证据都能证明，人类这一物种的适应性极强。在饮食方面，我们完全是机会主义者，有什么就吃什么。没有所谓的普适性"自然"饮食方式，今天的原始人饮食法跟真正的自然饮食方式其实风马牛不相及。

　　演化过程大大地影响了人体的工作方式，也让我们了解了保持身体健康的窍门，这是本书的主题之一。不过话说回来，人类过去的饮食方式并不能保证我们在现代社会中的身体健康。而且，虽然我们现在吃的食物和过去不一样，但这并不代表我们做错了。自来水、现代医学、疫苗或文学都不是自然演化的产物，但它们让我们的生活变得更美好。我们的祖先没拉过小提琴，也没登上过月球，但并不代表我们不能这样做。即使我们想回归原始人的饮食方式，我们也不可能复原过去那些未驯化的动植物。同样，超市里那些营养丰富、富含脂肪和糖分的食物在几千年前根本不存在。时代变了，食物的种类也大相径庭。那么，我们现在应该怎么吃呢？

魔法原料: 糖、脂肪、睾丸

"那是什么肉？"巴加约问道。此时我正在把一罐粉色的胶状肉块用勺子舀出来，放进意大利面酱里，而巴加约恰好路过我们做饭的地方，哈扎人对我们带来的食物常会感到好奇。

"蛇肉。"我故意面无表情地说道。

巴加约笑笑说: "真的吗？"他知道我在开玩笑，便继续说: "罐子上印了头牛，但其实里面是蛇肉？"（实话说，罐子里是什么肉还真不好说。那是阿鲁沙唯一的罐装食品，生产商和产地都不明，罐子里的肉又咸又黏，标签上的"牛肉"二字并不让人放心。）

"蛇肉，"他一边嘟囔着，一边摇了摇头，接着去找别人聊天了。哈扎人不吃的东西很少，但蛇肉是其中一种。

安慰剂效应超乎想象，食物中的营养物质不足以代表它蕴含的力量。不论身体如何消化分解食物，食物附带的文化意义总能改变我们的感受。对哈扎人来说，大型猎物的"埃皮米肉"（肾脏、肺、心脏和睾丸）都是神圣且充满力量的食物，只有男人才能食用。无独有偶，美国的有些商人和江湖医生也会鼓吹某些有"神力"的食物，不过大多都会逐渐销声匿迹。我写作本书时，奥兹医生正在宣扬"排毒水"，[33]鼓吹它能把代谢率提高77%（剧透一下：并不会）。社交媒体上有太多这样的人，他们声称某些食物有这样或那样的魔法效果（改善健康，改变腰线，增强男子气概，提高性欲，提升能量水平），但都没有切实的证据。当然，这些食物对有些人来说似乎真的有魔力。人脑非常擅长自欺欺人，以至于能在毫无规律的事物中找到规律，比如在烤煳的吐司上看到圣母玛利亚的头像。

食物禁忌和食物神话一样充满力量，也一样令人费解。哈扎人时常吃没煮熟或有点儿腐烂的肉，但只要想到爬行动物或鱼就会反胃。我喜欢吃寿司、生蚝、烤蚱蜢，也吃过响尾蛇、蜗牛，甚至吃过松鼠，但我一想到蛆就会恶心呕吐。然而，生活在意大利撒丁岛的人却把爬满活蛆的奶酪视为佳肴。美国人和欧洲人认为，亚洲食用狗肉的传统难以理解，但是吃猪肉和牛肉跟吃狗肉又有什么区别呢？

并不是所有的食物禁忌都有根深蒂固的文化渊源。每种商业化的超级食物背后都有个"大反派"，它们可能是麦麸、反式脂肪酸、碳水化合物（特别是果糖）、牛奶、咖啡、鸡蛋或红酒。[34]有些食物还是"两面派"，一会儿是"超级英雄"，一会儿又变成了"大坏蛋"。但是，大部分超级食物背后的科学证据都不太可靠。

从新陈代谢的角度说，很少有食物能产生比正常消化更大的影响。比如，奥兹医生鼓吹的"高能"饮料和其他类似的膳食补充剂都收效甚微。喝冰水也不能改变你的每日能量消耗[35]，尽管有些食物的确能提升代谢率，但效果很小。100毫克咖啡因能让你多消耗大约20千卡的能量[36]，相当于5粒巧克力豆。不过，上一章讲过，如果你的每日能量消耗出于某种原因增加了，那么饥饿感会促使你多吃东西弥补。

糖与脂肪

如果把现代社会的坏食物比作"黑帮"，脂肪就是它们的"教父"。心脏病在战后的欧美国家肆虐，哪怕是美国总统艾森豪威尔，也受到了冠状动脉疾病的困扰。20世纪五六十年代，明尼苏达大学的安塞尔·基斯领导开展了一项全球性实验，尝试解决这个难题。他的研究工作清晰地证明了心脏病和脂肪摄入之间的关联，即使到了现在，其研究结果仍然掷地有声：饱和脂肪与反式脂肪酸是引发心脏病的罪魁祸首。[37]不过，过分抵制脂肪也带来了一系列意外的后果。在拒绝摄入脂肪的同时，人们摄入的蛋白质也会急剧减少。我们后面会讲到，蛋白质能够防止进食过量。早期的研究低估了不饱和脂肪酸的潜在益处，它们在鱼和富含油脂的素食（比如坚果和牛油果）中占比较高。最重要的是，我们看似战胜了脂肪，却没想到糖已经趁虚而入。许多"低脂"食物都号称"对心脏有益"，但我们后来才知道，用糖代替脂肪并不能减少心血管疾病的发病率。[38]

时至今日，饮食之战的焦点已经不在于糖是否与脂肪一样有害身体健康，因为人们已经认识到糖也没有任何好处。上一章讲过，加里·陶布斯等人经过多年研究证明，糖才是肥胖和心血管代谢疾病在现代社会中流行的幕后黑手。他们认为脂肪被冤枉了，公共健康部门让我们拒绝脂肪是个天大的错误。他们宣称，如果我们多吃脂肪而少吃碳水化合物，身体就能变得更苗条也更健康。

　　要打破这些论断很容易，因为他们的描述就像魔法一样不可信。现代的"原始人"认为，在人类的狩猎采集祖先的饮食结构中，碳水化合物的占比很低，但这根本就不对。有阴谋论指出，反对摄入糖的研究者已被收买，他们故意忽略了糖的危害，所以几十年来的科学研究都不作数。但我可以负责任地告诉你，科学家就连坐在一起好好开个午餐会都很难，因为我们太喜欢挑战彼此的观点了。

　　这场反糖运动争论的核心正是碳水化合物–胰岛素理论，该理论可以解释肥胖、糖尿病和其他代谢疾病的原理。它认为，进食高碳水化合物，特别是容易消化的碳水化合物，会提升血糖水平。随后，胰腺会产生胰岛素。胰岛素的其中一个举足轻重的功能就是把血液中的葡萄糖送入细胞，转化成糖原或用于制造腺苷三磷酸。不过，身体能储存的糖原是有限的，胰岛素会将更多的糖转化成脂肪[39]，并抑制脂肪燃烧（见图2–1）。因此，陶布斯等人认为，碳水化合物–胰岛素理论告诉我们，高糖饮食会减少血液中的能量，因为血糖会被转化成脂肪；身体反应会像饥饿时那样，减少能量消耗并增加饥饿感，从而导致人们进食过量。在他们看来，脂肪的增加是饮食过量的原因而不是结果[40]，而且，过度关注热量会导致人们忽视碳水化合物和胰岛素之间的关系，从而偏离了重点。这种对超重原因的解释看起来合情合理，且得到了很多人的支持，比如陶布斯和戴维·卢德维希。

　　如果这些都是真的就好了。

　　低碳水饮食法的鼓吹者常常抨击主流科学，认为后者忽视了碳水化合物–胰岛素理论。事实上，过去10年间，很多科学家都在验证这个理论的可靠性，美国国立卫生研究院的资深研究员凯文·霍尔就是其中之一。霍尔的团队邀请超重的男性受试者在实验室里待上8周，观察他们的代谢情况。[41]前4周，他们采取标准的高碳水饮食方式，后4周则采用低碳水、高脂肪的生酮饮食方式。两种饮食方式摄入的热量相同，但后者的糖摄入量减少了90%多。受试者的体重在这一过程中稳步降低，但生酮饮食的减重效果并不比高碳水饮食好。受试者在生酮饮食阶段的能量消耗稍高（57千卡/天），但仍比碳水化合物–胰岛素理论预测的要低得多。霍尔的这项实验是跟加里·陶布斯团队合作的，后者以为实验结果能证明他们的观点，但事实恰恰相反。

在另一项临床研究中，霍尔及其同事对肥胖的男性和女性受试者实施了低热量饮食计划。受试者前5天采取标准饮食方式，5天后，研究员通过减少饮食中的碳水化合物或脂肪，降低了30%的热量摄入。[42]结果发现，低脂饮食组受试者的每日能量消耗稍高，并减掉了更多脂肪。这种小规模的能量消耗研究得出了矛盾的结论，说明低热量饮食法对能量消耗的影响甚微，也说明30年前埃里克·拉乌辛及其同事的研究结果可能是正确的。早在人们讨伐糖类之前，他们就已经发现了高碳水饮食人群和高脂肪饮食人群的每日能量消耗相同。

真实世界中的大规模实验比较了低脂肪饮食和低碳水饮食对减重的影响，结果发现它们的效果一样好（或一样坏）。DIETFITS实验（斯坦福大学克里斯托弗·加德纳教授主持的一项研究）将609名受试者随机分配到低碳水饮食组和低脂肪饮食组。12个月后，两组人的平均体重都减少了13磅，体脂含量降低了2%。但是，两种饮食方式之间并没有什么差异。[43]此外，人们在大样本量的真实环境中测试了低碳水饮食方式，发现它跟传统的低脂肪饮食方式相比效果不好也不坏。[44]

世界各国的流行病学数据都表明，碳水化合物可能不是肥胖和代谢疾病的真正元凶。20世纪六七十年代，反糖运动之父约翰·尤德金[45]在抨击基斯的脂肪假说时指出，肥胖率会随着糖消费量的增加稳步上升。[46]不过，近几十年来，糖消费量和代谢疾病发病率的步伐已不再一致。虽然心脏病死亡率仍然很高，但它从20世纪60年代开始正逐渐下降。美国的癌症死亡率在1990年前后达到峰值，比糖消费量的下降早了10年。糖（包括果葡糖浆）消费量在2000年前后达到峰值，之后开始下降，但超重、肥胖[47]和糖尿病的发生率仍在攀升（见图6-4）。[48]糖消费量[49]和代谢疾病发生率不同步的现象在其他地区表现得也很明显。自20世纪90年代初以来，中国人饮食结构中的脂肪占比大幅攀升[50]，而碳水化合物占比下降，但肥胖和糖尿病的发生率仍在上升。[51]随着经济越来越发达，热量唾手可得，过度摄取成为普遍现象，所以没有哪一种常量营养素应该独自背负罪名。[52]

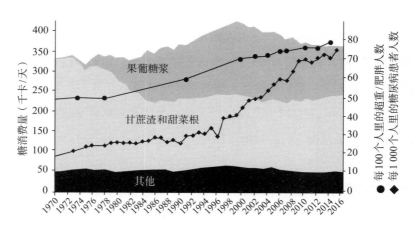

图6-4　美国人均糖消费量从1970年开始稳步上升，于2000年前后达到峰值。尽管糖（包括果葡糖浆）消费量在2000年后开始下降，超重和肥胖（包括极度肥胖）人口占比却仍在攀升

这还不算完，陶布斯等人坚持认为，低脂肪高碳水饮食是致病因。戴维·卢德维希及其同事在近期开展的实验中比较了男性和女性受试者在减重前后代谢率的变化[53]，他们发现如果受试者在减重后采取低碳水饮食方式，他们的每日能量消耗就会增加。凯文·霍尔重新分析数据后对这一结果提出了质疑[54]，他认为即使影响存在，也是小到可以忽略。不管低碳水饮食能否提高减重后的人体代谢率，实验结果都不足以支撑碳水化合物–胰岛素理论。因为，第一，减重是通过限制热量摄入实现的，而不是通过限制碳水化合物的摄入；第二，没有证据能证明，就算低碳水饮食组的每日能量消耗增加了，也不会使体重变得更易于维持。

如果我们观察不同饮食方式对代谢率的影响，就会发现碳水化合物和脂肪在饮食中的占比对每日能量消耗的影响微乎其微。[55]就算有影响，也比碳水化合物–胰岛素理论预测的结果小得多，而且由此带来的摄入量的增加会抵消代谢率增加的潜在益处。此外，没有证据证明糖引发的代谢疾病比摄入过量热量引发的代谢疾病更严重。[56]

为何低碳生酮饮食法有效？

如果碳水化合物–胰岛素理论不准确，那为什么低碳生酮饮食法看起来却有些成效呢？社交媒体上有许多案例表明，低碳饮食可使人体重下降、腰围变细，甚至还能战胜糖尿病。毫无疑问，对许多人来说，减重和身体健康带来的好处改善了他们的生活质量。虽然生酮饮食法或其他花哨的饮食法效果看似神奇，但它们的本质都同样简单：限制能量摄入，使总能量摄入为负。也就是说，你消耗的能量比摄入的能量多。

低碳水饮食法的短期效果尤其好，因为它能迫使身体消耗糖原。一项针对低碳水饮食法的研究发现，当人体每天摄入的碳水化合物低于20克时，图2-1里的那个碳水化合物代谢通路就会关闭。在这种情况下，体内储存的糖原将被耗尽。糖原跟脂肪不同，它能锁住水分。糖原在人体内以水合形式存在，一份糖原能结合三到四份水。因此，消耗糖原也会造成水分流失，从而使体重降低。[57]

糖原耗尽后，人体就得靠脂肪提供能量，但前提是消耗量必须大于摄入量。低碳水饮食法还有个噱头：不用担心热量摄入也能减重。

这样的成功故事的确很鼓舞人心，如果你能找到适合自己的饮食方式，就坚持下去。只可惜，不论他们的热量来源是什么，都不可能有人吃得比消耗得多还不增重，毕竟物理法则不是凭空捏造出来的。第3章说过，我们并不擅长对卡路里进行估算。毫无疑问，不计算卡路里也能减重，就像你不用管理银行账号也能把钱花光一样。但是，管不住嘴是不可能减重的。

所有饮食方式都遵循同样的规律。我们在前文中的DIETFITS实验里已经看到，低碳水饮食和生酮饮食的效果一样好（或一样坏）。如果我们打开视野，扩大研究范围，也能得出同样的结果。在2005年的一项研究中，迈克尔·丹辛格尔及其同事将160名来自波士顿的成年男性受试者随机分成几组，每组采取不同的饮食方式，并坚持12个月。[58]该研究共包含4种饮食方式：阿特金斯饮食法，欧尼许饮食法，区域饮食法，以及体重观察者饮食法。阿特金斯饮食法主打低热量，欧尼许饮食法主打低脂肪，区域饮食法和体重观察者饮食法介于前两者之间。不出所料，不同受试者对饮食方式的坚持程度大相径庭。不过每组受试者的懒惰程度都差不多，因为每种方式都很难坚持。重要的是，不同饮食方式效果都一样。你只要坚持下去，每种饮食法都能让你的体重下降。

就算是糟糕的饮食习惯也能让人减重，并提升代谢水平，只要你能减少热量的摄入。比如，单一营养饮食法要求人们只能吃一种食物，最后体重也会降低，这是因为在人们厌倦了长时间吃同一种食物后，就不想再吃了。土豆饮食法也是一个典型的例子，据称，魔术师宾·吉列特依靠这种饮食方式减掉了100多磅体重（需要指出的是，土豆的成分全都是碳水化合物）。[59]为了证明热量是影响体重的唯一因素，堪萨斯大学的马克·豪布教授跟踪研究了10周垃圾食品饮食法[60]，并在社交媒体上向世界发布最新进展。他每3小时吃一块奶油蛋糕，时不时还会吃些薯片、高甜麦片和饼干。这样的饮食方式对健康的影响是毁灭性的（我不推荐！），但他摄入的热量很低：豪布每天只摄入1 800千卡能量，远比每日消耗的能量低。10周后，他比原来轻了27磅。他的BMI（体重指数）从28.8（"超重"）降到了24.9（"正常"），胆固醇和甘油三酯水平也下降了。

对2型糖尿病患者来说，低碳水饮食方式也许更健康。高糖饮食会使血糖水平迅速升高，对患者的健康造成不利影响（即使是健康的人，低碳水饮食也有助于降低血糖水平）。事实上，早在18世纪人们就已经利用低碳水饮食法来治疗糖尿病了。[61]斯蒂芬·菲尼创立了一个名叫维尔塔（Virta）的健康组织，致力于研究生酮饮食对糖尿病的影响。他们已经取得了一些进展，许多在维尔塔参加低碳水饮食项目的患者都成功减重，减轻甚至摆脱了对胰岛素和其他糖尿病治疗药物的依赖。[62]我们不能说低碳水饮食法治愈了他们的糖尿病，因为如果他们恢复正常饮食，他们的血糖水平还是会升高，还需要服药。但无论如何，实验结果都让人欣慰，受试者实现了实实在在的减重效果。

　　不过，维尔塔项目的方法奏效是因为患者摄入的碳水化合物低还是热量低，目前尚不明确。我们知道，不论你采取什么方法，大幅减重都能改善肥胖人群的2型糖尿病病情。[63]丹辛格尔的研究对受试者进行随机分组，让他们采取低碳水、低脂肪或混合饮食法。按要求完成任务的人在炎症水平、"好"胆固醇占比和胰岛素敏感度方面都有改善，它们是心血管代谢疾病的三大风险因子。这些效果的取得与体重减少程度直接相关，而与饮食方式无关。在DIETFITS实验中，低碳水饮食组和低脂肪饮食组的受试者的心血管健康状况都有明显提升。[64]两组受试者在参加实验前都有代谢综合征，等到为期12个月的实验完成时，他们的症状都消失了。对患有心血管疾病的超重人群来说，减重对健康有益。

　　以上内容不是为了宣传或抨击某种饮食方式。如果你能找到适合自己的饮食法，保持健康的体重，远离代谢疾病，就好好坚持下去吧。这场饮食大战中的各种研究都在告诉我们，我们关注的重点错了。只要你坚持不懈，任何饮食法都有效，因为它们都能减少热量的摄入。但长期坚持很难，因为本能会不断阻挠我们减重，直到我们放弃并向食物低头。

饥饿的下丘脑

　　虽然热力学原理在饮食大战中受到了无辜牵连，但很多数据直接表明，能量是决定体重变化的唯一因素。只要你摄入的能量比消耗的多，你就会增重，反之亦然。食物的形式，无论是碳水化合物、脂肪还是蛋白质，都不会改变能量消耗的规律，对减重或健康体重也不会有什么影响。既然不同饮食法的效果相差无几，都是为了减少能量摄入，为什么有的饮食法比其他饮食法更容易坚持呢？如果糖并不是导致我们患代谢类疾病的幕后黑手，那么现代饮食是怎么让我们变得不健康的呢？

问题的答案可能藏在我们的大脑中。上一章讲过，下丘脑是大脑底部一块不起眼的组织，负责调控代谢率和饥饿水平。斯蒂芬·居耶内擅长从神经控制方面研究食欲和肥胖，他写过一本内容翔实且有趣的书《饥饿的大脑》。[65] 他在书里写道，人体内的感官信息——不论是来自味蕾、内脏还是血液里的营养物质和激素含量——都被下丘脑掌控着，用于计算进出人体的能量。如果我们吃得多，就会产生饱腹感。如果我们把糖原和脂肪都耗尽了，就会产生饥饿感。如果我们吃得过多或饿得厉害，代谢系统就会调整速度，恢复能量平衡。正因如此，哈扎人不需要费尽心思维持体重，身材也不会发生变化。

不过，在工业社会里，食物的宇宙奇妙又怪异，其中的问题也十分明显。对我们中的大部分人来说，现代社会的食物丰富又美味，超出了人体所能调控的范围。

食物对我们的重要性在于，它能激发大脑的奖赏系统。和其他所有动物一样，我们的大脑演化出了有助于提高生存率和生育率的奖赏系统。性、糖、社交……所有这些都是生命存续之必需，也是动物与生俱来的欲望。人类神经系统天生有一个专门用于感知"好"事的模块，并分泌令人开心的化学物质，比如多巴胺和内源性大麻素。这些化学物质让我们不断渴望"好"事的发生。演化的逻辑很简单：适应性强的那些个体的奖赏系统会驱使它们主动寻找更多的食物和性，并产生更多后代以继承它们优良的奖赏系统。

人类是一种复杂且有教养的动物，我们可以用多种多样的方式表达渴望，我们也拥有多种多样的奖赏方式。只要有一丁点儿"好"事要发生的迹象，我们大脑的奖赏系统就会被激活。光是甜甜圈的图片或爆米花的气味就能让我们流口水，因为大脑与奖赏系统的反应是下意识的。我们认为性、美食和社交行为看起来风马牛不相及，但它们对大脑奖赏系统的刺激其实是一回事。

人脑的奖赏系统对食物的反应强烈，特别是脂肪和糖，而有些食物（比如水煮土豆）则很难让奖赏系统兴奋起来。[66]美味的食物通常包含糖、脂肪和盐，它们促使多巴胺和其他奖赏物质大量产生，让我们获得愉悦感。研究者会用"高度美味"来形容它们，而我们会直接说"好吃"。

阻止我们向美食伸出手的则是让我们产生饱腹感的信号。随着食物消化吸收后进入血管，胰腺会释放出胰岛素，脂肪细胞会释放出瘦素，这两种物质都会抑制大脑对食物的渴望，也会管住我们的嘴。胃部的牵引感受器、激素和从消化道传来的神经信号也会告诉大脑，我们已经吃饱了。此外，身体还会检测蛋白质的摄入量，让我们觉得自己已经饱了。[67]所有这些饱腹信号最终都会削弱食物传递的奖赏信号，在这种情况下，不论食物多么美味都吸引不了我们。

大脑的奖赏系统把身体感受的信息传递给下丘脑[68]，下丘脑整合所有信息后决定我们感受到的是饥肠辘辘，还是酒足饭饱。下丘脑绝大多数时间的工作都十分出色，能够平衡好能量和体重，起码对哈扎人来说如此。

　　现代饮食肯定让下丘脑乱了阵脚，以至于无法准确平衡能量的摄入和消耗。首先，我们可选的食物种类远比狩猎采集祖先吃过的多得多。食物种类过多，会导致大脑的奖赏系统不知所措。我们的大脑会针对性地屏蔽它正在体验的美味，但对其他美味仍然保持开放。"甜点胃"就是一个典型的例子，虽然你的肚子已经被主菜填饱了，但你还能吃下一份甜点。这是因为主菜通常只会激活与脂肪和盐相关的奖赏神经元，下丘脑掌握这一信息后，会告诉你别再吃高油高盐的食物了。但甜点是甜的，与甜味相关的奖赏神经元还没有被激活，哪怕是看一眼甜食，与甜味相关的奖赏神经元也会活跃起来。这时候，下丘脑就无力阻止了。你只好边笑着说自己有两个胃，边让服务员再上一份焦糖布丁。

　　20世纪70年代，在肥胖大流行之前，研究者发现如果给大鼠喂食营养均衡的实验室饲料，它们几乎总能保持健康的体重。但如果给它们喂食"自助式"食物（典型的西方饮食），因为好吃的东西实在太多了，它们就会不可避免地超重。[69]不仅是大鼠，猴子、大象等很多其他动物也是这样，人类就更不例外了。[70]

　　现代食物的另一大问题是，它们就是为了让人们多吃而设计的。几千年来，随着农业和畜牧业的发展，我们把驯化后的动植物都加工得更好吃。比如增加像糖和脂肪这样能刺激食欲的物质，而减少会让我们产生饱腹感的物质。工业化把这种做法提升到新的高度。我们在超市购买的食物大多数都经过深度加工，我们的祖先根本认不出食物原来的样子。纤维、蛋白质等让人产生饱腹感的物质都被丢弃了，而糖、脂肪、盐等能激活奖赏系统的物质占比变得更大。添加油和添加糖成为美国人餐桌上的主要热量来源[71]，占每日能量摄入的1/3。演化来不及教奖赏系统如何应对如此强烈的食物信号，下丘脑也来不及阻止我们，于是我们吃下了比身体所需更多的食物。

食品公司对它们的所作所为十分清楚。价值几十亿美元的食品调味行业拥有庞大的研发团队，尝试制造出能让食物变得可口却不会产生饱腹感的添加剂，诱使你不停地吃下去。[72]除了添加糖和脂肪，化学调味剂也要经过多重味道测试，确保它们令人无法拒绝。用诞生于石器时代的食物奖赏系统和下丘脑去抵抗超市里琳琅满目的加工食品，无异于用石子和斧头对抗枪炮。食品公司总是不遗余力地诱使人们吃得更多。

凯文·霍尔团队通过一项研究展示了加工食品有多大的吸引力。[73]在一项为期4周的临床研究中，受试者被随机分成两组，分别执行两种不同的饮食方案。两种方案里的食物的营养成分比例是一致的，脂肪、蛋白质、纤维、钠、糖的占比都一样。但是，两种方案的食物加工程度不同。一组只吃高度加工的食物，比如热狗、带包装的意大利面、盒装早餐麦片等；另一组吃的则是低度加工的食物，比如牛排、三文鱼排、新鲜果蔬和大米等。（两组受试者要么先吃精加工食物，要么先吃粗加工食物；两周后，两组互换。）他们不需要遵守任何规则，想怎么吃就怎么吃。结果令人担忧：吃精加工食品的人平均每天多摄入了500千卡能量，平均每周增重约一磅。

如何避开肥胖陷阱？

美味的精加工食物越来越多，人均能量摄入在增加，人们的体重和肥胖率随之上升。[74]不过，如果工业社会的精加工食物能如此有效地增肥，为什么不是所有人都变胖了？为什么有些人即使身在热量的花丛中，仍能做到不发胖呢？

家族遗传因素在其中起到了重要作用，因为肥胖是会遗传的。20世纪90年代的双胞胎实验揭示了基因的力量。如果人们吃得太多，他们就会增重，但由于代谢补偿，有些人的增重幅度会更大。双胞胎的代谢补偿方式相同，所以他们的脂肪增加程度相似[75]，脂肪囤积部位也差不多。当食物缺乏时，双胞胎的减重模式也相似。[76]

过去20年的基因研究发现了900多种与肥胖相关的基因突变。[77]跟我们猜想的一致，几乎所有基因都活跃在大脑中。毫无疑问，大脑就是代谢的指挥部，代谢紊乱也发生在这里。食物奖赏系统更复杂，分布也更广泛，它负责调节饥饿感和饱腹感，以及代谢率。该系统的一砖一瓦都是由基因搭建起来的，而每个人的基因不尽相同。有些基因突变让人倾向于过度饮食，有些则让人节制饮食。你的基因在很大程度上决定着你保持体重的难易程度。

不过，这并不是说我们的命运全部由基因决定。生物演化的速度很慢，让我们在工业世界里栽跟头的基因突变早在我们的曾曾祖父那一代就出现了，远比肥胖流行的时间早。同样的基因突变也能在地球上的其他种群身上找到，比如哈扎人，但他们就没有肥胖问题。显然，我们可以通过改变环境来对抗肥胖。

显然，多吃饱腹感强、营养丰富且热量不高的食物是保持体重健康的好办法。幸运的是，有人已经找到了这样的食谱。悉尼大学的苏珊·霍尔特于1995年开展了一项基础实验，测试了38种不同的食物[78]，她想知道当受试者吃下相当于240千卡能量的食物后，哪种食物最让人有饱腹感。结果发现，新鲜水果、鱼、牛排和土豆等原型食物（可看出天然样貌和未经加工的食物）的饱腹感最强。相比之下，面包、盒装谷物和风味酸奶的饱腹感较低，烘焙点心（比如饼干、蛋糕和牛角面包）是所有食物中饱腹感最低的。一般来说，饱腹感跟蛋白质、纤维含量和能量密度相关，同样是吃一口，纤维和蛋白质含量多、热量少的食物更容易让人产生饱腹感。好吃程度也有影响，食物越好吃（意味着更容易激活奖赏系统）就越不容易产生饱腹感。

　　霍尔特的饱腹感研究为饮食大战提供了新的解决方案，低热量饮食派和低脂饮食派因此休战。低热量饮食法和低脂饮食法之所以有效，是因为它们能减少低饱腹感食物的摄入量，帮助我们控制热量的摄入。只要我们能避免过度饮食，蔬菜、水果、肉和鱼就都是健康食物。低热量饮食爱好者有一个观点非常正确：含糖量高的食物很容易让人吃多，因为它们扰乱了奖赏系统，不容易让我们产生饱腹感。含糖饮料（汽水和运动饮料）、果汁和加工的高碳水食物都很危险，它们会高度激发奖赏反应，却不提供让人产生饱腹感的膳食纤维（这些纤维一般存在于完整的蔬果中）。高脂肪食物，特别是去除了蛋白质的食物，也会造成同样的问题。这也是为什么低碳水饮食法注重肉类和其他高蛋白食物的摄入，因为它们能减少热量的摄入，同时不会削弱饱腹感。植物性食物和混合性食物既可能是高纤维的，也可能是高蛋白的。最适合你的饮食方式取决于你的奖赏系统的偏好，即哪种食物最能让你感到满足而热量却最低。

　　即使不采取某种特定的饮食法，你也能在不牺牲美味体验的同时减少热量的摄入。把家里和办公桌上的高热量加工食品都丢出去，换成富含蛋白质和纤维的食物（比如新鲜坚果、水果、蔬菜）。这些食物更容易让你产生饱腹感，也能帮你减少热量摄入。自己做饭也是个好办法，因为餐厅也是靠让人多吃赚钱的生意。

我们还可以通过减轻生活压力达到同样的目的。身心压力（比如缺乏睡眠）会导致奖赏系统紊乱和饮食过量。当我们感到孤独、恐惧或悲伤时，大脑会通过进食来补偿。"化压力为食欲"的做法是真实存在的[79]，即使是在实验室里，受试者也会因为压力大而吃得更多。放长假时，人们被美食环绕，也要经受不小的社交压力，所以美国和其他工业化国家的人们在放假期间会平均增重一两磅。[80]如果把时间拉长到人的一生，慢性压力可能会对体重健康造成毁灭性伤害。[81]这样一来，美国贫困人群跟肥胖、心血管疾病之间的强关联就说得通了。

如何效仿哈扎人的饮食方式

一天早上，伍德和我挨家挨户给哈扎人发放GPS（全球定位系统）装置，用于勘测地形地貌。我们敲开各家小木屋的门时，他们都是一副睡眼惺忪的样子。随后，我们见到了马纳西。

马纳西昨晚睡在外面，身下只铺了一条毯子。他一周前才搬过来，打算在哈扎营地歇歇脚。他是典型的未婚男性，不想在这里费心建造房子。他坐在毯子上，边伸手扒拉篝火中的热灰，边说起他的情况。他这几天感觉很糟糕，但还不想离开营地，因为他的肚子不太舒服，还有腹泻的症状。对了，想来点儿斑马肉吗？

马纳西从炭灰里掏出一块发黑的斑马肉，把它掰成大概三口能吃完的肉块。斑马是5天前被猎杀的，营地里的大多数人都分到了一些肉，因为每座房子前的树枝上都挂着软趴趴的肉条，暴露在朝阳的光辉下。我不太确定这块肉烤熟了没有，不过肉里的颜色跟泡泡糖一样粉嫩，这让我有点儿心慌。马纳西一边讲述着他的肠胃问题，一边分给伍德和我各一块肉。哈扎人喜欢分享食物，拒绝是不礼貌的行为。伍德跟我对视了一下：我们还是把这块肉吃了吧？我鼓起勇气把肉塞进嘴里，它闻起来像烧焦了的皮革，尝起来也一样。我赶紧把它囫囵吞下，强迫自己相信炭灰能给肉和马纳西的手指消毒。

像我这样的科学工作者的职责之一就是向公众宣讲自己的研究内容，所以我常被问到与哈扎人饮食相关的问题。我希望我的答案能满足大家的猎奇心理。我采集了一系列哈扎人的食物样本，包括蜂蜜、块茎、浆果和肉食等。我多么希望我的回答让观众大开眼界：香喷喷的疣猪肉，大块烤角羚肉，还有猴面包树果实。但真相是，哈扎人的食物平平无奇。除了蜂蜜和酸甜的水果，其他食物的味道都挺寡淡的。他们除了偶尔往食物里放一点儿盐以外，几乎不会加任何佐料。几乎所有食物都是原汁原味的，要么是生的，要么是烤的，要么是煮的。大多数西方人都不会称之为"美味"，甚至可能连看都不愿意多看一眼。如果你某天进行了露天烧烤，第二天无意中打开烤架，发现上面还有一只鸡翅和一块烤黑了的土豆，那么恭喜你，你已经学会做正宗的哈扎菜了。

对工业社会的人们来说，采取哈扎人的饮食方式会对健康产生深远的影响。但你也要冷静一点，在高度市场化的社会，好吃的加工食品唾手可得，你怎么可能做到像哈扎人那样进食呢？世界上没有哪一种饮食方式可以杜绝所有疾病，也没有哪一种饮食方式一无是处。哈扎人的饮食不属于低碳水饮食、生酮饮食或素食，哈扎人也不会进行间歇性断食。相反，他们的饮食简单、饱腹感强：他们吃的块茎和浆果富含纤维，他们吃的肉类的蛋白质含量高而脂肪含量低[82]（这有助于他们预防心脏疾病）。[83] 他们生活的地方食物充足（块茎类食物四季都有），但需要付出大量的劳动才能获得。他们没有被各式各样的美食包围，更没有人花心思制作加工食品，让他们吃得更多。因此，哈扎人不肥胖也没有代谢类疾病的原因很简单，那就是他们的生活环境不鼓励过度饮食。

从哈扎营地学到的营养学知识告诉我们，是时候放下这场饮食大战了，关于卡路里的种种幻想和阴谋论也该一并丢弃。人类是一种机会主义杂食动物，不论是针对旧石器时代和现代狩猎采集者的研究，还是DIETFITS实验和霍尔的控制变量实验都证明，健康的饮食方式可以有很多种，而不是唯一的。对个人来说，最好的饮食法能够让你维持健康体重，但不会让你觉得自己在忍饥挨饿。你不需要去计算卡路里，也不需要参加追踪能量摄入和消耗的科学研究项目，你只需要一台体重秤。如果你消耗的能量比摄入的多，你的体重就会下降。如果你的体重没有朝你希望的方向发展，那么是时候尝试其他饮食方式了。

饮食只是健康道路上的一个方面，也只占代谢公式的一半比重。好的饮食环境能帮助我们调控能量的摄入，但不影响能量的消耗。因此，我们还需要关注运动。

在上一章里，我们驳斥了运动可以减重的观点。就算每日运动量增加，人体也会做出相应的调整，以保证每日能量消耗的稳定。能量消耗得越多，摄入得也会越多，从而抵消运动的减肥效果。尽管运动不能改变我们的每日能量消耗，但它的确会改变我们消耗热量的方式，而这会对健康产生重要影响。如果我们想像哈扎人一样健康，就得像他们一样动起来。想知道其中的原因吗？去看看我们的猿类表亲就知道了，它们就生活在非洲深处的热带雨林中。

第 7 章

为生命而奔跑：运动让你更健康

为了生命，跑起来吧！

我乘坐的飞机掠过撒哈拉沙漠上方35 000英尺的夜空。透过舷窗，我看向下方无尽的黑暗，不知道自己落地后到底能找到什么。那是我第一次去非洲，当时还没有手机，而我要只身去乌干达研究黑猩猩如何爬树。我的"救命锦囊"只有一张纸，上面记录着其他研究生的经验。比如，从恩德培的机场打车到首都坎帕拉要如何砍价，之后再怎么坐巴士去基巴莱国家公园。我再次检查了自己身上的装备，默背了一遍经验清单。然后，我对自己说："放松点儿，你已经准备好了。"

我的确是雨林实地研究方面的"菜鸟"，但我两周前就已做好了充分准备。橡胶靴、长袖衬衫和长裤、防雨措施，一应俱全。我还背着两大包仪器，其中大部分都是我的导师的。我打了好几种疫苗，还带上了预防疟疾的抗生素。我成功地从坎帕拉的酒店到了基巴莱，毫发无伤。我学会了用当地语言打招呼。（"奥利欧塔！"是对单个人的问候，"穆里木塔！"是对一群人的问候；如果别人向你打招呼，你应回答"库阮基"。）我甚至连怎么对付虫子都想好了，但那儿的蚊子和其他嗡嗡叫的昆虫不像我想的那么吓人。第一次被行军蚁叮咬的时候，我急忙把裤子撕开，从大腿上直接扯下来，像个经验丰富的老手。我甚至亲手把爬进我鼻子深处的一只蜱虫弄了出来，全靠一把镊子（借我镊子的同事被我吓坏了）和一些耐心。

但是，我对黑猩猩身上的气味一无所知。

记得我第一天跟基巴莱黑猩猩项目组成员去森林时，我们趴在一个小土堆上，悄悄地观察一小块空地上的动静。前方大约30码①的地方，一群黑猩猩悠闲地爬上一棵巨大的无花果树，在森林静谧的绿棕色背景的衬托下，它们身上的毛皮显得乌黑发亮。它们欢快地进入树荫，跳向粗大的树枝，抓起一把无花果，狼吞虎咽地吃起来。那是我第一次在野外观察猿类，此情此景深深地烙印在我的脑海里。

观察规矩我懂，每个基巴莱黑猩猩项目组的研究员也都懂。我们进入了黑猩猩的领地，应该安静地观察，给予它们尊重。前几天，一切都按计划进行。我们天亮前就找到了黑猩猩，然后尽力跟踪它们，并保持至少20码的安全距离。我们从天色蒙蒙亮，一直跟到太阳快下山。整个过程十分刺激，但感觉有点儿像逛动物园。黑猩猩和我们的距离适中，既没远到我看不清，也没近到让我紧张。它们是野生动物，而我是不带丝毫个人感情的动物行为学者。

在第一周快结束的时候，一群黑猩猩突然原路返回，吓了我们一大跳。它们列队从距离我们只有几英尺的地方缓缓经过，我甚至能闻到它们身上的气味。刺鼻的麝香味告诉我它们来自森林，但仍然带着

---

① 1码≈0.9米。——译者注

些许"人味"。内心的顿悟让我从迷雾中清醒过来。忽然，我觉得自己不仅仅是在观察动物，它们并不只是动物那么简单。

彼得·辛格是普林斯顿大学的道德哲学家，他认为人类和其他物种的划分界限过于主观，有意识的动物在道德上和人类是等同的。我在宾夕法尼亚西部的乡村长大，现在在森林和牧场观察动物，偶尔也打猎。我明白，人类就像生命树上百万棵树木中的一棵，但我从未把它与其他物种混淆过。有人说人类并不独特，人类与动物之间的界限并没有那么清晰，我认为这种说法十分荒谬。但此刻我站在乌干达的雨林里，我不太理解自己看到的是什么。我脑海里人与动物的界限仍然存在，但黑猩猩已经越过了这条界限，来到了人类这边。

当然，人类与猿类之间的神秘血缘关系让我们觉得它们无比迷人，我们在它们眼里看到了自己的影子。这股原生的"人类感"让年轻的珍·古道尔忍不住打破传统，给黑猩猩取名字，而不是简单粗暴地用数字给它们编号。从20世纪60年代以来，古道尔、戴安·福西、比鲁捷·高尔迪卡斯开展了具有革命性的猿类研究工作，我们自此得知人类跟其近亲物种的差异是多么微小（见图4–1）。黑猩猩、倭黑猩猩、大猩猩、红毛猩猩种群都有复杂的社会关系和长久的友谊。它们共同狩猎，并使用工具。它们一起嬉戏玩耍，争吵打闹，在所爱的同伴去世后还会感到悲痛。此外，猿类甚至能从其所在的群体中学习社会规范和狩猎技巧。

人类和猿类表亲共同拥有的坏习惯也不少。我在基巴莱项目组了解到，夏天的黑猩猩十分懒惰。它们的确十分强壮，能轻松地把大树撕开，雄性黑猩猩偶尔还会互相鞭打对方，展示彼此的野性。但我们不常看到领头的雄性黑猩猩在森林里横冲直撞，露出獠牙并大声咆哮。相反，我们看到的黑猩猩大多数时间都只是安静地待着。黑猩猩每晚睡9~10个小时[1]，醒来后再花10个小时梳理毛发、吃东西或休息。它们每天行走的距离比美国人的平均水平还要少，也不像你想的那么爱爬树。我在基巴莱项目组收集的数据显示，黑猩猩每天大约爬行330英尺[2]，消耗的能量相当于走1英里路。其他猿类也一样，都懒得要命。

如果我们也像猿类那样生活，就会面临大灾难。久坐不动的人类更有可能患心血管代谢疾病，但猿类即使懒成那样也没什么事。动物园里的猿类极少患糖尿病，它们的胆固醇水平天生就很高，但血管不会因此阻塞。圈养猿类的首要死因是心肌病，致病原因尚不明确，但它们似乎对人类常见的心脏疾病免疫。猿类的血管不会硬化，也不会因为冠状动脉阻塞罹患心脏病。[3]它们的身材也不错，我和史蒂夫·罗斯、玛丽·布朗等人的研究表明，动物园里的黑猩猩和倭黑猩猩的体脂率均小于10%。

离我们最近的表亲物种居然不运动也能保持身体健康，这告诉我们，运动跟水或氧气不一样，它不是动物生存的必需品。反过来看，人类对运动的需要让我们变得和其他动物不一样。随着原始人祖先演化成狩猎采集者，他们的身体机能也随之改变，没有任何一个器官被演化遗忘。第4章说过，我们的生活方式从根本上改变了细胞的工作方式。为了满足高能量消耗的策略，我们的身体加快了代谢率。古老的演化适应过程对我们的生活方式提出了要求：我们的身体生来就是为了四处移动。在工业世界，既然没有了狩猎需求，人体就需要通过额外的锻炼才能保持正常运转。这是我们的狩猎采集祖先留下来的宝贵遗产。

古老的狩猎采集生活方式能够解释运动的重要性，但不能告诉我们运动是如何帮助我们保持身体健康的。第5章说过，运动通过消耗能量让身体健康的观点显然是错误的。我们甚至不能通过运动增加每日能量消耗，也就无法对体重产生长期影响。但是，你千万不要就此以为运动毫无益处。过去几十年来，无数研究数据都明确地告诉我们，运动可以提升人体机能。如果运动不能增加每日能量消耗，那它是怎么让我们保持健康的呢？

接下来，我们会深入探究运动对人体和新陈代谢的影响。我们会看到，新陈代谢如何对运动做出反应——通过不断地权衡，让每日能量消耗维持在稳定水平上。每日能量消耗守恒并不是我们不做运动的借口，相反，这恰恰是我们应该坚持锻炼身体的重要原因。运动不会改变你的每日能量消耗，但会改变你消耗能量的方式，这才是问题的关键。

运动好处多

运动的好处不仅在于让人精力充沛，它还能让人变得健康强壮，远离死神。告诉大家一个有趣的小知识：能一次做10个俯卧撑的男性罹患心脏病的概率要比不能做的男性低60%。[4]有氧运动也有助于你远离心血管代谢疾病，让你活得更长久、更健康。随着年龄的增长，保持身体健壮的重要性与日俱增。6分钟行走是针对老年人的一项标准测试，即让受试者在6分钟之内尽力快速行走。如果受试者在6分内的步行距离超过1 200英尺[5]，相比那些步行距离不超过950英尺的受试者，前者在10年内死亡的概率要低50%。

　　高强度运动对全身都有好处，跑步、踢足球、打篮球、远足或骑自行车[6]，有助于提高你的心率。高强度运动能让血液快速通过动脉，促进一氧化氮释放[7]，保持血管弹性。柔软的血管可以使血压维持在较低水平，并减少血液凝结或血管破裂的风险。中等强度的运动对健康也大有裨益，它能帮助人体把血液中的糖运输到细胞内，能改善情绪、缓解压力，还能减缓抑郁症。有规律的运动能让你保持清醒的认知，减缓因年龄增长带来的认知能力下降。[8]跑步和其他有氧运动能增加大脑的血流量，促进神经营养素的释放，促进大脑细胞的生长。戴夫·莱克伦及其同事认为，跑步之所以能提升认知能力，是因为跑步时大脑需要协调大量感官信号，在维持速度和身体平衡的同时调整前进的方向。[9]

　　运动的好处还不止这些。丹尼尔·利伯曼是我在哈佛大学的博士研究生导师，他在《锻炼》一书中写道，体育运动会影响人体的各个系统，包括免疫系统和生殖系统。[10]仅是它的影响范围之大就令人吃惊，不过具体机理还有待研究。运动能直接刺激神经和循环系统，影响人体全身的功能，运动中的肌肉会向血液中分泌上百种分子。[11]虽然我们刚开始认识运动对人类身体机能的影响，但身体没有哪一部分是跟运动无关的。

看待运动消耗能量的新方式

　　在针对哈扎人的研究中，我们发现的最重要的真相是，人体的每日能量消耗是固定的，这就是有限能量消耗理论。经过演化洗礼的动物的代谢系统都有着共通的机制：尽管能量需求会改变，但每日能量消耗是不变的。当然，每日能量消耗会随着运动量的变化有所浮动，但身体很快就能适应新的生活方式，留给其他任务的能量也会随之减少（见图7-1）。

有限能量消耗理论彻底改变了我们的思路。由于每天的能量预算有限，所有事情都变成了一场权衡利弊的游戏。运动不会增加能量的摄入，而会减少其他活动的能量消耗，因为一份能量不可能使用两次。

自达尔文时代以来，权衡利弊的重要性不言而喻，但它在公共健康领域却被忽视了。公共健康领域的医生和学者不假思索地接受了这种观点：运动会增加每日能量消耗，但不会影响其他活动。最近，随着研究方法的革新，双标水实验把有限能量消耗理论带入了人们的视野中。我们开始了解新陈代谢是如何权衡能量的摄入和消耗，进而影响到运动和健康的。

从前面两章的内容里，我们已经看到了人体内的代谢机器有多么精明。由于能量总量的限制，我们的下丘脑会降低代谢率，并增加食欲。如果盈余的能量太多，代谢率就会上升，燃烧掉多余的能量。如果可用的能量很少，非必要的代谢需求就会被抑制；等到食物充足、能量充沛时，非必要的代谢任务又会被激活。图7-1展示了体育运动对能量消耗的影响。

现存的动物，包括我们在内，都是脊椎动物近5亿年演化的结果。哪些生命活动能在特殊时期减缓，哪些不能，我们的身体对此十分清楚。我最喜欢的一个例子来自约翰·斯皮克曼实验室，他的团队将雄性老鼠分成多组，每组受到不同程度的能量摄入限制。[12] 一段时间后，他测量了老鼠的身体是怎么应对越来越大的能量亏损的。不出所料，老鼠的代谢率和体重都急剧下降，但其不同身体部位所受的影响大小不一。大部分器官，比如心、肺、肝的体积都随着老鼠体重的降低而减小，消耗的能量也减少了。但大脑并未受到影响，保持着原来的尺寸。胃和肠道的尺寸甚至变大了，这是为了尽最大努力从食物中榨取最后一丝能量。最有趣的是脾脏和睾丸尺寸的变化。脾脏是免疫系统的重要器官，它的缩小程度是所有器官中最大的，缩小速度也很快。睾丸则大不一样，它的尺寸直到能量完全耗尽，也没有发生什么变化。这个实验太棒了，它赤裸裸地揭示出老鼠的代谢系统的演化策略：生命苦短，生娃取暖，免疫系统则哪儿凉快就哪儿待着去。

对像人类这样较为长寿的动物来说，代谢策略则完全不一样。萨姆·厄尔拉舍尔对舒阿尔人的研究告诉我们，细菌感染严重的小孩子

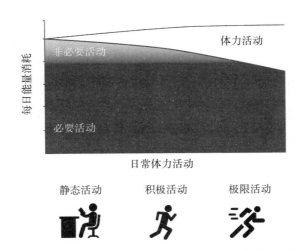

图 7-1　每日能量消耗是稳定的，不会随着体力活动量的增加而增加。相反，随着生活方式的改变，体力活动会占用其他非生命必需活动的能量。在极端情况下，体力活动甚至会跟生命的必要活动抢夺能量，过度运动综合征就是一个例子

会牺牲成长所需的能量，用于增强免疫系统的功能。[13]其中的道理不言而喻，当食物枯竭时，人类采取长期策略，把能量用到身体的维护和生存上。

当运动消耗的能量占据每日能量消耗的大部分时[14]，生命活动的轻重缓急程度就会自然浮现。非必要活动就像奢侈品一样，会首先关闭，生命必要活动则会被保留。由此可见，运动会广泛影响代谢模式和能量消耗，最终对健康产生巨大影响。

炎症反应

身体在受到细菌、病毒或寄生虫的攻击时，其第一道防线是炎症反应。免疫系统将免疫细胞送到感染前线，引起组织肿胀。炎症反应需要消耗不少能量，但我们必须靠它抵御外来攻击。

如果炎症反应搞错了目标，攻击了身体细胞或无害的花粉，麻烦可就大了。这就好比消防队员把没起火的房间的门撞开，然后用高压水枪往里面灌水。对于慢性炎症，攻击会一直持续，结果就会变得很严重。不同组织的慢性炎症可能会引发不同的疾病，比如过敏或关节炎。慢性炎症还有可能影响下丘脑，导致过度进食或其他异常行为。

我们知道，有规律的运动能有效缓解慢性炎症[15]，从而减少心脏病和糖尿病等代谢类疾病的发病风险。有限能量消耗理论可以解释为什么运动能有效地对抗炎症。当能量预算花在了运动上，身体就不得不减少其他活动的能量消耗，削弱炎症反应，从而减少免疫系统不必要的能量消耗。

压力反应

健康的压力反应是抵御生活无常的重要武器。[16]对人类的狩猎采集祖先来说，当他们在草原上偶遇猎豹时，用大量分泌的肾上腺素和皮质醇给身体调一杯战或逃反应的"鸡尾酒"有助于他们逃出生天。在现代社会，当我们遇到抢劫犯或被疯狗追赶时，这杯鸡尾酒也能派上大用场。不过，压力反应和炎症反应一样，如果人们长时间处于压力反应之下，或对没有威胁的事情产生压力反应，就会对健康造成很大的影响。

运动有助于减轻压力、改善情绪，其中一部分原因在于它能减轻压力的强度。瑞士的一项研究测试了两组男性受试者在公开演讲压力下的表现，其中一组是耐力型运动员，另一组是平常不怎么运动的人。两组受试者的年龄、身高、体重和总体压力水平相当，但他们对压力的反应截然不同。结果是，两组受试者的心率和皮质醇水平都升高了，但耐力型运动员的升高程度较小，在压力反应上消耗的能量也更少，这符合有限能量理论的预测。

还有一项实验针对的是患中度抑郁的女大学生，想要研究运动是如何减少压力反应的。[17]受试者参加了为期4个月的实验，其中8周进行有规律的慢跑，另外8周则没有锻炼安排。实验结果符合研究人员的预期：运动对体重没有影响，但减少了压力反应。当受试者有规律地运动时，她们的身体每天产生的肾上腺素和皮质醇降低了30%，抑郁症状也改善了。这证明运动对我们的身体至关重要。

生育

快速提问：谁的睾酮水平更高？是正值壮年的哈扎男性，还是正值壮年的波士顿男性？答案是：哈扎男性的睾酮水平只有美国男性睾酮水平的一半。不仅是哈扎人，齐曼人、舒阿尔人等狩猎采集者的生殖激素（睾酮、雌激素和孕酮）水平都比工业社会中不爱运动的人要低。

　　我们可以自信地说，哈扎人活跃的生活方式是造成其生殖激素水平低的原因，这简直就是实验室研究结果的现实版。参加运动研究的女大学生的雌激素和孕酮水平通常较低，月经规律也更有可能被打乱。传统的能量消耗理论很难解释运动抑制生殖系统的原因，但如果用有限能量消耗理论来解释，就很容易理解了。正是因为大部分能量都花在了运动上，生殖系统可用的能量就更少了。

　　研究还揭示了不同运动抑制生殖激素水平的时长。安东尼·哈克尼是北卡罗来纳大学教堂山分校的运动生理学家，他对男性做耐力运动时的生理反应做了几十年的研究。通过比较同龄的耐力型长跑运动员和不爱运动的男性，他发现与不爱运动的男性相比，持续运动1年的男性的睾酮水平低了10%，持续运动2年的男性低了15%，持续运动5年以上的男性低了30%。[18]这说明，身体需要多年时间才能完全适应不同强度的运动。这些研究结果拉近了工业社会和狩猎采集社会男性之间的距离，后者一生都在不断适应高强度的运动量。

　　抑制生殖系统听起来不像什么好事，但事实恰恰相反。运动是降低生殖系统癌症（比如乳腺癌和胰腺癌）发病率的良方[19]，其中一个原因就是它降低了生殖激素的水平。事实上，相较于哈扎人的数据，你会发现我们的生殖激素水平比狩猎采集祖先高很多。

　　运动抑制生殖系统也是有代价的，主要体现在家庭人口数量方面。哈扎人不存在节育一说，他们通常都想拥有更大的家庭，成年女性一般三到四年生育一次。而在美国，大多数成年女性只要愿意，每一到两年就可以生育一次。相比之下，哈扎女性的生育节奏可能更接近"正常"人类的生理演化结果。

不过，在极端情况下，运动可能会干扰人们正常的生育功能。过度疲劳会导致排卵停止，性欲丧失，精子数急剧减少，等等。

运动的副作用

还记得90年代自行车比赛深陷药物丑闻的事吗？你当然不记得，因为我说的是19世纪90年代，而不是20世纪90年代。人类使用药物的历史要长于骑自行车的历史，所以参加自行车比赛时吃点儿药也不奇怪。[20]现代自行车赛事诞生于1885年，此后10年间，选手在比赛时用药变得十分普遍，也得到了认可。但19世纪90年代的药物丑闻曝光后，人们开始担心药物滥用的问题。显然，当时的药品——可卡因、咖啡因、士的宁和海洛因——都具有见不得人的副作用。

尽管如此，20世纪上半叶的自行车比赛选手仍在滥用药物。他们靠服用兴奋剂和止痛药撑过大型赛事，比如环法自行车赛。第一次世界大战的交战双方都使用苯丙胺给士兵"充电"，于是运动员也学着把苯丙胺混合在鸡尾酒里喝下。直到1967年，国际奥委会才彻底禁止在比赛中使用兴奋剂和麻醉剂。

从20世纪60年代开始，自行车参赛选手开始服用睾酮或睾酮的衍生品，达到促进肌肉生长、增加兴奋度的作用。1975年，国际奥委会宣布禁用这些药物，但事实上它们仍被选手们广泛使用。2006年，世界反兴奋剂机构展开了一项调查，发现睾酮类药物占比达到当年全部自行车选手用药的45%。[21]那年夏天，美国自行车选手弗洛伊德·兰迪斯赢得了环法自行车赛，但因药检不过关而与奖杯擦身而过，罪魁祸首就是睾酮。

我们先不管用药引发的健康问题和道德谴责，单纯从功利主义的角度来看，运动员服用兴奋剂和止痛片来应对肌肉疼痛是可以理解的。但为什么要使用睾酮呢？为什么自行车选手要冒着毁掉健康和职业的风险去服用自身可以合成的化学物质呢？睾酮确实能促进肌肉生长，对训练肯定有用，但这通常是在比赛前的几个月里。如果你在比赛过程中不够兴奋，它也能帮你激发斗志。运动员在训练期间和比赛过程中服用睾酮都可以理解，但为什么他们要在大赛即将开始时服用呢？

答案就藏在运动对身体的抑制作用里。对运动量正常的普通人或运动爱好者来说，抑制作用对我们是有益的，它能帮助我们调节炎症反应和压力反应，让生殖激素保持在健康的水平上。但如果达到了极限，运动就会对健康造成不良的影响。像兰迪斯一样的环法自行车赛选手每天要消耗6 000千卡的能量，赛事要持续将近1个月，他们的身体机能发挥到了极限，以至于他们的身体关闭了其他功能，只保留了必需的功能（见图7-1）。

这就是有限能量消耗理论的阴暗面，它能为我们解释一个著名的现象——过度运动综合征。我们早就知道，过度运动对健康不好。由于免疫系统受到抑制，职业运动员比普通人更容易生病，恢复健康也需要更长的时间。皮质醇可以使人从睡眠状态中醒来，而这一反应也会受到抑制，所以运动员一天到晚都觉得很疲惫。生殖系统也会因此休眠，导致性欲减退。女运动员会月经不调或干脆停经，而男运动员的精子数会显著降低。维持肌肉质量和比赛斗志的睾酮分泌量也会减少，除非他们偷偷用药。

　　显然，过度训练的运动员无法靠多摄取能量来解决上述问题。2014年，卡罗利娜·勒勾斯卡及其同事向31名从事耐力运动（划船、游泳和铁人三项）的女运动员提供了大量膳食补充剂。[22] 她们由于训练过度而出现排卵周期紊乱等症状。服用了3个月膳食补充剂后，这些女运动员的每日能量消耗略有增加（她们每天摄入和消耗的能量分别增加了10%）。但她们的体重和体脂率没有改变。换句话说，她们额外摄取的能量并没有被储存下来，而是被消耗了。其中一些能量被用于生殖系统，略微增加了黄体生成素（刺激排卵）的分泌量。尽管如此，她们的排卵功能并没有得到实质性的改善。这表明，耐力型运动员巨大的运动量用掉了大部分能量预算，导致生殖系统无法正常工作。

　　有意思的是，卡罗利娜·勒勾斯卡等研究者其实在几十年前就从另一个角度跟有限能量消耗理论擦肩而过。他们用每日能量消耗减去运动消耗后得出一个估值，并称之为可用能量，即除运动之外的活动（比如免疫和生殖）所消耗的能量。当运动员每千克去脂体重的可用能量小于30千卡时，过度运动综合征的发生风险就会加大。要缓解过度运动综合征，人们的第一反应可能是多吃东西。但有效能量消耗理论告诉我们，这样做可能没什么用，因为增加可用能量的唯一有效方法就是降低运动量。

　　引起过度运动综合征的原因并不是身体异常或食物短缺。过度运动伤身，适度运动健身，两者背后的原因居然是相同的。性爱、水、蓝草音乐、啤酒和其他美好的事物都如此，运动过量也是这样。俗话说，凡事勿过度。那么，多大的运动量才是适度的呢？

猿类与职业运动员

适度的日常运动量应该很容易找到，尽管黑猩猩的运动量跟环法自行车赛选手的运动量有着天壤之别。让我们先看看狩猎采集祖先的运动量吧。

狩猎和采集很辛苦，但仍然比不上环法自行车赛。我们的研究发现，哈扎人每天的体力活动要持续五六个小时。其中1/3是中高强度运动，比如快走或挖树根，这些活动会让人心跳加速。剩下的2/3基本上是轻体力活动，比如在营地边晃悠或采摘野果。齐曼人和舒阿尔人的运动量也差不多。当然，现存的小型社会丰富多样，这些数据并不能代表全部，但他们总体上每天运动五六个小时，其中一两个小时为中高强度运动。如果把体力活动数据换算成步数，那么哈扎人平均每天要行走16 000步。[23]

相比之下，职业自行车运动员每天训练5小时，而且全是高强度运动。奥运会运动员每天的训练时间也是5~6个小时，以哈扎人的数据作为基准，这相当于我们日常运动量的3倍多。难怪专业运动员很难经受住违禁药物的诱惑，毕竟他们进行的都是超负荷的训练。

运动量的另一个极端则是黑猩猩。野生黑猩猩每天的活动时间不超过两小时[24]，而且大都是轻体力活动，仅相当于每天行走5 000步。[25]这跟美国成年人的运动量很接近，他们每天进行的轻体力活动约为两小时，中高强度运动则少于20分钟。猿类的身体经过几百万年的演化，早已适应了慵懒的生活。如果以哈扎人的运动量为基准，人类的日常运动量大约是黑猩猩的3倍。尽管人类与黑猩猩有诸多共同点，但我们的代谢引擎和它们的大相径庭。如果我们像黑猩猩那样生活，肯定会生病。

　　说到这里，我们可能会认为每天运动5~6小时是合适的，其中包括1~2小时的中高强度运动。这样的运动量介于我们的猿类表亲和超负荷训练的奥运会运动员之间，可以跟哈扎人比肩。只要运气不太差，我们就能顺利活到暮年，而且心脏强健、双腿有力、头脑清晰，就像哈扎人一样健康。

　　哈扎人的运动量和健康状况跟临床研究数据相符。每日活动量是人类寿命长短的重要预测指标。一项大型研究跟踪记录了5 000名美国成年人在5~8年间的生活，旨在分析每日运动量会不会影响他们的寿命。[26] 该研究表明，每天进行1小时以上的中高强度运动的人比久坐不动的人的死亡率低80%。另一项相似的研究分析了15万名澳大利亚成年人的生活[27]，并发现每天进行1小时的高强度运动能抵消久坐造成的健康危害。哥本哈根市心脏研究中心发现，平均每天做30分钟以上的运动可以让死亡概率降低50%。[28]

　　我最喜欢的案例是英国格拉斯哥的邮递员研究项目。[29] 你肯定知道，为了递送信件，邮递员一天要走很多路。该研究发现，每天走路15 000步以上（约相当于走路两小时）的邮递员几乎不会发生心脏病或其他代谢类疾病。[30]

　　我们中的大多数人每天都长时间地坐在电脑前敲击键盘，转发搞笑的文字和图片，像哈扎人那样运动几乎是不可能的。美国疾病控制和预防中心建议人们每周进行150分钟的中高强度运动，这个要求并不高，但只有10%的美国人能做到。不要灰心，行动起来吧。各种运动都试试，你总会找到让你着迷的运动，爬楼梯、骑自行车上下班都行。你甚至不必刻意"运动"，任何能调整每日能量消耗的体力活动都能减少炎症反应和其他不健康生理活动的能量消耗。

哈扎人不但擅长运动，也很擅长休息。他们在没有现代灯光和屏幕的诱惑下，每天能睡够七八个小时，他们会根据日出日落规律地作息。[31]但身处工业社会的我们作息往往不太规律，导致每日能量消耗减少，而心血管代谢疾病的发生率增加。[32]到了休息时间，哈扎人要么在营地附近转悠，要么蹲马步来锻炼腿部肌肉。[33]而我们坐在椅子和沙发上的时间太多了，四肢变得越来越无力。

多大运动量才算合适呢？"越多越好"这个答案过于简单了。大多数人更像黑猩猩，在非必要（甚至是有害）的身体活动上花费了过多的能量。只要你不是经常突破身体极限，你的运动就不会过量，身体也会因此受益良多。我们也应当留意静态行为，比如不要久坐，要保持规律的睡眠。如果你是那种每天运动好几个小时的人，就要注意是否有运动过量的迹象，比如长时间感到疲劳或感冒总也好不了。

运动对体重的影响

运动的益处这么多，体重就真的不受一点儿影响吗？好吧，答案还是：一点儿影响也没有，几十年来的研究结果都清楚地证明了这一点。我们在第5章讨论过，运动对减重毫无效果，而且运动不能有效抵御过度饮食。不过，这里有两点需要注意。

第一，完全不运动可能会扰乱代谢系统的规律运行。运动对身体的影响无处不在，它会将激素和必要的分子运往全身各处。一旦失去这些信号，代谢系统就无法正常工作。[34]细胞的基础工作，比如分解血液中的油脂或把葡萄糖送入细胞，都会变得困难重重。

我们可以从一些不可思议的地方获得早期的数据，比如印度的拉德洛黄麻工厂。1956年，哈佛大学生理学家珍·梅尔与这家大型工厂（当时厂里有7 000名工人）的饮食专家合作，研究每日运动量对体重的影响。[35]他们根据工种对体力的要求给213名工人排序，其中既有一周坐6天的看摊工人，也有肩扛190磅重的黄麻捆在工厂里穿梭的工人。总的来说，体力活动对体重没有影响：每天只需要用铅笔写写画画的记事员跟送煤工人的体重差不多（见图7–2）。不过话说回来，久坐不动的人的情况则大不一样。梅尔认为，看摊工人的生活方式"极其懒惰"，他们的体重比其他人重50磅。换句话说，一般的能量消耗守恒规律对他们来说不太适用。

导致"极其懒惰"的人过度进食的原因还有待探索，但这肯定不是因为他们坐得太久以至于每日能量消耗低。如果真的是这样，运动和体重之间的关联应该体现在所有人身上，而这显然不是事实。运动和体重之间缺少关联似乎更加普遍。拉腊·杜加斯、埃米·卢克及其同事在两年时间内跟踪研究了来自5个国家的将近2 000名受试者。[36]他们发现每日运动量对体重没有影响。对大多数人来说，运动及其消耗的能量并不影响他们的体重。

更合理的解释是，运动会改变大脑调节饥饿感和代谢率的方式。[37]规律性运动似乎能帮助大脑平衡胃口的大小和能量的消耗。过度进食高热量、富含脂肪的食物可能会引起下丘脑炎症，导致饥饿信号紊乱，体重增加（针对大鼠的研究是这样的）。当然，这些还都是猜测。

每天久坐不动对健康的危害十分明显，但其中的原因不得而知。从黄麻工厂的研究结果来看，完全不运动会引起进食紊乱、体重增加。伏案工作和看电视的时长能很好地预测心脏病、糖尿病、癌症和其他

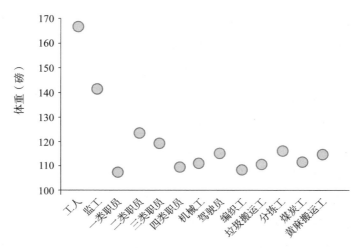

图 7-2　梅尔的黄麻工厂实验中受试者的平均体重。不论是久坐的看摊工人还是辛勤的搬运工人，他们的每日运动量都跟其体重无关（几乎完全不运动的人除外）

许多严重疾病的发病率。每天，世界上有超过500万人的死亡原因是久坐的生活方式。[38]现代化的世界让人们待在室内的时间越来越多，我们远离太阳而投向了电脑的怀抱，这种如猿类一般懒惰的生活方式正在慢慢夺走我们的生命。

　　第二，一旦你成功减重，运动能够帮助你有效地维持体重。虽然运动很难帮你减重，但运动似乎是你维持体重的好方法。针对波士顿肥胖警察（跟前文中的睾酮实验的受试者不是同一群人）的研究能很好地说明这一点。[39]这些男性受试者被随机分成两组：一组只控制饮食，另一组在控制饮食的基础上还要做运动。这项研究持续了两个月，结果跟我们预想的一样，两组受试者的减重程度没有差别。但减重过后，坚持运动的受试者能更好地保持体重（见图7–3）。研究结果反过来也成立，在该研究项目结束后不做运动的人体重又恢复到从前的水平。

　　美国国家体重管理档案室的数据也支持上述结论[40]，这些数据来自 10 万多名减重超过 30 磅并成功维持体重一年的人，他们的数据彻底击溃了稳定地维持减肥成功后的体重是不可能的这一说法。

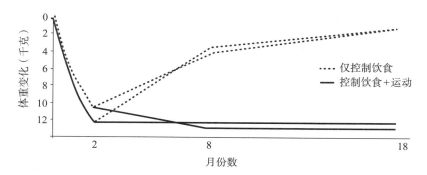

图 7-3　波士顿警察研究中受试者的体重变化情况。在最初的两个月里，控制饮食的同时增加运动量并不能帮他们减重。但是，在两个月的减重期后坚持运动却能帮助他们维持减重的成果。而那些不运动的受试者体重又都恢复原样

　　不过，需要注意的是，档案室的数据是通过网络调研得来的，在记录饮食习惯、运动次数和体重时都不太可靠。不过，几乎所有（98%）调查对象都报告说是饮食习惯让他们成功减重。这并不奇怪，因为饮食能改变大脑中的奖赏系统，调整人们的饮食习惯。与此同时，他们声称自己更积极地运动了，最常见的就是走路。

　　美国国家体重管理档案室的实证研究结果更有力地证明了这一点。2018 年的研究用加速计监测了调查对象的运动量，并与另外两组人进行比较：一组是肥胖的成年人，他们的体重跟减重之前的档案室调查对象一样；另一组是体重正常的成年人，他们从未超重，体重和减重之后的档案室调查对象一样。跟波士顿警察实验的结果一致，档案室调查对象的运动量比肥胖人士的运动量大：每天多做一小时的轻度运

动（比如散步），多做40分钟的中高强度运动。[41]由此可见，运动似乎能帮助档案室调查对象减重。

毫无疑问，档案室调查对象比体重正常人士的运动量大。换句话说，档案室调查对象如果要保持与体重正常人士相同的体重，就要进行更多的运动。之后，有研究跟踪测量了档案室调查对象的每日能量消耗。尽管他们的体型较小，基础代谢率也较低，但档案室调查对象的每日能量消耗跟肥胖人士相当。原因在于，他们的身体（准确来说是大脑中的体重管理系统）仍然保持着减重前的运行逻辑。也就是说，档案室调查对象的大脑认为他们还跟减重前一样胖，每天仍然需要消耗与以前相当的能量。为了保持能量平衡、体重稳定，他们必须想办法消耗掉这些能量，那就是做运动。

美国国家体重管理档案室的研究揭示了人类代谢引擎的工作方式。饮食习惯带来的体重下降并不会改变下丘脑对日常营养摄入量的设定。即便我们保持减肥后的体重长达几年时间，饥饿反应已经消失，基础代谢率恢复正常，下丘脑也不会改变主意。如果下丘脑一直维持着减重前的能量摄入设定，我们就会摄入超过实际所需的能量。这样一来，我们的体重又会回到减重前的水平。

有限能量消耗理论认为，运动既能帮你维持减重的成果，又能将每日能量消耗恢复到减重前的水平，还能帮你养成有规律的饮食习惯。

突破极限

几年前在一次关于代谢议题的学术会议上，我报告了关于每日能量消耗的有限证据。会后我在酒店的酒廊里和一个同行聊到很晚，他的整个职业生涯都在研究能量消耗和肥胖之间的关系。具体细节我记不清了，但当时我们的对话大致如下。

"也许你是对的，"他说，"运动真的不会影响人们的每日能量消耗，也不会降低他们的体重。但你说话得谨慎些，一旦人们意识到运动不能减重，他们就不会运动了。避免死亡不是积极运动的好理由，虚荣才是。"

这位悲观的同行一针见血，道出了人类的本性。虽然我们可能不愿意承认，但在运动这件事上，我们和懒惰的猿类表亲如出一辙。潜意识里，我们只想整天躺着不动或坐着吃点儿东西、梳理一下毛发。我们建立的"工业社会动物园"让这一切都变得易如反掌。我们当然不想患上心脏病，但我们更想刷刷手机、吃些零食、再多坐会儿。如果运动不能让我变得更性感，那就明天再说吧。

以减重为诱饵推销运动的问题在于，它没有效果。最终，人们可能会因为发现自己的体重没有变化而放弃运动。有的人可能会继续坚持，毕竟运动还能改善情绪、提高认知能力、强身健体。但如果公共健康领域的专家能坦白地讲出事实，人们可能会更愿意做运动。运动不能让你变瘦，但能让你活得更健康。

运动不仅能让我们的代谢引擎运转起来，还能保持肠道的规律运动。有限能量消耗理论并不意味着运动不重要，相反，正是由于每日能量消耗有限，运动才会给身体带来如此多的益处。运动对身体还有许多未知的影响等待我们去发现。

有限能量消耗理论留下了一些悬而未决的问题。既然能量消耗有限，那些运动员每天的惊人能量消耗又是怎么回事呢？他们有的攀登高峰，有的去极地探险。我们会在本书的最后两章看到，不论是铁人三项运动员、环法自行车赛选手还是北极探险家，他们的代谢系统和怀孕的女性都一样。虽然体育运动的种类五花八门，但它们并不能概括我们对能量需求的全貌。随着人类的演化，我们的能量需求已经超出了身体的供应。我们消耗的每一卡路里都在改变着现代社会，并威胁着人类的长期生存。

第 8 章

寻找人类耐力的极限：能量的永动机

布莱斯·卡尔松三十几岁了，身材修长，脸上总是挂着大大的笑容。他看上去很健康，是那种每天早起后先运动再开始工作的人。不过，他的身材也没好到让人想在公司派对上多看他两眼。他偶尔会在午餐时提起最近在为参加某项马拉松比赛做准备。如果让他参加公司的 5 000 米跑，那他肯定是夺冠的大热门，只是他长得不像那种厉害到能创造世界纪录的人。

但是，人不可貌相。

2018 年 6 月 20 日早上，在纽芬兰岛海岸的奇地维地港，卡尔松用他惯常的笑容向一小群当地人和记者告别。他看了看表——早上 8 点。随后，他握住碳纤维船桨的把手，往后一划，船体的重量通过反作用力传递到他肩部和背部的肌肉。这艘船的名字叫作露西尔。与其说露西尔是划艇，不如说它是带着桨的太空飞船——卵形的船身、精巧的船舱与船舷融为一体。卡尔松划船的地方也不是人们去野餐的无名小湖。他要向着北大西洋进发，并向世界纪录发起冲击。卡尔松打算横渡大西洋，独自划过 2 000 多英里的海面，到达英格兰南部锡利群岛的岸边。

即使船上装备着 GPS 等各种现代化工具，完成这趟航行也绝非易事。历史上曾有 14 人挑战横渡大西洋，只有 8 人成功了[1]，还有两人消失在北大西洋冰冷的暗夜中，尸骨无存。卡尔松的目标不仅是成功横渡大西洋，而且要创造凭人力最快横渡大西洋的世界纪录。卡尔松和露西尔只有 53 天的时间。

一路上，麻烦的事情不断。旅程开始没多久，用于提供淡水的主要脱盐设备就坏了。船翻了几次，海水渗进了电子系统，导航设备被烧坏了。但这些对卡尔松来说都不算什么。8 月初的一个周六傍晚，天色有点儿阴沉，卡尔松将露西尔停泊在锡利群岛的圣玛丽港口，自己上了岸。几百名观众聚拢到一起，目睹了新的世界纪录的诞生。卡尔松用时 38 天 6 小时 49 分钟，完成了这项挑战，把原来的世界纪录沉入了水底。

这趟旅程的代价不菲。卡尔松每天吃下 4 000~5 000 千卡热量的食物[2]，但他的消耗远多于此。虽然他每天的能量摄入惊人，但还是会消耗 625 千卡的脂肪和肌肉，到达目的地后他的体重比出发前少了 15 磅。算上饮食摄入和身体消耗后，卡尔松平均每天要消耗 5 000 千卡能量。

尽管卡尔松独自在海上航行，但他的代谢系统仍在正常工作。其他耐力型运动员的每日能量消耗也很惊人。环法自行车赛选手的赛时每日能量消耗为 8 500 千卡[3]，而铁人三项选手只需要 12 小时就能消耗掉同等的能量。[4]迈克尔·菲尔普斯在奥运会上赢得了 23 枚金牌，据说他训练期间每天要吃下 12 000 千卡热量的食物。[5]这些运动健将的身体状况似乎在挑战有限能量消耗理论，我们的身体真的能把每日能量消耗维持在 2 500~3 000 千卡吗？本章将会解答人类能量消耗极限的谜题，我们会看到有限能量消耗理论如何为极限运动设定能量消耗的天花板。但你不需要成为超级运动员才能去挑战极限，问问你的母亲就明白了。

时间问题

你能跑多快？回答这个问题无须思考。你的跑步速度取决于你的跑步动机，比如，你是在打垒球还是有狮子在追你。速度也很重要，全力冲刺 50 米没问题，但如果你想跑上 1 英里，速度就得慢下来了。我们的跑步速度总是介于全速短跑和慢速长跑之间，大多数人还在学校追跑打闹的时候就已经明白这个道理了。

毋庸置疑，运动时间决定了耐力的大小。不过，造成生理疲劳的原因就不那么显而易见了，运动学家和生理学家仍在就身体极限的原理争论不休。[6]有一点很明确，跑步跑到极限跟开车烧光汽油不是一回事。事实上，大脑会从身体各处整合信号，比如肌肉代谢副产物、体温、主观感知的难易度和预期剩余消耗，所有这些都会帮助大脑决定我们对自己有多狠。当你筋疲力尽地倒下时，其实是大脑命令你停下来。整个过程不是你能完全自主决定的，跟下丘脑调控饥饿感和代谢率一样，决定耐力和疲劳的神经系统位于大脑深处的潜意识中。

20 世纪 90 年代，关于耐力和疲劳的神经学原理还饱受争议，但随着证据的增加，人们的认识变得逐渐清晰。第一，无论是实验室研究还是生活经验都告诉我们，哪怕你累到不能动弹，身体里还是有充足的营养可供使用。肌肉再劳累，它里面还是有足够的腺苷三磷酸，血液里也有不少葡萄糖和脂肪酸在流动。跑步运动员在撞线时体能达到极限，但休息一会儿之后又能微笑着绕场慢跑一周。第二，疲劳的神经机制能解释情绪和感知对运动表现的影响。世界级马拉松选手能在极限状态下坚持跑两个小时，接近终点时他们还能加速，这表明决心和毅力可以激发出更多潜力。反过来说，实验室研究也发现，精神疲劳会降低耐力。[7]所以，优秀的运动员和教练都知道，在比赛前调整好心态是多么重要。

大脑对疲劳感的干预可以解释能量消耗和耐力之间的关系（见图8-1）。第3章讲过，跑步速度越快，能量消耗得也越快。两者之间

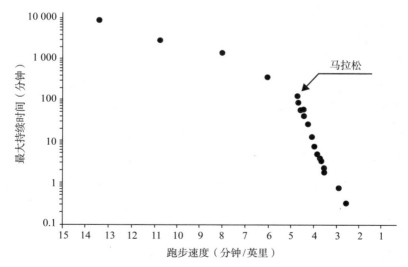

图 8-1　耐力与体力极限的关系图。耐力和运动强度紧密相关，这幅图描绘了800 米跑到 600 英里跑的世界纪录与最大持续时间的关系。马拉松运动员在比赛时，速度会维持在最大摄氧量附近。随着速度加快，耐力会急剧下降，因为身体不得不依赖无氧代谢提供更多的能量

呈线性关系，也就是说，如果你的速度加快 10%，能量消耗的速度也会提升 10%。这跟汽车引擎没什么区别：汽车速度加快 10%，耗油量（或耗电量，如果你开的是电动汽车）也会提升 10%。不过，代谢引擎和汽车引擎存在着根本性差异。速度无法决定汽车能开多远，决定汽车行驶距离的是油箱或蓄电池的容量。但人就不一样了，人的跑步速度对跑步距离起着决定性作用。如果你跑 1 英里的比赛，你可能在消耗了 100 千卡能量后就会感到精疲力竭。但如果你跑的是马拉松，你可能在消耗了 2 600 千卡能量后才会产生同等的疲劳感。虽然我们的主观感受是"精疲力竭"，但我们的身体并不会因为能量耗尽而停下来。所以，运动强度才是决定耐力大小的关键因素。

速度影响疲劳感的原因之一在于，能量供应方式发生了改变。[8] 当我们休息或做低强度运动（比如读书或在公园散步）时，身体主要靠燃烧脂肪供应能量。这从生物策略方面来说很合理：脂肪储存的能量几乎是无限的，虽然脂肪转化成腺苷三磷酸需要更长的时间，但因为能量消耗低，我们也不需要更快的能量供应方式。当运动强度提升时，葡萄糖就会开始供应能量。有的葡萄糖是从血糖中获取的，有的来自肌肉中的糖原。与脂肪相比，葡萄糖即使是从糖原转化而来，速度也更快。因此，当锻炼强度增加、能量需求增大时，葡萄糖可以为肌肉提供充足的腺苷三磷酸。

高强度运动对葡萄糖的依赖程度相当高，因此运动员会在赛前大量储存糖原，并认真规划赛时的饮食。如果碳水化合物耗尽，运动员可能会行动迟缓、身体虚弱，这是因为他们只能通过转化速度慢的脂肪来获取能量。我们可以通过训练来调整身体消耗葡萄糖和脂肪的比例。有些运动员会在碳水化合物耗尽的情况下进行训练，这样身体就会燃烧更多的脂肪，从而节约珍贵的葡萄糖。但是，运动员能从脂肪中获取的能量是有限的，真到比赛的时候，人人都得靠碳水化合物。

如果跑步速度继续加快，能量消耗随之增长，就算葡萄糖供应充足，线粒体也无法以足够快的速度制造腺苷三磷酸，这个临界点叫作最大摄氧量，也就是有氧运动的极限。如果我们在实验室里监测耗氧量，你会发现，一旦到达这个临界点，即使你的运动量继续加大，耗氧量也不会继续增加。你在这个状态下坚持不了多久。

当有氧运动产生的腺苷三磷酸用尽时，肌肉就只能依靠无氧代谢来供应能量了。无氧代谢会导致血液中的二氧化碳含量升高，pH值（酸碱值）也会上升。细胞内的葡萄糖会分解成丙酮酸盐，被线粒体转化成乙酰辅酶A，然后进入三羧酸循环，最终形成大量的腺苷三磷酸（见图2-1）。不过，丙酮酸盐进入线粒体的道路会很拥堵，被挡在外面的丙酮酸盐会转化成乳酸。这时，你的肌肉会感到酸痛，大脑深处有个低沉的声音说："要不要先歇一会儿？"这个声音会越来越大，最后变成严声喝令："你再动一下试试？"直到你的速度慢下来或完全停止运动。

能量消耗与最大摄氧量的关系只是影响耐力的诸多因素之一，但它至关重要。当运动员达到最大摄氧量时，其耐力会骤降（见图8-1）。世界级马拉松选手能在达到最大摄氧量的情况下坚持跑两个小时，速度为每英里4分42秒。如果把速度加快5%，即每英里4分28秒，运动员能坚持跑步的时间就得减半。一旦运动员的运动量超过最大摄氧量，无氧代谢发出的信号就会传递给大脑，大脑会在身体出现损伤之前让身体停下来。身体对无氧代谢的依赖度越高，耐力临界点来得就越快。

我们的代谢机制塑造了耐力运动不为人知的一面。马拉松比赛的精彩之处就在于，运动员全程都在最大摄氧量的临界点附近跑步（见图8–1）。每位选手在感受自己身体极限的同时，也在观察对手的状态，找时机战胜他们。最大摄氧量让短跑比赛变成了一场血战，运动员试图找到摄氧量和痛苦程度之间的平衡点，在身体崩溃之前尽快到达终点。

话说回来，田径比赛的时间相对短。即使是马拉松比赛，不少选手也能在3小时之内完成。有没有时间超长的比赛项目呢？比如你带着几只狗计划用3个月横跨南极洲，结果你的食物掉到了深不见底的冰缝里，你只能含泪把你的狗一只只宰杀吃掉，然后绝望地回家？[9]这种情况的确很少见，但越来越多的科学家开始跟踪研究像卡尔松这样的极限运动选手，旨在找到人类的运动极限。他们的研究成果改变了我们对代谢系统的认知。

耐力的极限

尽管他的北大西洋之旅让世界瞩目，但这并不是布莱斯·卡尔松路程最长的探险。在此之前，他还横跨过大陆。

2015年1月16日早，几十名勇敢的跑步选手聚集在加利福尼亚亨廷顿沙滩上。他们脚下是黄沙，背后是太平洋。卡尔松也在其中，跃跃欲试。有位来自佛蒙特州的男士名叫牛顿，当天是他的73岁生日。不过，选手们不是来这里开生日派对的，而是参加跑步穿越美国的比赛。

早上8点，他们从加利福尼亚南部的一座城市出发了，迈开轻快的步子一路向东跑。下午还没过完，他们一行人就已经跑完一个全程马拉松的距离了。当天的目标已经达成，他们在终点线前搭建起了临时营地，准备养足精神，第二天继续前行。所有参赛选手（包括卡尔松和牛顿）每天都要跑一场马拉松，每周6场（有时是7场），持续140天。他们要跑完3 000英里，穿越美国南部的沙漠和得克萨斯州的山川平原和卡罗来纳的森林，一路向北，最终到达华盛顿特区的白宫。

我们有幸受到这次比赛的组织者达伦·范索瓦和桑迪·范索瓦夫妇的邀请，和许多科学家一起参与了这趟旅程。卡尔松当时是普渡大学的教授，也是参赛队伍中的核心成员。他很有先见之明，建议邀请研究者参与到比赛中来，范索瓦夫妇欣然同意了。在这项赛事正式开始的一年前，在一场人类学会议上，卡尔松问我想不想测量跑步选手的每日能量消耗。那是我第一次见到卡尔松，也是第一次听说这种比赛，当时我觉得他肯定是疯了。去测量为期5个月、横跨整个北美、全长3 000英里的跑步比赛？这简直不可思议！但我立刻就同意了。

我、拉腊·杜加斯和实验室当时的博士生察拉·奥克珀科一起制订了一个计划。我们测量了跑步选手赛前的每日能量消耗和基础代谢率，并在比赛开始时和结束时再分别测量一次。我们获得了两大类关键信息。第一，我们得到了有关运动极限的可靠数据，这可是无价之宝。第二，我们比较了比赛开始时和结束时选手的每日能量消耗，用于计算能量补偿。跑步选手的身体能适应如此巨大的能量消耗吗？他们的身体会减少其他活动的能量消耗，用于补偿运动的能量需求吗？

有6名选手同意参与我们的代谢研究。凯特琳·瑟伯是我的实验室里的一名研究生，她负责用双标水法实地测量选手的每日能量消耗。她在比赛的起点（加利福尼亚州）进行了第一次测量。5个月后，她又在比赛的终点（弗吉尼亚州）进行了一次测量。她甚至跟踪了两名半路改变路线的选手，这两人的进度更快（这也证明了野心与理智是相关的）。杜加斯也仔细地收集了选手在起点和终点处的BMR，但没能得到两位偏离原计划的选手的数据。6名选手中有1名因伤病在几周后退出了比赛。

瑟伯的努力得到了激动人心的回报。在比赛的第一周，选手的每日能量消耗与我们的预测完全一致，每天增加了跑一场马拉松的能量消耗，即2 600千卡。身体无法在一周内完全适应新的运动量（每天比平时多跑一场马拉松），因此，我们只需要将跑马拉松消耗的能量加总计算。卡尔松和其他选手的每日能量消耗达到了6 200千卡，令人震惊。[10]

但是，140天后比赛结束时，他们的身体发生了变化。尽管运动量还是惊人地大（每天跑一场马拉松），但他们的每日能量消耗已经骤降到4 900千卡，比第一周减少了20%。其中一部分原因是东部的山地起伏不像西部那么大，还有一部分原因是选手的体重在比赛过程中有所下降，身体负荷减小。不过，每天仍有600千卡的能量似乎凭空消失了，这应该是因为他们的代谢系统减少了其他器官的能量消耗，使每日能量消耗保持在相对稳定的水平上。当然，跑马拉松的能量消耗实在太大了，以至于超过了代谢系统的调控能力，因此到了比赛的最后几天，选手的每日能量消耗仍然很高。

另一个有趣的研究结论是，选手的基础代谢率在比赛前后几乎毫无变化。拉腊·杜加斯发现，能量补偿对基础代谢率没有影响。减少的那部分能量消耗并非来自基础代谢，而是来自活动能量消耗。这听起来令人难以置信，每天的运动量不变（每天跑一场马拉松），但活动能量消耗居然下降了。[11]在运动量如此大的情况下，活动能量消耗怎么还会减少呢？

　　一个可能的原因是，人们会减少"非运动性活动产热"（NEAT）。[12]
也就是说，人体会在不知不觉间减少需要消耗能量的微小活动，比如
颤抖，以保证留下足够的能量用来运动。这个观点很有意思，也有助
于解释能量补偿，但证据并不充分。埃德·梅兰松等人发现，大多数
研究都认为非运动性活动对能量消耗的影响微乎其微。[13]而且，很难
想象穿越美国大赛的选手仅靠少抖腿每天就能节省下600千卡的能量。

　　另一个可能的原因是，活动能量消耗的范围要大于体育运动。人
体遵循一种有规律的节奏：静息代谢（器官工作时的总能量消耗）每
天就像过山车轨道一样有规律地起伏[14]，它在傍晚升至顶峰，在清晨
降到谷底。这也是我们要在早上测量基础代谢率的原因。如果我们只
是简单地从每日能量消耗中减去基础代谢和消化消耗的能量来估算活
动能量消耗，就会忽略静息代谢的能耗波动，错误地把这一部分归类
到活动能量消耗里。但事实上，增加运动量并不会降低静息能耗的底
线，而是会抹平能量峰值。因此，能量补偿看似来自活动能量消耗，
但其实所有活动都会减少，比如抑制免疫、生殖和压力反应。这是一
个热门的研究领域，我的实验室也在探索这些问题。

能量极限就是运动的极限

　　我很好奇，穿越美国大赛和其他耐力型比赛相比，选手们的每日
能量消耗会有什么差别。我找遍了极限运动的代谢数据，比如铁人三
项、100英里超级越野马拉松、环法自行车赛、南极徒步、军队远征
等。我还找到了超长距离跑步比赛的每日能量消耗数据，比如24小时

极限长跑，以及为期46天、全程2 200英里的阿巴拉契亚国家步道长跑。但我找不到比穿越美国大赛时间更长的比赛，我能找到的每日能量消耗最高、时间最长的活动也只有怀孕了。女性的孕期长达9个月，妊娠末期的每日能量消耗多达3 000千卡。

当我分析人类耐力运动的数据时，有件事情十分明了：铁人三项这种相对短程运动的每日能量消耗更高，而环法自行车赛这种长程比赛的每日能量消耗更低。比较所有的相关研究数据很难，其中一个重要的原因是，选手间的体型差异太大，代谢率也各不相同。为了控制体型因素的影响，我使用了代谢研究者的常用方法：计算每日能量消耗与基础代谢率的比值，即代谢范围。它消除了体型因素的影响，因为体型对每日能量消耗和基础代谢率的影响程度相当。所以，你可以把代谢范围当成是控制体型因素后的每日能量消耗。

当我绘制出运动时长和代谢范围的关系图后，我发现它美得令人叹为观止。我坐在椅子上，看着这条优雅的曲线从屏幕的左上方干净利落地延伸到右下角，连接着能耗最高、持续时间最短的运动和能耗最低、持续时间最长的活动（见图8–2）。

图8–2上的点和线共同构成了人类耐力的边界。我还在图上添加了其他耐力运动的研究数据，但不论是军队远征还是体育比赛代表，所有数据都老老实实地落在人类耐力边界之内，无一例外。怀孕则恰好落在了边界上，代表着代谢范围的最远端。孕妇和环法自行车赛选手一样，其每日能量消耗都位于耐力极限的边缘。由此可见，怀孕是比超级越野马拉松强度还要大的马拉松。

我们认为，图8–2里的代谢曲线就是真实的代谢极限，因为没有人能超越它。无数运动精英努力了一辈子，只为了让自己的耐力尽可

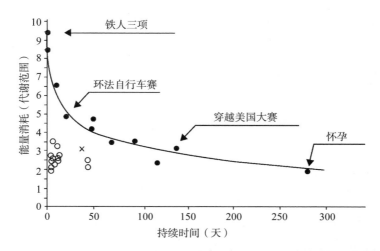

图 8-2　持续时间不同的运动的耐力极限（依照代谢范围，即基础代谢率的倍数）。实心黑点代表人类的极限运动（部分已标出）。空心灰点代表其他长时间、高强度的运动，有的是登山，有的是奥运会比赛项目。"X"标记的是卡尔松的横渡北大西洋之旅

能地接近身体极限。在持续时间为几小时甚至几周的比赛中，第一名与第二名的成绩差距只有几秒钟。如果他们能突破代谢极限，比如环法自行车赛选手能达到像超级越野马拉松选手那样的基础代谢率，他们的成绩就能提升几个小时。但他们没能做到，因为这是不可能做到的。没有人能超越人类的耐力极限，而只能不断接近它。

卡尔松是我所知的能在两种大相径庭的耐力运动中都逼近耐力极限的人：一次是穿越美国大赛，另一次是划着露西尔横渡北大西洋。

耐力还需靠内力

我们在瑞士的一次学术会议上展示了自己的研究发现。约翰·斯

皮克曼听后对我们表达了赞许，但他对我们的研究结果毫不吃惊。他是代谢生理学领域的领军人物，致力于探索哺乳动物能量限制背后的机制。斯皮克曼的研究结果指向了体温调节：如果代谢太快，身体会过热。在一项关键的研究中，他把哺乳期雌鼠的毛剃光，由此证明了如果雌鼠能更有效地降低体温，它们就能消耗更多热量，并产生更多乳汁。[15] 我绘制出了人类代谢能力的边界，但斯皮克曼想知道的是该边界背后的原理。

我虽然没有仔细想过这个问题，但我觉得体温调节并不是关键。我的研究对象都处于不同的温度条件下，有的在夏威夷参加铁人三项比赛，有的在夏日的欧洲参加自行车比赛，还有的在冰天雪地的北极参加徒步比赛。如果体温真有那么重要，那么北极的徒步比赛选手应该能突破耐力极限，因为他们的体温更低，就像被斯皮克曼剃光了毛的雌鼠一样。

斯皮克曼和我重新研究了相关数据，找到了更有说服力的原因。我们把体重减轻的曲线和运动员的耐力数据做比较，发现每日的体重减少和能量消耗是成正比的。运动员并不想减重，于是他们赛前尽量多吃高热量食物，以囤积能量。但不论他们怎么吃，也无法满足比赛时的能量消耗。比赛的持续时间越长，能量缺口就越大。

另一个谜题也解开了。每个运动员（包括孕妇）每天获取的能量都是相等的。北极探险者也好，马拉松选手也罢，他们身体吸收的能量刚好是基础代谢的 2.5 倍（我们用基础代谢而不是绝对的卡路里数，是为了控制体型因素的影响）。如果运动员的能量消耗大于基础代谢的 2.5 倍，就要消耗一些脂肪储备。这也是运动员体重降低的原因，因为他们的每日能量消耗大于基础代谢的 2.5 倍。

为了检验人体到底能不能吸收大于2.5倍的基础代谢的能量，我们引入了强迫进食研究。在这类研究中，受试者摄取的能量远多于身体所需。我们计算了身体吸收的能量，结果显示，每个人吸收的能量都是基础代谢的2.5倍左右。如果转换成卡路里，在任何情况下，人体每天最多能吸收的热量为4 000~5 000千卡。因此，如果你消耗的能量大于这个数字，你就需要依靠脂肪来提供额外的能量。

当然，你就算连续几天处于负能量状态也不会出事，甚至几个月也没关系，毕竟人类可以无限接近耐力极限。但你不可能一直这样，要保持真正的"无限耐力"，你必须维持稳定的体重，这就要求你每天的能量消耗要小于或等于2.5倍的基础代谢，毕竟你的身体最多只能吸收这么多的能量。对持续时间长的耐力运动来说，拖后腿的不是肌肉质量，而是身体吸收能量的能力。

我们并不清楚身体是如何理解体重持续降低的现象的，也不清楚它如何将这一信息"翻译"成疲劳感，进而削弱耐力。大脑的作用举足轻重，从马拉松和短跑产生的不同疲劳感就可见一斑。环法自行车赛选手并不是因为饥饿停下，而是因为疲劳感。

不过，体重降低的确发出了至关重要的信号。第5章讲过，大脑能精确追踪体重变化，并做出反应。因此，体重降低很可能是大脑调节耐力的重要信号。反过来看，提升身体吸收能量的能力可能是提高耐力的好办法，环法自行车赛选手应该会同意这个观点。20世纪八九十年代，有些环法自行车赛选手会在晚上静脉注射脂类和葡萄糖，以提升自己的耐力。[16] 如果把营养物质直接注射到血管中，营养物质就能绕过消化系统，躲开能量吸收的上限。也许这就是在我们的测量数据里，环法自行车赛选手的体重下降程度比我们想象的低的原因。

这些运动员减轻的体重小于3磅，相比其他运动员来说，算是异常了。脂肪和糖在耐力型比赛中不算违禁药（你总得吃东西），但晚上偷偷进行静脉注射就太过分了。因此，20世纪90年代，这一做法被禁止。

人人都是运动员

代谢限制不只体现在北极徒步比赛或环法自行车赛的作弊问题上，我们日常生活的方方面面也会受它影响。对孕妇来说，能量吸收限制会有效防止孕期过长。整个怀孕期间，孕妇都需要摄入超过身体所需的能量。这是一条普遍的真理：孕妇需要增重。但随着孕妇体重的增加，其每日能量消耗也会增加。到妊娠末期，孕妇的身体承受能力达到极限。[17]如果胎儿持续长大，孕妇将没有能力提供两个人所需的能量。因此，代谢极限有助于限制孕期的时长，及时启动胎儿的生产过程。

饮食和生活方式的现代化可能会将孕妇和胎儿置于危险境地。[18]生育对人类来说并非易事。女性产道的大小刚好能允许婴儿头部通过，如果婴儿的头再大一点点，孕妇就将面临更大的生命危险。那么，婴儿的头部为什么会过大呢？要么是因为婴儿从孕妇身体里吸收了太多营养，要么是因为婴儿在孕妇的身体里待的时间太长。在哈扎社会里，孕妇哪怕到了妊娠末期，身体仍然保持活跃，食物也没有那么容易消化，所以婴儿没有那么多的能量可供挥霍。因此，哈扎婴儿的头部通常不会大到威胁母亲的生命。而在工业社会，能量十分容易获取，婴儿发育所需的能量也不会被母亲的体力活动抢走，这可能会让婴儿的出生时间稍有推迟，体型也会偏大，进而影响到母亲的生命安全。过去半个世纪以来，剖宫产的比例猛增，而这正是在饮食和体力活动方式变革的大背景下发生的。

我们消化能力的上限也给能量消耗设置了上限。在生命的漫长岁月里，我们消耗的能量不可能超过身体摄入的能量，我们的日常生活必须在代谢范围内进行。对于世界上接受过代谢测量的几百个族群，不论是荷兰人还是哈扎人，所有人的能量消耗都在2.5倍的基础代谢的范围之内。即使是哈扎人，他们的身体也会将每日能量消耗保持在该范围之内。

这是我们对有限能量消耗理论的重新发现，就像麦哲伦向西航行发现地球是圆的一样。

菲尔普斯之谜

自从我们发表了关于有效能量消耗理论的论文，我们就不可避免地在多个公开场合讨论了"菲尔普斯之谜"这一现象。严谨的同行问我："如果能量消耗是有限的，菲尔普斯怎么可能一天摄入12 000千卡的能量呢？"[19]这个问题很好，我冥思苦想许久也没有找到答案。

这和人们对运动精英的盲目崇拜有关。职业运动员常会提到他们的饮食方式：菲尔普斯取得了一系列非凡成就（23枚奥运会金牌，还有其他无数奖项），而"吃得多"是他在观众心目中留下的一个深刻印象。天哪，每天吃掉含12 000千卡热量的食物？超级英雄跟我们这些普通人的身体结构肯定不一样。

要解开菲尔普斯之谜，我们先得知道他的准确的食物摄入量。没有人严格测量过菲尔普斯或他的队友的食物摄入量，起码没有人公开发表过这方面的数据。事实上，12 000千卡这个数字很可能是夸大其词，他本人后来改口说训练期间的每日食物摄取量更接近 7 000~8 000 千卡，但这个数字也不一定准确。自我报告的食物摄入量通常不靠谱，哪怕是在设计严谨的实验里。而其他游泳运动员报告的数据则比较普通，另一位奥运会游泳明星凯蒂·莱德基表示，她每天的食物摄入量小于 4 000 千卡。[20] 不过，我们暂且按照 7 000 千卡来估算菲尔普斯的能量摄入。

菲尔普斯身高 6.4 英尺，巅峰时期体重达到 194 磅。[21] 如果把这些数字代入基础代谢率公式，可以估算出他的基础代谢约为每天 1 900 千卡，但这个数字的可靠性也不高。人们的实际基础代谢轻易就会偏离公式估算值 200 千卡左右。像菲尔普斯这样的运动健将，体脂率低于平均值，肌肉含量更高，基础代谢可能也更高。为了增加容错率，我们把他的基础代谢估计成 2 100 千卡。

每天吃下 7 000 千卡的食物意味着什么？它意味着你的消化道不会榨尽食物中的每一卡路里热量（不然你就不会排泄了）。人类消化道对能量的吸收率在 95% 左右，你的实际吸收率取决于你的饮食习惯、消化道结构和生理特征。如果菲尔普斯每天吃下 7 000 千卡的食物，他就会吸收大约 6 650 千卡的能量用于身体活动，剩下的都从下水道冲走了。

这样一来，菲尔普斯每天吸收的能量将是基础代谢的 3 倍多一点，他也会因此蹿升到人类能量与耐力对照表的上限。我们发现，精英运动员每日摄取的能量是基础代谢的 2.5 倍，但或多或少会有些浮动。在我们的研究样本中，有一小部分人的能量吸收高于 3 倍的基础代谢。如果菲尔普斯一天吃下 7 000 千卡的食物，那么他的确挑战了有限能量消耗理论的极限，但并没有违背它。他是运动精英，但并非超人。

每年都有成千上万名美国儿童想成为第二个菲尔普斯或莱德基。普通人和运动精英之间的差别到底在哪里？为什么有的人能在比赛中屡创佳绩，而有的人却一辈子碌碌无为？也许你需要一个能大量吸收能量的消化道，这样的话，你即使在游泳池里不间断地练习，身体也不会累垮。也许菲尔普斯和莱德基就是这样的人，他们强大的消化能力和惊人的体力耐力是相辅相成的。

不破不立

我们人类喜欢听简单直白的故事，万物皆有因果，你也从中学到许多。我们当然也希望给演化找个简单的解释。但是，自然选择极少偏好某一种特征，大部分时候，演化是多种特征综合产生影响的结果。某种特征的功用现在看来很合理，但很可能不是它演化产生的最初原因。我们认为羽毛是为了飞行演化而来的，但事实上羽毛最早的功用在于保暖。[22]达尔文认为人类的祖先能直立行走是为了腾出双手制造武器[23]，这种想法固然很好（因为我们今天就是这样），但考古记录证明它显然是错误的。我的同行们不厌其烦地争论，原始人的大脑演化策略之所以成功，究竟是因为它增加了狩猎能力，还是因为它提升了社交敏锐度。两者显然都对，而且大脑的功用远不止这些。[24]演化学没有简单的答案，这让人有些泄气。不过，如果我们想要对人类的演化有更深刻、更切实的了解，我们就必须拥抱它的复杂性，了解不同生理特征是如何彼此独立又相互制约的。科学和玄学的差异就在于是否注重实证分析，以及是否能兼收并蓄不同的观点。

我们的代谢机制完美地展现了身体中不同生理机制之间的紧密关

联。限制身体耐力和调控怀孕时长的是同一套机制，它限制了人体的每日能量消耗。与猿类近亲相比，人类的代谢系统是已经升过级的。我们的耐力更强，婴儿头部的尺寸更大，每日能量消耗比黑猩猩、倭黑猩猩或其他猿类都要多。自然选择让人类的代谢能力一飞冲天，所有需要消耗能量的身体功能也突飞猛进。

那么，人类的代谢能力大幅提升的核心原因是什么？是哪些因素让我们能长时间追捕猎物，生下头部尺寸更大的婴儿，以及养育更多的小孩？是什么让我们能供养得起容量更大的大脑，做更多的体育运动？这个疑问和其他大多数有关演化的疑问都一样，提问的角度就是错误的。可能性更大的情况是，各种各样的因素让自然选择偏好代谢能力强的个体，原始人祖先也因此演化成我们今天的样子。

有一件事是确定的：人类的代谢能力边界远比其猿类近亲更宽、更广。第 4 章讲过，狩猎与采集改变了人类获取能量的方式，也为生长、繁殖和生存方式带来了变革。代谢能力对我们的影响体现在生活的方方面面，就像语言发展、工具使用和直立行走一样。

不过，演化不只是提升了我们的代谢能力，其对我们身体变化的影响更为深远。过去 200 万年间，我们找到了驾驭外界能量的方式，这是生命史上前所未有的创举。决定人类未来的是生命对能量的渴望，也许哈扎人能为我们带来更多洞见。

第 9 章

能源经济：人类不确定的未来

"到你家得走多长时间？"欧纳瓦西问我。我们坐在塞塔可营地附近闲聊，这是一处位于提利伊卡山脚下的炎热的平地。

这个问题很实在。哈扎人除了步行以外，没有其他交通方式。对哈扎人来说，没有什么地方会让他们觉得"遥远"。如果让他们走两天路去别的村子卖蜂蜜，然后买件新衣服或锅，他们不会觉得有什么问题，即使走更远的山路去看望朋友也不成问题。但如果你觉得不可思议，那很正常，美国人只要是超过一英里的路程都会选择开车。[1]

对像哈扎人这样的半游牧民族来说，迁移营地是家常便饭，他们很小就习惯了连续步行多日的生活。我记得有一次和几个10来岁的哈扎孩子聊起逃学的事。他们的父母省下了足够的钱（对哈扎人来说真的是一大笔财产），想把孩子送到寄宿学校读书。不过有哪个孩子会喜欢待在寄宿学校呢？普通孩子可能忍忍就罢了，因为逃学实在是困难重重：要走好几天路，穿过大草原，草原上还有猛兽和毒蛇，以及其他许多不可预测的危险。但他们可不是普通孩子，他们是哈扎人，连续步行几天根本吓不倒他们。就这样，三名不到 8 岁的孩子赶在太阳升起前溜出学校宿舍，往家里走去。他们白天在烈日下步行，晚上席地而睡。最终，他们长途跋涉、食不果腹、衣不蔽体，从寄宿学校走回了家。我一个成年人怎么会说自己连几个 8 岁小孩都不如？但那天我打心底里佩服他们。

当他们讲述这个故事的时候，我想从他们的眼睛里找到些许激动的火花或者冒险的刺激感，但我看到的只是哈扎人惯有的处变不惊的眼神。他们可能无法理解我为什么会对逃学的故事如此感兴趣。对这几个孩子来说，他们只是因为不喜欢上寄宿学校，就走路回家了。这有什么好说的？

欧纳瓦西的问题更关乎距离，而不是时间。哈扎人明白研究者是用英里或千米来丈量距离的，但他们的生活环境中没有这样的量度。对哈扎人来说，记录走路所需的天数更符合他们直觉的表达方式。他知道我住在很遥远的地方，但具体有多远呢？欧纳瓦西只是随便问问，他并不打算走路去我家，但也不是完全不可能。他的孩子们已经长大了，也没有其他牵挂，他可以明天一早就背上弓箭出发。他和蜜獾一样自由，无须为向公司老板请假或还房贷等"凡尘俗事"而忧心。

不过，走路到我家是不可能的，我们的居住地相距 8 000 多英里，横跨两个大洲和一个大洋。即使他能跨过太平洋，每天走 10 英里，也需要两年半的时间，消耗 40 万千卡的能量。

我必须严肃地回答欧纳瓦西的问题："我家可远了，得走上几年。但你不可能走完全程，因为这中间还隔着大海。你也没法绕开大海，因为它实在太大了，所以你得弄艘船……"

欧纳瓦西对这件事逐渐失去了兴趣。走路几年也就罢了，但哈扎人搞不到船。

我们结束了对话，把微笑留给欧纳瓦西，把荒谬留给我自己。几年后，我的看法变了：走路两年半并不荒谬，这可是人类正常的步行速度；真正荒谬的是我居然能把两年半的行程缩短至不到一天，比演化设定的人类生理速度快了1 000倍。就飞行而言，每名乘客平均需要消耗500万千卡的燃料。[2]我的身体得花5年才能燃烧如此多的能量，而我居然连汗都不用出，就能在一天之内从哈扎营地回到我在美国的家，这才是真的荒谬。

人类的每项生理活动和代谢任务都需要燃烧能量。我们摄取和利用能量的方式塑造了我们的生活方式。我们已经通过本书探索了代谢的全貌，了解到微小的线粒体是如何影响马拉松等大型体育赛事的。不过，我们仍受到自身的局限，只看到了身体消耗的能量。

现代能源经济与人体的能量代谢中间似乎隔着一道鸿沟。国际可持续能源、化石能源市场似乎和我们的能量消耗不在同一话语体系下。我们的身体利用能量，而我们的房子和交通系统使用汽油和石油。不过，这道所谓的鸿沟实则是由我们的语言造成的，它只是我们给自己变的戏法。无论是汽车用的化石燃料或太阳能电池，还是我们吃的食物，涉及的能量都是共通的。我们体内的能量引擎和外部世界彼此交织、互相依存，但我们却从未发觉。自我们的狩猎采集祖先开始，我们就学会了捕捉自然界的能量，为自己所用。我们在驯化火种的同时，火也改变了我们。我们现在的代谢活动隐藏着历史演化的痕迹，现代能源经济也反映了人类对它的依赖，它只是狩猎采集社会的延伸。

我们正在高速奔向未知的世界，在毫无保护的情况下任意遨游。在新兴科技的帮助下，我们对能源的控制能力比以往任何时候都要强大。我们能养活几十亿人，能登上月球，还能撼动山川河流。可是，我们对能源的管理方式却给人类的生存带来了危机：肥胖与气候变化。[3]我们对待这些问题的态度决定了人类的共同命运。

通过本书，我们讨论了人类代谢的新科学，从演化学角度了解了身体是如何工作的。我们回溯历史，探究古今，是时候放眼未来了。在掌控能源和环境方面，人类已经获得了天神一般的能力。但我们的力量越大，把事情搞砸的可能性也越大。从历史来看，人类并没有恰当地运用自身强大的能力。我们应该怎么运用自身的"能量"，让人类一直健康地存活下去呢？

能量转移与钻木取火

我们一上午都在走路和打猎，提利伊卡山悬崖边灌木丛生。丹福特做了一件我从未见过的事，他每经过一棵低矮的合欢树下，都会折下一截枯树枝，检查断面的中心。他边走边检查，检查完就把断枝丢掉，看起来没有找到他想要的东西。他在做什么？我不知道。我记录下这个奇怪的行为，打算下次休息的时候问问他。

还没到休息时间，丹福特就找到了他想要的树枝，然后他找了个阴凉的地方坐下来。我还没来得及开口，他就生起了火。昨晚下了场雨，地上的树枝都受了潮，不过他手上的那些还行，中间都是干的。他掰下一段手指长的树枝，撕下一块树皮垫在底下，用脚抵住。接着，他把箭头上的金属端取下来，合上双手，搓动箭杆开始钻树枝。他的手边搓边向下用力，确保树枝稳住不动。

不到1分钟，干草堆里就冒出了青烟，围绕着箭杆散发出来，越来越浓烈。树枝末梢随即出现了火苗，并且越来越大。我在离他几米远的地方瞪大眼睛看着，还没缓过神来，火就点着了。不过我很疑惑，他为什么要生火呢？他目前什么猎物也没打到，既不需要做饭，天气也不冷，生火做什么呢？

丹福特一手护住火苗，另一只手从短裤口袋里掏出了一根抽了一半的手卷烟。他叼起烟屁股，弯着身子凑近火堆。吸了两口后烟就点着了。丹福特坐起身子，吸了一大口烟，对我笑了笑。原来如此。

自狩猎采集社会出现以来，技术成了人类这一物种的标志性因素。1964年，路易·利基在奥杜威峡谷宣布他们发现了一颗早期原始人的头骨[4]，它约有现代人类头骨的一半大，比猿类的头骨大不了多少。除了头骨，利基还看到了头骨附近的石器——用来切割猎物和植物的粗糙的石斧。利基将该物种命名为"能人"，并将其纳入人属。他明确地指出，任何聪明到可以使用工具，特别是能用工具狩猎和采集的物种，早已跨越了动物和人类之间的界限，他们更像人类，而非猿类。

严谨的当代学者认为，利基的观点过于激进，把人属的范围扩大了。后来的考古学发现让真相变得更加模糊[5]：石器的使用并不能像利基所说的那样明确地区分人类和动物。最早的石器比能人出现的时间更早，猩猩偶尔也会使用石器（不过很粗糙）。然而，对石器的依赖标志着原始人的生活方式发生了显著的改变。我们是这个星球上唯一依靠技术捕获并食用猎物的物种，石刀使狩猎采集生活方式成为可能。

不论是在奥杜威峡谷发现的石刀还是你家厨房里的菜刀，简单工具能帮我们精确地利用能量。你当然可以徒手撕牛排，但如果你把力量集中到餐刀上，切割牛排就不费吹灰之力了。其他工具也一样，比如撬棍、弓箭，这些工具并不提供能量，但它们能极大地帮助我们有效地利用能量。

简单工具太实用了，而且永远都不会过时。过去200万年间，我们在不停地创造更好用的工具。一开始，狩猎采集者的工具只有棍棒、石片和石锤。到了大约7万年前，人们找到了可将肌肉能量转移到外部工具上的办法。哈扎人的弓就是最典型的表现，拉弓需要的力量通常会超过他们自身的重量，相当于做一次单手引体向上。[6]拉弓时能量储存在弓弦上，松开时能量随之释放，箭立即被射出。箭离弦时的速度能达到每小时100英里，足以射穿疣猪的胸腔。

不过，不论这些工具看起来多么厉害，跟火比起来，它们简直是小巫见大巫。学会控制火是人类最大的技术跃迁。石器也好，弓箭也好，它们只能让你转存自身的能量。但火的能量取之不尽用之不竭。我们的狩猎采集祖先想让火烧多久就烧多久，即使熄灭了也能再点燃。最重要的是，人们能将火的力量用于必要的演化任务：生长、身体修复和生育。从生命诞生的20亿年以来，外部能量终于可以用来提升内部代谢了。

关于原始人是在什么时候学会掌控火的，学界仍争论不休。有人认为，从直立人出现时就开始了，是在100多万年前。[7]相对保守的学者认为，从烹饪的灶台遗迹和烧焦的动物骨头来看，火的使用应该发生在40万年前。[8]不管具体是在什么时候，火有三种用途：烹饪、保暖和驱赶猛兽。

火让人类的祖先无须在漫漫长夜蜷缩于角落。第3章讲过，即使是在微凉的天气里，我们的代谢率也会提高25%，达到每小时16千卡。在寒冷的环境中，睡觉可以轻易消耗原始人100千卡的热量。而有了火之后，这些能量就可以分配给其他生理活动了，比如生长、生育或身体修复。此外，如果我们的祖先知道猫科动物或其他动物不敢靠近火源，那他们晚上肯定会睡得更香。

火对饮食方式和消化方式的影响更为深远。理查德·兰厄姆在他的著作《着火》中写道，烹饪彻底改变了我们的消化方式，进而改变了我们的身体。[9]每磅木头点燃后大约能产生1 600千卡的热量[10]，其中大部分都会散发到空气中，而进入食物的那一小部分会改变食物的结构和化学性质。肉变得易于咀嚼，蛋白质变得更好消化。块茎类食物富含抗性淀粉，我们的内脏无法消化，但煮熟后就不一样了，我们从煮熟的土豆里获取的能量是生土豆的两倍。简言之，火不但增加了原始人的能量摄入，还减少了他们进食时的能量消耗。

随着时间的推移，我们的狩猎采集祖先越来越依赖烹饪后的食物，也不再需要强大的消化系统。于是，原来用于发展强大消化系统的能量被用于其他任务，包括生育和发展更大尺寸的大脑。

烹饪的代价是，我们再也离不开煮熟的食物了。所有有记录的文明都烹制食物，从热带到北极，无一例外。想要验证我们对烹饪的依赖，你只要观察一下人们吃生食时的反应即可，生食主义者可以给我们提供现成的素材。出于一系列哲学原因或者受到"生命原力"理论的误导，生食主义者拒绝吃煮熟的食物。迄今为止世界上最大的一项生食主义实验研究了300名德国生食主义者的生理健康状况。[11]结果表明，吃生食的人很难保持健康体重，他们中不少人的体重指数低于18.5，属于营养不良。吃生食的女性会停止排卵，而且其严重程度跟饮食中的生食占比直接相关；男性的生殖能力也被削弱了，有的还出现了性欲丧失的症状。如果不吃煮熟的食物，人类的生存和繁殖能力（演化健康的黄金标准）都会降低。

相比原始人，现代的生食主义者还能获得高热量、低纤维的食物。即便如此，现代的生食主义者仍然很难维持健康的体魄。对生活在野外的狩猎采集者来说，仅靠生食存活就更难了。

我们对火的依赖植根于身体，反映在生物本能上。我们内部的代谢系统已满足不了身体的能量需求，需要依靠外部的火种才能存活下去。

当然，火的好处不只是带来额外的能量。[12]火能烧光掩护动物的植被，让猎物无处遁形；火也能改变地形地貌，将杂草和灌木燃烧殆尽，腾出空地让我们种庄稼，火还能引起化学反应，产生新的材料。石器时代的狩猎采集者学会了用火将木矛硬化，现存的哈扎女性仍然采用这一技术让她们的挖掘棒更坚硬。尼安德特人知道怎样用窑炉烧制桦树沥青，用它把斧头和刀片粘到木柄上。[13]早在 3 万年前，人类就能烧制陶器了。[14]大约 7 000 年前，早期农业文明发现了熔炼金属的方法。[15] 3 000 年前，人们已经知道怎么冶炼铁和烧制玻璃了。[16]到了今天，原始人的后代能用火箭把机器人发射到别的星球上。

科技狂潮

过去 1 万年间，我们对外部能量的消耗呈指数增长。我们从利用火起步，现在已经能够利用身边的所有资源。虽然获取能量的技术日新月异，但我们使用能量的方式还是老样子。随着我们对外部资源的进一步利用，我们也越来越依赖它们。

自我们开始使用火以来，能源经济的最大创新在于驯化动植物。大约1.2万年前，已有几种文明改变了能源经济的游戏规则。[17]他们不再急于跋山涉水去捕猎，而是把野外的动植物带回来圈养。然而，漫长的历史在地质记录上只有薄薄的一页，千年的沉淀不过半英尺厚。农业社会的转变似乎是在一瞬间完成，但事实上，这一变革十分缓慢。我看过哈扎人尝试在营地附近种植沙漠玫瑰，他们会把这种有毒植物的汁液涂抹在箭头上。他们还会在采集过蜂蜜的树洞里填上石头，这样蜜蜂就会回来重建蜂巢。

原始人的尝试拉开了农业文明的序幕，让人类学会驯养植物和动物，并为自己所用。就这样，人类选择取代了自然选择。在野外，植物长出过大的果实或生长过于迅速都不是一种好的生存策略，因为这

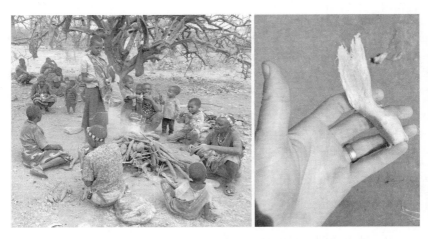

图 9-1　正在烤玛卡块茎的哈扎女性。和驯化后的植物相比，野生块茎类食物更硬，纤维也更多。你得先把它们嚼烂，再把淀粉吸出来，最后把粗硬的纤维吐掉

会抢夺根茎需要的能量，导致它们无法在风暴中存活下来。长刺、有毒或纤维含量高，都有助于抵御植食动物的侵害。但对园艺家来说，果实硕大、人畜无害的植物成了他们的至爱，在人类的呵护下，这些植物的生存概率大大增加。长久以来，我们也改变了家养植物的代谢规律，让它们的能量多以淀粉和糖的形式储存，最终用来给我们的身体提供能量。超市里的蔬菜水果和它们的祖先比起来，就像能量多到爆炸的怪物。

对家养动物来说也一样。我们让野生动物不受野外捕食者的威胁，再人工选育出我们想要的个体，最终得到肉长得更多或产奶更多的品种，使它们成为我们稳定的脂肪和蛋白质来源，以及将植物能量转化为动物能量的工具。

马和其他大型动物则以另一种工具的形式存在——提升或代替人力的工具。早在工业革命之初，发明蒸汽机的詹姆斯·瓦特就指出，一匹马每小时能输出640千卡的能量（马力的定义），并持续10小时。[18]肌肉能将代谢能量转化成机械做功，转化率至多能达到25%。也就是说，一匹马要在10小时内做6 400千卡的功，它得消耗25 000千卡的能量，这还不包括基础代谢、消化和其他生理活动消耗的能量。

利用动物做功对经济产生了巨大的影响。有了马匹的帮助，一个女人能干10个男人的活[19]，一天之内能行30英里路[20]，如果有需要，60英里也可以。这可是狩猎采集者每日步行距离的3倍。忽然之间，看似遥不可及的天涯海角变得近在咫尺。

驯化动植物既丰富了人类的食谱，也减少了人类获取能量的成本。早期农耕者就像发了一笔能量的横财，他们的身体里忽然有了大量的富余能量，可用于其他生理活动。在演化的驱使下，这些能量大多花在了繁殖上，让早期农业社会的生育率大幅提升。[21]在人类步入农业社会的第一个100年里，每个成年女性平均多生了两个小孩。我们在现存的狩猎采集社会和采集狩猎与农耕混合型社会中也能观察到这一现象。哈扎女性一生通常生育6个孩子[22]，而齐曼女性能生育9个孩子，这都得益于传统农业的发展。[23]

随着人口的增长，早期农耕者遇到了狩猎采集者从未遇到过的奇怪问题，比如人口拥挤和公共卫生问题。传染病在人口稀疏的狩猎采集社会里很难暴发，但在农业社会里，瘟疫的流行一触即发。

人口增长推动了创新。人口越多，就意味着有更多人能一起生活、工作和思考。多人协作极大地促进了新想法的产生，哈佛大学演化生物学家乔·亨里奇观察到这一现象，将其称作"群体大脑"。[24]产能的提高意味着人们可以进行分工合作，有些人甚至可以将成年后的时光花在生产食物以外的地方，而这是狩猎采集者想都不敢想的生活方式。手工和贸易因此出现了。3 000多年前，地中海、南太平洋等地的文明找到了驭风航行的窍门。[25]2 000多年前，人们发明了利用水力碾磨谷物的方法，大大节省了人力。[26]几个世纪后，人们又发明了风车。[27]每种技术的发明和改良都扩展了人类的"外部引擎"，使我们可以控制的能量越来越多。

外部能源经济史的最后一个篇章始于18世纪，煤和蒸汽引擎的使用拉开了工业革命的序幕。化石燃料是无数动植物在几百万年前的代谢成果，我们燃烧化石燃料时，其实是在利用储存在古生物体内的能量。人们几千年前就开始挖掘煤矿，但挖矿技术的飞跃使得19世纪的欧洲成为工业革命的领头羊。随后，石油和天然气也被人类加以利用，现在成为全球能源供应的支柱。目前，化石燃料每天给地球上的每个人提供35 000千卡的能量，占据人类外部能量消耗的80%。[28]

在工业社会，人类对化石能源的利用带来了能量消耗的飞跃，彻底改变了我们生产食物的方式。1840年，在还处于工业革命早期的美国，农民占据着劳动力的69%，相当于美国人口的22%。[29]农民辛勤劳作，供养着自己和周围的人。随着化石燃料的使用、农用器械的升级及交通与冷藏技术的发展，农民的人均产量飙升。现在，农场主只占美国劳动力的1.3%[30]和美国人口的0.8%，食品加工、运输和零售从业人员占劳动力的1%左右。总的来说，每位农业和食品加工行业从业者生产的食物除了能满足自己的需求之外，还能养活另外35个人。

我们现在的食物系统需要巨大的能量，美国的食物生产行业每年消耗的能量约为500万亿千卡。[31]其中，有1/3以汽油或石油的方式被农用器械和运输工具消耗掉了，有1/3用于制造肥料和杀虫剂，还有1/3基本上用于发电，供应农场、仓库和超市。

食物生产消耗的能量对饮食结构产生了深远的影响。我们先想想将植物或动物转化成食物所需付出的能量和时间成本。对哈扎人来说，要吃上一顿饱饭，必须走很长的路，捕获猎物、把植物块茎从地里挖出来、摘浆果或爬树采集蜂蜜。然后，他们要把食物搬回家，动物需要宰杀和烹饪，块茎需要剥皮烤熟，猴面包树籽得磨成粉。经过上述劳作，他们才能吃上一顿饱饭。我们计算后发现，哈扎成年人劳作1小时能产出1 000~1 500千卡的能量。[32]

传统农业要相对轻松些。庄稼和圈养的动物都在家附近，不用走很远的路去狩猎。你能成捆成捆地收割庄稼，如果庄稼和牲畜的品种优良，提供的能量还能再多点儿。所以，在像齐曼这样的农业社会里，

1小时劳作能产出1 500~2 000千卡的能量。

在工业社会，从事食物生产工作的人较少。就算是食品行业从业者，他们的分工也很精细。种小麦的人几乎看不到把它们变成早餐麦片的过程，这样的工作细分给计算人均能量产出带来了困难。不过，总有替代的办法。工业社会用金钱衡量工作价值，在公平的劳动力市场上，1小时的贸易工作产生的价值应该与1小时的粮食生产等价。因此，与其直接测量农业劳动的能量产出，不如调查一下蓝领工人的时薪能买到多少食物。

20世纪的美国已到达工业革命的巅峰，蓝领工人的时薪能买到相当于3 000千卡能量的面粉、鸡蛋、培根和其他食物（见图9-2）。[33]随着化石能源的涌入，我们的购买力日益增长。现在，蓝领工人的时薪可以买到相当于20 000千卡能量的食物了。我们的食物的主要成分跟哈扎人的食物没什么两样，但由于我们对外部能量的利用，生产相同能量的食物的人力成本大大降低了。用化石燃料驱动的机器能高效地生产、收割、运输和加工食物。这些廉价的能量最后都转化为你在超市里买到的食物，你只需工作3小时就能得到哈扎人劳作一周才能获得的能量。

工业生产还能增加食物的能量密度，也就是每一口食物中能量的占比。所有的食物加工机器，例如榨油、制糖、加工精米的机器，都需要消耗大量的能量。工业社会以前，所有的人工劳动都在阻止我们获取更多能量，人工效率低导致食物成本高，糖成了奢侈品。[34]但现在，化石燃料降低了一切工序的成本，单位能量最高的食物的生产成本是最低的。[35]甜菜根制成的白糖和高果糖浆成为美国人饮食中最重要的成分[36]，提供了20%的能量。油是第二种重要成分，提供了13%

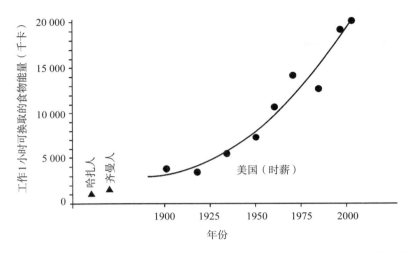

图 9-2 工业社会的人工作 1 小时能换取的能量比狩猎采集社会和自给自足的农业社会要多得多

的能量。事实上，食物加工行业颠覆了能量成本和产出之间的关系，本来难以获取、富含能量的食品成本变得低廉，人们的饮食结构也因此被颠覆。工业社会饮食中的能量[37]要比哈扎社会高 20%，并且得来不费吹灰之力，这可能是我们的狩猎采集祖先做梦都想不到的。

工业社会廉价的食物获取成本和唾手可得的能量应该会掀起生育潮，因为富含能量的精加工食物（包括婴儿配方奶粉）缩短了育龄女性在两次孕期之间的恢复期。[38]如果美国女性在 20 岁出头受孕，那么两次孕期的间隔可能会小于 2 年，比齐曼人还短。[39]这样一来，美国女性一生可以轻松生育 10 个以上的孩子。

幸运的是，生育潮并未发生。相反，工业社会的生育率反倒降低了，这一现象被称为人口转变。换句话说，虽然女性生育的孩子数量减少，但对每个孩子的投入有所增加。人口转变既有文化原因，又有生理原因，具体原因还不得而知。[40]许多学者指出，生育率降低可能和平均寿命延长有关，这说明生育者有意或无意间知道，他们的孩子很可能存活到成年期。也有学者认为，生育率之所以降低，是因为女性接受了更好的教育，家庭也制订了科学的生育计划。不论原因是什么，我们都应该感到庆幸。人口转变减缓了全球人口的增长速度，让我们有更多的时间去拯救这个星球。

意外后果

食物生产过程的巨大能量消耗让工业社会的人处境尴尬。我们不用细想就会知道，如果一种生物在获取食物方面耗费的能量大于食物所能提供的能量，那么这种生物一定无法长久地生存下去。一般来说，野生哺乳动物在捕食时，每投入1卡路里的能量成本，大约能获得40卡路里的能量回报。[41]哈扎人和齐曼人的投入产出比很不理想，每消耗1卡路里的能量只能获得10卡路里的食物。现代的食物生产系统违背了这一生态逻辑，考虑到食物生产涉及的化石能源消耗，我们每生产1卡路里的能量需要消耗8卡路里的能量。[42]

这还不是最糟糕的，食物生产过程中的巨大能量消耗只是能源经济危机的冰山一角。每年，美国要消耗25 000万亿千卡的能量。[43]考虑到将近3.3亿的人口数量，每个美国人每年要消耗7 700万千卡的能量，相当于每天21万千卡，这相当于一只9吨重的哺乳动物的每日能量消耗（而非洲象才7吨重）。由此可见，一个美国人每日能量消耗相当于70个狩猎采集者。

在某些国家，人均能量消耗甚至更高。[44]坐拥石油资源的国家（比如沙特阿拉伯）或拥有大量替代能源的国家（比如冰岛）在能量消耗方面不必设限。但世界上的大部分国家和地区都没有如此多的外部能源。从全球范围看，人类每年消耗141 000万亿千卡的能量，人均约为47 000千卡，是内部代谢引擎的近16倍。截至目前世界人口接近77亿，但我们消耗的能量相当于1 200亿人的总和。

如果这些数字听起来有点儿吓人，那你就大错特错了，你应该被吓得一屁股坐到地上才对。如果我们按照这个速度继续消耗下去，石油和天然气将只够我们用50年[45]，煤炭够我们再用110年。当然，能源耗尽的最后期限会随着技术的进步推迟，但耗尽的一天总会到来。一旦化石能源耗尽，我们赖以生存的80%的能量就会耗尽，到那时人类会再次面对旧石器时代早期的艰苦生存条件。如果没有新能源代替化石能源，全球的食物生产和交通系统将面临瘫痪，就像没有了武器的《饥饿游戏》和没有了摩托车的《疯狂的麦克斯》。

比能源枯竭更可怕的是我们燃烧化石燃料所引发的灾难。气候变化正在发生，现在的地球温度比19世纪高出0.8摄氏度。[46]天气预测模型精准地预测到，如果在接下来的一到两个世纪里，我们耗尽现存的所有化石燃料，全球气温将会升高8摄氏度。[47]上一次地球达到如此高温还是在5 500万年前，即古新世的极热期[48]，当时的高温几乎导致所有海洋动物灭绝，海平面比现在至少高出100米。[49]假如这一切发生在现代，那么大约10%的人口和2/3的城市都会被淹没在低于海平面10米的地方[50]，50%的人口将生活在仅高于海平面100米的地方。[51]耗尽化石燃料会对地球产生毁灭性影响，大部分城市会沉没，人类也会灭亡。

想要避免这场大灾难，人类就必须尽快改变对石油的重度依赖。

有些事情很容易办到，而且我们早该这么做了。比如驾驶能耗效率更高的汽车，建造更环保的建筑，尽可能减少商品的包装，建设高效的公共交通系统，以及推广智慧农业。尽管能源效率管控和推广公共交通的进展不尽如人意，但我们仍然可以看到希望。在发达国家，人均能耗自20世纪70年代以来一直在缓慢下降。[52]英国当前的人均能耗相比2 000年下降了30%；美国比20世纪70年代下降了30%，比2000年下降了15%。

　　但更高效地利用能源并不能将我们从灾难中拯救出来。不论是从文化角度还是从生理角度看，我们都严重依赖外部能源，我们生活的方方面面都需要消耗大量能源。如果我们想维持现代化生活方式，仅仅是保持工业革命前期的能源经济运作方式还远远不够。美国一年就要消耗500万亿千卡的外部能量来生产食物，而花在供暖、制冷和照明上的能源比这个数字的10倍还要多。如果不消耗能源控制室温，那么阳光地带①的美国人将无法生存。美国一年在交通上要消耗7 000万亿千卡的外部能量，这样我们才能上学、上班、与家人见面。哈扎人的交通工具只有双脚，每人每天步行约8英里。[53]欧美国家的平均通勤距离单程就有8英里，人们甚至能在一天之内飞到世界上的大部分国家。一个哈扎人可以扛着30磅重的猎物从野外走回家，每英里大约消耗10千卡的能量。而如果用柴油驱动的渡轮运载着这些肉在任意大洲之间航行，每英里只需消耗1千卡的能量。不论是获取食物、住宿还是出行，我们都完全依赖工业社会带给我们的外部能量。

　　世界未来的走向不言而喻。如果我们想继续以高能耗的方式生活下去，就必须找到除化石燃料以外的获取外部能量的方式。气候学家

―――――――――――――

① 阳光地带一般指北纬36度以南的美国领土，涉及10多个州。——译者注

认为，想要避免气候灾难，我们就必须在2050年之前实现零碳排放。[54]迄今为止，人类想到了4种可行的替代能源：水能、风能、太阳能和核能。[55]水力发电基本达到了饱和，修筑水坝也会严重破坏环境，所以这条路被堵死了。太阳能和风能占世界能源产量的2%，核能占5%，我们需要大幅增加这一比例，从而减少化石能源的使用。这并非不可能，法国70%的电能来自核能和可再生能源。将核能发电站作为长期战略的想法听起来有些可怕，但需要指出的是，在电力产量相同的情况下，化石能源要比核能多牺牲几千人的性命。[56]不论最终方案是什么，我们都应该立即行动了。

化石能源的末日终将来临，我们不能盲目乐观。要想建造新的可持续的外部能量系统，需要依靠所有人的共同努力。我的担忧在于，现代科技的飞速发展让我们满足于当下，以为能源耗尽问题离我们还很遥远。但我们从德马尼西遗址就能知道，物种灭绝是常态。我们的星球并不像我们想象的那么安逸，而是充满了挑战和不确定性，随时考验着各个物种。地球上出现过的大部分物种都灭绝了，如果我们想不出维持外部能量供应的办法，人类也会有灭绝的一天。

建造更好的家园

我们在保持外部能量供应的同时，也要为自身的健康做斗争。工业社会的能源经济提供了便利的现代化生活方式，但它也带来了诸多疾病。我们建造了舒适的外部环境，也要保证内部代谢引擎的良好运行。

我们只有下定决心改变饮食环境，才有可能平息肥胖。第5章和第6章讲过，超重的本质是能量失衡，即摄入的能量比消耗的能量多。

哈扎人教会我们，只靠多运动消耗不了多余的能量，因为每日能量消耗是固定的。因此，限制过度饮食才是解决肥胖问题的根本方法。而要做到这一点，我们就必须调整我们的饮食方式。

我们要对自己的饮食习惯负责。不过，导致过度饮食的原因并不只是意志力不够强，真正的原因要隐秘得多。我们的大脑用千万年来演化产生的系统调控代谢率、饥饿感和饱腹感。我们费尽心力生产的加工食品对身体来说更像一种毒品，它们的味道是为我们的感官偏好设计的，精美的包装让我们眼花缭乱，我们古老的大脑在它们面前不堪一击。凯文·霍尔已经证实，以加工食品为主的饮食方式会导致食物的过量摄入，引起超重乃至肥胖。[57]

我们利用外部能量制造出便宜的高热量加工食品，这是一项伟大的成就。我们颠覆了生态法则，在大自然，越是富含能量的食物越难以获取。比如，像蜂蜜、水果这样的能量炸弹比树叶更难获取，猎物就更不用说了。但在现代超市，情况完全相反。高度加工食物（比如油炸食品、甜食等）的单位能量更高，而价格却更低。双色巧克力甜甜圈含有350千卡的热量[58]，如果一次买12个，每个只要0.83美元，相当于每100千卡能量只需要0.24美元。相比之下，每磅苹果1元钱，相当于每100千卡能量0.37美元，比甜甜圈贵了约60%。苹果显然更健康，饱腹感也更强，但价格更贵。甜甜圈就是专门为人类的味蕾而设计的，如果你手里有1美元，你会买甜甜圈还是苹果？

既然我们放任这些精心设计的食品进入我们的生活，就必须想办法把它们赶出去。几乎没有人愿意（起码我不愿意）生活在没有甜甜圈的世界里，但是，我们在吃这些加工食品的时候也要清楚地知道它们会带来的健康问题。一种解决办法是提高不健康食品的价格，向碳酸饮料或高糖饮料征税是个讨人厌的办法[59]，但似乎能有效减少人们的消费量。

另一种解决办法是让未经加工的健康食物变得更便宜，也更易获得。2015年，有3 900多万低收入美国人口生活在食品"沙漠"中。[60]换句话说，如果他们生活在市区，那么他们周围最近的副食店至少在半英里之外的地方；如果他们生活在郊区，最近的副食店就在10英里之外的地方。就算他们去到超市，食品的价格标签也会迫使他们做出错误的选择：提供相等热量的加工食品的价格比新鲜的蔬菜、水果、肉类和鱼要便宜得多。[61]因此，低收入人群的肥胖和心血管代谢疾病发病率偏高，这并不让人意外。美国人每年在食物上花费几十亿美元[62]，如果我们够聪明的话，就应该降低健康食品的价格，从而提升它的消费量，同时减少人们接触不健康食品的机会。

我们不需要坐等政府出台相关规定，也不需要坐等社会建立更健康的饮食环境。斯蒂芬·居耶内等人认为，只要花一点儿精力抵抗高热量食物的诱惑，就能带来显著的健康收益。[63]只要你不买碳酸饮料和零食，就不会面对"晚上该吃点儿啥"的难题。

现代化带来的另一大问题是久坐。我们的身体是为运动而演化产生的，跟鲨鱼一样，我们得多做运动才能长久地生存下去。但是，我们利用了大量的外部能量去生产食物，减少了自身所需的运动。在工业社会，想要获取充足的食物，不一定要进行体力劳动。在20世纪，美国白领的数量增加了两倍，从1910年的25%增加到2000年的75%。[64]现在，超过13%的美国人从事的工作是"久坐"型劳动[65]，还有24%的美国人从事的是"轻体力"劳动。对白领来说，这一比例更高。过去我们的狩猎采集祖先为了生存，每天至少需要走上15 000步；而现在，我们只要一直坐着就能谋生。

外部能量驱动的交通工具支持着人们的现代生活方式，几乎没有人会为了上班而步行16英里或爬30层楼到达办公室。可是，我们仍要想办法增加每天的体力活动量。即使我们在下班后或周末运动几个小时，仍然抵消不了久坐带来的死亡风险。我们不能把思维局限在"运动"上，而应该创造一个运动型城市，在日常运动方面投入更多资源。哥本哈根是这方面的先驱，它的市区设有适宜骑行的道路，还制定了有利于骑自行车通勤的交通法规。[66]

工业化和现代化在推动经济增长的同时，也付出了不可估量的代价。哈扎人的一生都被家人和朋友围绕着，他们白天在阳光下的户外生活和劳作。哈扎社会基本不存在经济不平等的状况，他们只需听从自己的想法。

进入农业社会，阶级差异开始出现，并随着土地的占有而变得根深蒂固。到了工业社会，虽然土地不再那么重要，但阶级差异建立在资本之上。[67]社会经济结构给人类带来了新的生存压力[68]：没有财产时对金钱的渴望，有了金钱后对失去的恐惧，以及被时代抛弃的恐慌等。

不幸的是，工业社会还剥夺了我们对抗压力的工具。现代社会的家庭成员数量变少了，相互间的联系也不如以前紧密，孤独变得普遍，甚至成了"流行病"。[69]现代化的大门把我们关在了室内。户外活动有助于减轻压力、增强体质，它的益处比单纯的体育活动还要多。[70]哈扎人醒着的时间基本都在户外活动，而美国人有87%的时间都在室内，还有6%的时间在车里。[71]与狩猎祖先比较生活方式时，我们必须从全局思考，我们的生活方式不应局限在吃什么和喝什么上。

回到营地里

　　我真希望那些只是营火。

　　在提利伊卡山外的悬崖旁，我坐在姆克伦格的一块温暖的岩石上，俯视着山谷内的一片金合欢树，不禁陷入了沉思。此时距离我第一次来到哈扎营地已经有 10 年了，我上次来这里已是几年前。就在刚才，橙色的夕阳散尽了它最后的光芒，从西边的地平线缓缓落下。世界失去了颜色，一切变得灰暗。而我在远处的平地上看到了我之前没有见过的东西——灯光。

　　我数了数，一共有 5 盏灯。它们就像散落在地上的星星，彼此之间相隔几英里。从灯的零散分布来看，它们更像达多加人放牧时留下的灯火。我一开始以为是营火，但火光是橙红色的，而灯光则是明晃晃的白色。达多加人为什么要在房子外面做饭呢？

　　答案显而易见：电灯已悄悄进入了哈扎营地。

　　我试着对这件事抱持"哈姆纳希达"的态度，甚至想为此感到开心。灯光多好啊，我们的生活离不开电灯（我口袋里就有一个手电筒，帐篷里还有两个）。哈扎人用电灯怎么了？灯能帮助哈扎人晚上多做点家务，而且这些灯明显是靠太阳能供电，附近没有电线，所以起码它们用的是清洁能源。

　　我忘记了，几十年来哈扎人不断被工业文明侵蚀，他们让出了土地，努力适应越来越困难的处境。他们欣然接受了现代科技，你偶尔也能在营地里找到手电筒和收音机，只是电池太难找了。他们也很愿意接受坦桑尼亚政府偶尔捐赠的玉米。尽管哈扎人被现代文明包围着，但他们的文化展现出惊人的韧性，完整地保留了下来。他们以自己的方式接受了现代文明，并维持着自己社会的底线。

失落感不可阻挡地向我袭来，工业世界缓慢地踱着步子向哈扎营地走来，总有一天将彻底改变哈扎人的生活方式。当然，这一切不会在这一刻发生，也许明年甚至10年之内都不会发生。但是，文明的侵蚀就像春风融化冰雪一般，一点一点地，等你回过神的时候，它已经完成了。哈扎人在这片土地上生活了几百甚至几千个世代，他们的传统生活方式还能存活多少个世代呢？会不会有那么一天，哈扎部落的男男女女坐在砖瓦房里，看着肥胖和心脏病缠身的子孙，回忆起当年在大草原上肆意奔跑的日子是多么幸福？他们教会了我们应该怎样健康地生活，而工业社会却只能以这种方式"回报"他们。

但在姆克伦格看到的景象给了我希望：哈扎人仍像过去一样过着狩猎采集的生活，遵循着古老的传统。哈扎女性，不论老少，还在采集玛卡块茎，带回家烤熟食用；或者碾碎猴面包树籽，制作味道刺鼻的奶昔。哈扎男性则背着弓箭狩猎，往返于野外和营地。这是一年中的好时光，旱季已经接近尾声，猴面包树上的花压弯了树枝，花瓣撒了一地。食草动物闻香而来，哈扎男人们在太阳出来之前就离开营地，藏在茂盛的花枝后伺机猎捕动物。他们收获颇丰，晚饭过后，营地旁随处可见羚羊的骨头。

我在下一代哈扎人身上看到了未来。营地里传来孩子们嬉闹的声音，他们说着哈扎语，用着老一辈人留下的工具。男孩会背上小型弓箭，带上父亲的斧头去寻找蜂蜜和猎物。女孩则向年长的女性学习如何通过藤蔓辨别更好吃的块茎。家人和朋友们整天待在一起，彼此分享食物，营地里充满了欢声笑语。隔壁营地的哈扎人过来友好地打了招呼，并在这里休憩。他们仍然是不可分割的大家庭。

　　我怀着轻松的心情离开了姆克伦格，不仅为哈扎人，也为我们自己感到庆幸。关于我们的身体和代谢健康，还有许多问题需要探索，现在刚刚开了一个头。我们正在学习如何变得更健康，我们愿意追根溯源，从哈扎人的传统文化中学习人体的奥秘，也有足够的动力将知识转变成可持续的生活方式。我们是这个星球上最聪明也最善于创造的物种，还有天神一般的技术力量为我们所用。我们当然能弄明白该如何对待自己的身体，如何对待我们身边的人，以及如何对待这个世界。

致　谢

本书内容历时10多年才整合完成。这期间，我的家人、朋友和同事都给予了我无私的帮助。我想首先感谢我的妻子贾尼丝，以及我的孩子亚历克斯和克拉拉。当我离家做田野调查时，当我守在实验室研究尿液样本时，当我把自己关在地下室码字时，他们给予了我最温暖的支持，用幽默鼓励我坚持下去。谢谢你们，我爱你们。

我也要感谢我的其他家人（母亲、父亲、乔治、海德、霍利，还有埃米莉）。他们培养了我的思辨能力，让我享受一次次思维的碰撞。我还要感谢宾夕法尼亚大学的杰夫·克尔克兰、艾伦·沃克、鲍勃·伯尔科沃德尔，他们无私地给予我指导和学习的机会。大学教育塑造了我的人生轨迹，让我成为一名科学家，为本书的撰写埋下了种子。

哈扎人对我和我的同事无比热情大方。他们慷慨地允许我们进入营地研究，不厌其烦地回答我们的问题。本书里与哈扎人有关的故事都取自真实经历，我用日记记录下了这段经历，并凭记忆尽可能地将它们还原。我要感谢哈扎人的热情与友谊，希望我的书能够为他们伟大的民族文化描绘出一幅栩栩如生的图景。如果你想进一步了解哈扎文化，请访问网址 HadzaFund.org。

　　如果没有我的挚友兼同事的帮助，对哈扎部落的研究就不可能完成。谢谢你们，布赖恩·伍德和戴夫·莱克伦。除此之外，我的工作还离不开许多朋友的支持，他们是：玛丽亚姆·安妮娅怀尔、赫里斯·克里奥菲斯、杰克·哈里斯、克里斯蒂安·基辅纳尔、菲德斯·基列伊、利芙·吕嫩、纳撒尼尔·马科尼、奥达·马布拉、易卜拉欣·马布拉、卡拉·玛洛尔、弗朗克·玛洛、露斯·马赛厄斯、埃琳娜·墨里奇、邦加·保罗、达乌迪·彼得森、克里斯托弗·施美尔林和纳尼·施美尔林。

　　搞科研总是需要团队作战，我很荣幸能和许多演化与能量研究领域最优秀的研究者一同工作。斯蒂芬·居耶内、凯文·霍尔、丹尼尔·利伯曼，还有约翰·斯皮克曼对本书的初稿给出了至关重要的洞见。书中的许多观点和想法都得益于与这些人的交流合作，他们是：莱斯莉·艾洛、安德鲁·比尔温纳、里克·布理比斯卡、约翰·布斯、文森特·卡如、埃里克·恰尔诺夫、斯蒂夫·丘吉尔、梅格·克洛夫特、莫琳·德夫林、拉腊·杜加斯、霍利·墩斯沃斯、彼得·埃利森、梅丽莎·埃默里·汤普森、里德·费林、迈克尔·戈尔温、安东尼·哈克尼、刘易斯·哈尔西、史蒂夫·海姆斯菲尔德、金·希尔、理查德·卡恩、希拉德·卡普兰、威廉·克劳斯、克里斯托夫·久泽、米切尔·欧文、卡伦·艾斯勒、埃米·卢克、保罗·麦克莱恩、费利西娅·麦蒂曼诺丝、安德鲁·马歇尔、埃德·梅兰松、德博拉·妙欧、马丁·穆勒、盖伊·普拉斯奇、苏珊·拉瑟托、埃里克·拉乌辛、利安娜·雷德曼、杰茜卡·罗思曼、史蒂夫·罗斯、罗伯特·休梅克、乔舒亚·斯诺德格拉斯、戴尔·舍勒、劳伦斯·杉山、本杰明·特朗布尔、克罗迪娅·瓦莱贾、卡雷尔·范斯梅克、埃林·沃格尔、卡拉·沃克、克里斯蒂娜·瓦尔、克拉斯·韦斯特泰普、比尔·黄、理查德·兰厄姆，以及山田与介。

我还要感谢美国国家科学基金会、维纳–格伦基金会、利基基金会对我的研究工作的支持。

我还有幸与许多学生、博士后和研究助理一同工作，完成了许多书里的研究，每一项都十分有趣。我想感谢他们的自驱力与协作能力、新颖的科学创意，还有他们的勤奋努力。本书的完成也是他们科研成果的体现，他们的名字也贯穿此书。我在这里再次列出他们的名字：凯特琳（她主导了穿越美国的研究）、萨姆·厄尔拉舍尔（他主导了书中对舒阿尔人的研究）、玛丽·布朗、埃里克·卡斯蒂略、马丁·奥拉、约尔格·雅格、伊莱恩·科兹马、迈拉·莱尔德、察拉·奥克珀科、珍妮·帕尔坦、丽贝卡·林巴赫、哈利法·斯塔福德、赞恩·斯旺森，以及安娜·沃伦尔。

我还承蒙马克斯·布罗克曼的恩惠，他是我的代理商，为我的书找到了家园。我要感谢眼光犀利的编辑卡罗琳·苏顿，以及汉娜·斯泰格梅尔、多里安·黑斯廷斯，还有企鹅兰登书屋的制作团队。他们指导并带领我完成了本书的出版。卡西亚·卡诺普卡制作了本书的图表。维多利亚·埃拉尔特、奥利·丹尼尔斯、埃米莉·坎、萨利姆·坎以及贾尼丝·王读完了初稿并给出了建议。最后，我想感谢杜克大学的各位同人，特别是布赖恩·黑尔和瓦妮莎·伍兹，没有他们的支持我是不可能完成这本书的。

第 1 章　烧不掉的脂肪：对代谢理解的误区

1. The Hadza are hunter-gatherers: For a thorough discussion of everything Hadza, see: Frank Marlowe, *The Hadza: Hunter-Gatherers of Tanzania* (Univ. of California Press, 2010).

2. 37 trillion cells: E. Bianconi et al. (2013). "An estimation of the number of cells in the human body." *Ann. Hum. Biol.* 40 (6): 463–71, doi: 10.3109/03014460.2013.807878.

3. an ounce of the Sun: A 70-kg human burns approximately 2,800 kilocalories per day, or 40 kcal/kg per day. The Sun has a mass of $1.989×10^{30}$ and produces $7.942×10^{27}$ kcal per day, or a paltry 0.004 kcal/kg per day. See Vaclav Smil, *Energies: An Illustrated Guide to the Biosphere and Civilization* (MIT Press, 1999).

4. Nine-year-olds burn 2,000 calories: N. F. Butte (2000). "Fat intake of children in relation to energy requirements." *Am. J. Clin. Nutr.* 72 (suppl): 1246S–52S.

5. most doctors don't, either: R. Meerman and A. J. Brown (2014). "When somebody loses weight, where does the fat go?" *BMJ* 349: g7257.

6. U.S. federal government: Chris Cilliza, "Americans know literally nothing about the Constitution," CNN, last modified September 13, 2017, https://www.cnn.com/2017/09/13/politics/poll-constitution/index.html.

7. dead by twenty-five: Author's unpublished analyses, calculated from allometric regressions between body mass and age at maturity, maximum lifespan, and neonate size for placental mammals, using the AnAge database. R. Tacutu et al. (2018). "Human Ageing Genomic Resources: new and updated databases." *Nucl. Acids Res.* 46 (D1): D1083–90. doi: 10.1093/nar/gkx1042.

8. compared to other mammals: E. L. Charnov and D. Berrigan (1993). "Why do female primates have such long lifespans and so few babies? *or* Life in the slow lane." *Evol. Anthro.* 1 (6): 191–94.

9. killed early by a predator or other malefactor favor a slower pace of life: S. C. Stearns, M. Ackermann, M. Doebeli, and M. Kaiser (2000). "Experimental evolution of aging, growth, and reproduction in fruitflies." *PNAS* 97 (7): 3309–13; S. K. Auer, C. A. Dick, N. B. Metcalfe, and D. N. Reznick (2018). "Metabolic rate evolves rapidly and in parallel with the pace of life history." *Nat. Commun.* 9: 14.

10. stronger, pound for pound, than humans: M. C. O'Neill et al. (2017). "Chimpanzee super strength and human skeletal muscle evolution." *PNAS* 114

(28): 7343–48; K. Bozek et al. (2014). "Exceptional evolutionary divergence of human muscle and brain metabolomes parallels human cognitive and physical uniqueness." *PLoS Biol.* 12 (5): e1001871. doi: 10.1371/journal.pbio.1001871.

11. proponents of this hypothesis, like Brian McNab: Brian K. McNab (2008). "An analysis of the factors that influence the level and scaling of mammalian BMR." *Comp. Biochem. Phys. A—Mol. Integ. Phys.* 151: 5–28.

12. faster pace of life presumably requires a faster metabolic engine: T. J. Case (1978). "On the evolution and adaptive significance of postnatal growth rates in the terrestrial vertebrates." *Quar. Rev. Biol.* 53 (3): 243–82.

13. studies built upon these results, and a consensus developed: P. H. Harvey, M. D. Pagel, and J. A. Rees (1991). "Mammalian metabolism and life histories." *Am. Nat.* 137 (4): 556–66.

14. Orangutans burned fewer calories each day than humans: H. Pontzer et al. (2010). "Metabolic adaptation for low energy throughput in orangutans." *PNAS* 107 (32): 14048–52.

15. three-toed sloths and pandas: Y. Nie et al. (2015). "Exceptionally low daily energy expenditure in the bamboo-eating giant panda." *Science* 349 (6244): 171–74.

16. everything we knew about orangutan ecology and biology: Serge A. Wich, S. Suci Utami Atmoko, Tatang Mitra Setia, and Carel P. van Schaik, *Orangutans: Geographic Variation in Behavioral Ecology and Conservation* (Oxford Univ. Press, 2008).

17. Primates burn only *half* as many calories: H. Pontzer et al. (2014). "Primate energy expenditure and life history." *PNAS* 111 (4): 1433–37.

18. 1995 paper by Leslie Aiello and Peter Wheeler: L. C. Aiello and P. Wheeler (1995). "The Expensive Tissue Hypothesis: the brain and the digestive system in human and primate evolution." *Curr. Anthropol.* 36: 199–221.

19. "nature is forced to economise on the other side": Charles Darwin, *On the Origin of Species* (John Murray, 1861), 147.

20. primates in Southeast Asia: Arthur Keith (1891). "Anatomical notes on Malay apes." *J. Straits Branch Roy. Asiatic Soc.* 23: 77–94.

21. the first doubly labeled water study in a wild primate: K. A. Nagy and K. Milton (1979). "Energy metabolism and food consumption by howler monkeys." *Ecology* 60: 475–80.

22. smaller brains than fruit-eating species: K. Milton (1993). "Diet and primate evolution." *Scientific American*, August, 86–93.

23. arguing that the cost of bigger brains: K. Isler and C. P. van Schaik (2009). "The Expensive Brain: A framework for explaining evolutionary changes in brain size." *J. Hum. Evol.* 57: 392–400.

24. had evolved distinct daily energy expenditures: H. Pontzer et al. (2016). "Metabolic acceleration and the evolution of human brain size and life history." *Nature* 533: 390–92.

第 2 章 新陈代谢的真相：能量的狂欢

1. the combination of work done and heat gained: I'm simplifying slightly by lumping the formation energy of making molecules (which should also be included in an exhaustive accounting of energy) along with the mechanical work of moving things.

2. releases enough energy (730 kilocalories): J. Taylor and R. L. Hall (1947). "Determination of the heat of combustion of nitroglycerin and the thermochemical constants of nitrocellulose." *J. Phys. Chem.* 51 (2): 593–611.

3. by one degree Celsius (1.8 degrees Fahrenheit): The energy needed to raise a milliliter of water 1 degree Celsius depends slightly on the starting temperature of the water. The modern definition of a calorie is the energy equivalent of 4.184 joules. One joule is defined as the energy needed to lift 1 kilogram of mass upward by 1 meter (against gravity). Joules are named after the English scientist James Prescott Joule, who figured out the relationship between mechanical work and heat energy in the 1800s.

4. capitalize "Calories" when referring to kilocalories: J. L. Hargrove. (2006). "History of the Calorie in Nutrition." *J. Nutr.* 136: 2957–61.

5. to convert joules on their food labels to calories: There are actually 4.18 joules per calorie, but dividing by four will be accurate to about 5 percent, which is close enough for daily use. Also, be aware that kJ is kilojoules (1,000 joules) and MJ is mega joules (1,000,000 joules).

6. little machine that builds baby flies: I thank Dr. Kenneth Weiss, professor at Penn State, for blowing my mind with this perspective during my formative college years.

7. 65-million-year history of relying on them: R. W. Sussman (1991). "Primate origins and the evolution of angiosperms." *Am. J. Primatol.* 23 (4): 209–23.

8. 80 percent of the starches and sugars that you eat: R. Holmes (1971). "Carbohydrate digestion and absorption." *J. Clin. Path.* 24, Suppl. (Roy. Coll. Path.) (5): 10–13.

9. blood flow to our guts more than doubles: P. J. Matheson, M. A. Wilson, and R. N. Garrison (2000). "Regulation of intestinal blood flow." *Jour. Surg. Res.* 93: 182–96.

10. low glycemic index foods might be better for you: The evidence from carefully done studies on glycemic index are mixed. M. J. Franz (2003). "The glycemic index: Not the most effective nutrition therapy intervention." *Diabetes Care* 26: 2466–68.

11. compared to a piece of orange, which does: F. S. Atkinson, K. Foster-Powell, and J. C. Brand-Miller (2008). "International tables of glycemic index and glycemic load values: 2008." *Diabetes Care* 31 (12): 2281–83.

12. With trillions of bacteria: R. Sender, S. Fuchs, and R. Milo (2016). "Revised estimates for the number of human and bacteria cells in the body." *PLoS Biol.* 14 (8): e1002533.

13. the microbiome is like a four-pound superorganism: I. Rowland et al. (2018). "Gut microbiota functions: Metabolism of nutrients and other food components." *Eur. J. Nutr.* 57 (1): 1–24.

14. Carbs are energy: Sugars are also used to make some structures in the body. For example, the D in DNA is deoxyribose, which is a sugar molecule built from dietary carbohydrate.

15. Bile is a green juice produced by your liver: "Secretion of Bile and the Role of Bile Acids in Digestion," Colorado State University, accessed March 13, 2020, http://www.vivo.colostate.edu/hbooks/pathphys/digestion/liver/bile.html.

16. Bile acids (also called bile salts): M. J. Monte, J. J. Marin, A. Antelo, and J. Vazquez-Tato (2009). "Bile acids: Chemistry, physiology, and pathophysiology." *World J. Gastroenterol.* 15 (7): 804–16.

17. obesity is a major risk factor: S. L. Friedman, B. A. Neuschwander-Tetri, M. Rinella, and A. J. Sanyal (2018). "Mechanisms of NAFLD development and therapeutic strategies." *Nat. Med.* 24 (7): 908–22.

18. a typical alkaline battery: Wikipedia, accessed March 13, 2020, https://en .wikipedia.org/wiki/Energy_density.

19. sequence of amino acids to make a protein: I'm massively simplifying here, skipping over several steps from DNA to RNA to amino acid sequence. For a nice primer, see "Essentials of Genetics," Nature Education, https://www.nature.com /scitable/ebooks/essentials-of-genetics-8/contents/.

20. tissues and molecules break down over time: G. E. Shambaugh III (1977). "Urea biosynthesis I. The urea cycle and relationships to the citric acid cycle." *Am. J. Clin. Nutr.* 30 (12): 2083–87.

21. providing around 15 percent of our calories each day: C. E. Berryman, H. R. Lieberman, V. L. Fulgoni III, and S. M. Pasiakos (2018). "Protein intake trends and conformity with the Dietary Reference Intakes in the United States: Analysis of the National Health and Nutrition Examination Survey, 2001–2014." *Am. J. Clin. Nutr.* 108 (2): 405–13.

22. each molecule cycles from ADP to ATP and back: Lawrence Cole, *Biology of Life Biochemistry, Physiology and Philosophy* (Academic Press, 2016).

23. the story is essentially the same for fructose and galactose: J. M. Rippe and T. J. Angelopoulos (2013). "Sucrose, high-fructose corn syrup, and fructose, their metabolism and potential health effects: What do we really know?" *Adv. Nutr.* 4 (2): 236–45.

24. circular track called the Krebs cycle: Discovered by Hans A. Krebs and William A. Johnson in 1937, earning Krebs a Nobel Prize in medicine. Krebs and his student Kurt Henseleit discovered the urea cycle in 1932. Krebs was probably happy to have been known for energy production rather than pee production.

25. *not* the atoms themselves: If we converted the mass of those atoms to energy, we have to follow Einstein's famous formula, $E = mc^2$, and we'd need a nuclear reactor. A gram of glucose would yield 21 billion kilocalories, vaporizing everything in sight.

26. Dogs have evolved to prey on our emotions: Brian Hare and Vanessa Woods, *The Genius of Dogs: How Dogs Are Smarter Than You Think* (Dutton, 2013).

27. a new recipe for photosynthesis evolved: R. M. Soo et al. (2017). "On the origins of oxygenic photosynthesis and aerobic respiration in Cyanobacteria." *Science* 355 (6332): 1436–40.

28. struck by lightning, which are 1 in 700,000: "Flash Facts About Lightning," *National Geographic,* accessed March 13, 2020, https://news.nationalgeographic .com/news/2004/06/flash-facts-about-lightning/.

29. over a million bacteria in an ounce: K. Lührig et al. (2015). "Bacterial community analysis of drinking water biofilms in southern Sweden." *Microbes Environ.* 30 (1): 99–107.

30. about 330 million cubic miles of water: "How Much Water Is There on Earth?" USGS, https://water.usgs.gov/edu/earthhowmuch.html

31. championed by the visionary evolutionary biologist Lynn Margulis: Lynn Margulis, *Origin of Eukaryotic Cells* (Yale University Press, 1970).

第 3 章 生命是一场投资：能量的博弈

1. Phlogiston was thought to be the essential stuff: Wikipedia, accessed March 13, 2020, https://en.wikipedia.org/wiki/Phlogiston_theory.

2. the chemist Joseph Priestley: "Joseph Priestley and the Discovery of Oxygen," American Chemical Society, International Historic Chemical Landmarks, accessed March 13, 2020, http://www.acs.org/content/acs/en /education/whatischemistry/landmarks/josephpriestleyoxygen.html.

3. They placed a guinea pig in a small metal container: Esther Inglis-Arkell, "The Guinea Pig That Proved We Have an Internal Combustion Engine," Gizmodo, last modified June 23, 2013, https://io9.gizmodo.com/the-guinea-pig -that-proved-we-have-an-internal-combusti-534671441.

4. oxygen consumption and CO_2 production as the main measure: See pioneering work by Max Rubner, such as Max Rubner (1883). "Uber den Einfluss der Korpergrosse auf Stoff- und Kraftwechsel." *Zeitschr. f. Biol.* 19: 535–62.

5. The Compendium of Physical Activity: B. E. Ainsworth et al. (2011). "Compendium of Physical Activities: A second update of codes and MET values." *Medicine and Science in Sports and Exercise* 43 (8): 1575–81.

6. a large meta-analysis by Jonas Rubenson and colleagues: Jonas Rubenson et al. (2007). "Reappraisal of the comparative cost of human locomotion using gait-specific allometric analyses." *J. Experi. Biol.* 210: 3513–24.

7. Hadza data fell right in line with this much larger sample: H. Pontzer et al. (2012). "Hunter-gatherer energetics and human obesity." *PLoS One* 7 (7): e40503.

8. Studies of elite swimmers by Paola Zamparo: P. Zamparo et al. (2005). "Energy cost of swimming of elite long-distance swimmers." *Eur. J. Appl. Physiol.* 94 (5–6): 697–704.

9. riding a bicycle is much cheaper: P. E. di Prampero (2000). "Cycling on Earth, in space, on the Moon." *Eur. J. Appl. Physiol.* 82 (5–6): 345–60.

10. the cost of ascent increases with body weight: Elaine E. Kozma (2020), *Climbing Performance and Ecology in Humans, Chimpanzees, and Gorillas* (PhD dissertation, City University of New York).

11. Walking at our most economical pace, about 2.5 mph: D. Abe, Y. Fukuoka, and M. Horiuchi (2015). "Economical speed and energetically optimal transition speed evaluated by gross and net oxygen cost of transport at different gradients." *PLoS One* 10: e0138154.

12. close to the energetically optimal speed: H. J. Ralston (1958). "Energy–speed relation and optimal speed during level walking." *Int. Z. Angew. Physiol. Einschl. Arbeitphysiol.* 17 (4): 277–83.

13. People in big, fast-paced cities: M. H. Bornstein and H. G. Bornstein (1976). "The pace of life." *Nature* 259: 557–59.

14. the inherent mechanics of a walking gait: Andrew Biewener and Shelia Patek, *Animal Locomotion*, 2nd ed. (Oxford Univ. Press, 2018).

15. the effect is typically small, around 1 to 4 percent: M. I. Lambert and T. L. Burgess (2010). "Effects of training, muscle damage and fatigue on running economy." *Internat. SportMed J.* 11(4): 363–79.

16. increases the calories burned by only 3 to 13 percent: C. J. Arellano and R. Kram (2014). "The metabolic cost of human running: Is swinging the arms worth it?" *J. Exp. Biol.* 217: 2456–61.

17. half of a Big Mac (270 kcal): "McDonald's Nutrition Calculator," McDonald's, accessed March 13, 2020, https://www.mcdonalds.com/us/en-us /about-our-food/nutrition-calculator.html.

18. calories in a chocolate glazed donut (340 kcal): "Nutrition." Dunkin' Donuts, accessed March 13, 2020, https://www.dunkindonuts.com/en/food-drinks /donuts/donuts.

19. BMR (in kcal per day) increases with body weight: Condensed from C. J. Henry (2005). "Basal metabolic rate studies in humans: Measurement and development of new equations." *Publ. Health Nutr.* 8: 1133–52.

20. about 85 kcal per day for a typical 150-pound adult with 30 percent body fat: For a review of organ costs see: ZiMian Wang et al. (2012). "Evaluation of specific metabolic rates of major organs and tissues: Comparison between nonobese and obese women." *Obesity* 20 (1): 95–100.

21. the low, low cost of about 2 calories per beat: M. Horiuchi et al. (2017). "Measuring the energy of ventilation and circulation during human walking using induced hypoxia." *Scientific Reports* 7 (1): 4938. doi: 10.1038/s41598-017 -05068-8

22. converting lactate, glycerol (from fat), and amino acids (from proteins): J. E. Gerich, C. Meyer, H. J. Woerle, and M. Stumvoll (2001). "Renal gluconeogenesis: Its importance in human glucose homeostasis." *Diabetes Care* 24 (2): 382–91.

23. Like every other animal with a distinct mouth and butt: Many animals, like starfish, have only one hole, which serves for both bringing nutrients in and getting waste out. See A. Hejnol and M. Q. Martindale (2008). "Acoel development indicates the independent evolution of the bilaterian mouth and anus." *Nature* 456 (7220): 382–86. doi: 10.1038/nature07309.

24. A recent study in mice by Sarah Bahr, John Kirby, and colleagues: S. M. Bahr et al. (2015). "Risperidone-induced weight gain is mediated through shifts in the gut microbiome and suppression of energy expenditure." *EBioMedicine* 2 (11): 1725–34. doi: 10.1016/j.ebiom.2015.10.018.

25. providing nutrients and cleaning up waste: M. Bélanger, I. Allaman, and P. J. Magistretti (2011). "Brain energy metabolism: Focus on astrocyte-neuron metabolic cooperation." *Cell Metabolism* 14 (6): 724–38.

26. increased their metabolic rates by only around 4 kcal per hour: R. W. Backs and K. A. Seljos (1994). "Metabolic and cardiorespiratory measures of mental effort: The effects of level of difficulty in a working memory task." *Int. J. Psychophysiol.* 16 (1): 57–68; N. Troubat, M.-A. Fargeas-Gluck, M. Tulppo, and B. Dugué (2009). "The stress of chess players as a model to study the effects of psychological stimuli on physiological responses: An example of substrate oxidation and heart rate variability in man." *Eur. J. Appl. Physiol.* 105 (3): 343–49.

27. Work by Christopher Kuzawa and colleagues: C. W. Kuzawa et al. (2014). "Metabolic costs of human brain development." *Proc. Nat. Acad. Sciences* 111 (36): 13010–15. doi: 10.1073/pnas.1323099111.

28. thermoneutral zone is roughly between 75°F and 93°F: B. R. M. Kingma, A. J. H. Frijns, L. Schellen, and W. D. V. Lichtenbelt (2014). "Beyond the classic thermoneutral zone: Including thermal comfort." *Temperature* 1 (2): 142–49.

29. a couple of degrees colder than adults who aren't: R. J. Brychta et al. (2019). "Quantification of the capacity for cold-induced thermogenesis in young men with and without obesity." *J. Clin. Endocrin. Metab.* 104 (10): 4865–78. doi: 10.1210/jc.2019-00728.

30. in the Arctic tend to have about 10 percent higher BMRs: W. R. Leonard et al. (2002). "Climatic influences on basal metabolic rates among circumpolar populations." *Am. J. Hum. Biol.* 14 (5): 609–20.

31. shivering can cause our resting metabolic rate to climb: F. Haman and D. P. Blondin (2017). "Shivering thermogenesis in humans: Origin, contribution and metabolic requirement." *Temperature* 4 (3): 217–26. doi: 10.1080/23328940.2017.1328999.

32. acute infections kill four out of ten children: M. Gurven and H. Kaplan (2007). "Longevity among hunter-gatherers: A cross-cultural examination." *Pop. and Devel. Rev.* 33 (2): 321–65.

33. college men who reported to a student health clinic found their BMRs: M. P. Muehlenbein, J. L. Hirschtick, J. Z. Bonner, and A. M. Swartz (2010). "Toward quantifying the usage costs of human immunity: Altered metabolic rates and hormone levels during acute immune activation in men." *Am. J. Hum. Biol.* 22: 546–56.

34. populations without the antiseptic advantages of modernization: M. D. Gurven et al. (2016). "High resting metabolic rate among Amazonian forager-horticulturalists experiencing high pathogen burden." *Am. J. Physical Anth.* 161 (3): 414–25. doi: 10.1002/ajpa.23040.

35. Shuar kids five to twelve years old have BMRs that are about 200 kcal: S. S. Urlacher et al. (2019). "Constraint and trade-offs regulate energy expenditure during childhood." *Science Advances* 5 (12): eaax1065. doi: 10.1126 /sciadv.aax1065.

36. The cost of growth, then, is about 2,200 kcal per pound: J. C. Waterlow (1981). "The energy cost of growth. Joint FAO/WHO/UNU Expert Consultation on Energy and Protein Requirements." Rome, accessed March 14, 2020, http: //www.fao.org/3/M2885E/M2885E00.htm.

37. total cost of a healthy nine-month pregnancy is about 80,000 kcal: N. F. Butte and J. C. King (2005). "Energy requirements during pregnancy and lactation." *Publ. Health Nutr.* 8: 1010–27.

38. directly tied to changes in the way these animals grow and reproduce: T. J. Case (1978). "On the evolution and adaptive significance of postnatal growth rates in the terrestrial vertebrates." *Quar. Rev. Biol.* 53 (3): 243–82.

39. burning ten times more calories per day than their reptilian ancestors: K. A. Nagy, I. A. Girard, and T. K. Brown (1999). "Energetics of free-ranging mammals, reptiles, and birds." *Ann. Rev. Nutr.* 19: 247–77.

40. Mammals grow five times faster than reptiles: Author's unpublished analyses, calculated from allometric regressions between adult body mass and growth rate (g/yr) and reproductive output (g/yr), using the AnAge database. R. Tacutu et al. (2018). "Human Ageing Genomic Resources: New and updated databases." *Nucleic Acids Research* 46 (D1): D1083–90.

41. Kleiber's law of metabolism, named for the pioneering Swiss nutritionist: Max Kleiber, *The Fire of Life: An Introduction to Animal Energetics* (Wiley, 1961). Samuel Brody and Francis Benedict also contributed to this discovery.

42. in the neighborhood of Kleiber's 0.75, ranging from 0.45 to 0.82: Author's unpublished analyses, calculated from allometric regressions between adult body mass and growth rate (g/yr) and reproductive output (g/yr), using the AnAge database. R. Tacutu et al. (2018). "Human Ageing Genomic Resources: New and updated databases." *Nucleic Acids Research* 46 (D1): D1083–90.

43. *On Longevity and the Shortness of Life* **in 350 B.C.:** Aristotle, *On Longevity and Shortness of Life. Written 350 B.C.E.* Translated by G. R. T. Ross, accessed March 16, 2020, http://classics.mit.edu/Aristotle/longev_short.html.

44. Rubner observed that the total energy expended per gram: Max Rubner, *Das Problem det Lebensdaur und seiner beziehunger zum Wachstum und Ernarnhung* (Oldenberg, 1908).

45. the American biologist Raymond Pearl: Raymond Pearl, *The Biology of Death* (J. B. Lippincott, 1922).

46. the free radical theory of aging: Denham Harman (1956). "Aging: A theory based on free radical and radiation chemistry." *J. Gerontol.* 11 (3): 298–300.

47. don't always show the expected effects on life span: Some studies find positive effects of antioxidant intake on mortality risk (e.g., L.-G. Zhao et al. [2017]. "Dietary antioxidant vitamins intake and mortality: A report from two cohort studies of Chinese adults in Shanghai." *J. Epidem.* 27 [3]: 89–97), while others find no effect at all (e.g., U. Stepaniak et al. [2016]. "Antioxidant vitamin intake and mortality in three Central and Eastern European urban populations: The HAPIEE study." *Eur. J. Nutr.* 55 [2]: 547–60).

48. researchers lamenting whether such links exist at all: For a skeptical view, see J. R. Speakman (2005). "Body size, energy metabolism, and lifespan." *J. Exp. Biol.* 208: 1717–30.

49. reducing how much they're allowed to eat leads to longer life spans: J. R. Speakman and S. E. Mitchell (2011). "Caloric restriction." *Mol. Aspects Med.* 32: 159–221.

50. Greenland sharks can live four hundred years: J. Nielsen et al. (2016). "Eye lens radiocarbon reveals centuries of longevity in the Greenland shark (*Somniosus microcephalus*)." *Science* 353 (6300): 702–04.

51. heart rates (beats per minute) match the cellular metabolic rates: C. R. White and M. R. Kearney (2014). "Metabolic scaling in animals: Methods, empirical results, and theoretical explanations." *Compr. Physiol.* 4 (1): 231–56. doi: 10.1002/cphy.c110049.

52. Frank Benedict and his colleague J. Arthur Harris had been amassing: J. A. Harris and F. G. Benedict (1918). "A biometric study of human basal metabolism." *PNAS* 4 (12): 370–73. doi: 10.1073/pnas.4.12.370.

53. PARs are essentially the same as MET values: MET values are always 1 kcal per kg per hour, which is the average person's BMR. PAR values are tailored to each individual's BMR or estimated BMR.

54. still used by the World Health Organization: FAO Food and Nutrition Technical Report Series 1, FAO/WHO/UNU (2001). "Human energy requirements." http://www.fao.org/docrep/007/y5686e/y5686e00.htm#Contents.

55. adults underreported actual food intake by 29 percent on average: L. Orcholski et al. (2015). "Under-reporting of dietary energy intake in five populations of the African diaspora." *Brit. J. Nutri.* 113 (3): 464–72. doi: 10.1017/S000711451400405X.

56. you thought that the typical American eats a 2,000-kilocalorie diet: Marion Nestle and Malden Nesheim, *Why Calories Count: From Science to Politics* (Univ. of California Press, 2013).

57. Nathan Lifson, a physiologist at the University of Minnesota: A. Prentice (1987). "Human energy on tap." *New Scientist*, November: 40–44.

58. oxygen atoms in the body water pool have an alternative: N. Lifson, G. B. Gordon, M. B. Visscher, and A. O. Nier (1949). "The fate of utilized molecular oxygen and the source of the oxygen of respiratory carbon dioxide, studied with the aid of heavy oxygen." *J. Biol. Chem.* 180 (2): 803–11.

59. Lifson used those isotopes to track the flow oxygen and hydrogen: N. Lifson, G. B. Gordon, R. McClintock (1955). "Measurement of total carbon dioxide production by means of $D_2{}^{18}O$." *J. Appl. Physiol.* 7: 704–10.

60. **isotope needed for a 150-pound human would cost more than $250,000:** J. R. Speakman (1998). "The history and theory of the doubly labeled water technique." *Am. J. Clin. Nutr.* 68 (suppl): 932S–38S.

61. **the first doubly labeled water study in humans in 1982:** D. A. Schoeller and E. van Santen (1982). "Measurement of energy expenditure in humans by doubly labeled water." *J. Appl. Physiol.* 53: 955–59.

62. **hundreds of doubly labeled water measurements of men, women, and children:** L. Dugas et al. (2011). "Energy expenditure in adults living in developing compared with industrialized countries: A meta-analysis of doubly labeled water studies." *Am. J. Clin. Nutr.* 93: 427–441; N. F. Butte (2000). "Fat intake of children in relation to energy requirements." *Am. J. Clin. Nutr.* 72 (5 Suppl): 1246S–52S; H. Pontzer et al. (2012). "Hunter-gatherer energetics and human obesity." *PLoS One* 7 (7): e40503.

第 4 章　建设更好的人类"动物园"：天选之人

1. **Georgians reported two new skulls along with solid dates:** L. Gabunia et al. (2000). "Earliest Pleistocene hominid cranial remains from Dmanisi, Republic of Georgia: Taxonomy, geological setting, and age." *Science* 288 (5468): 1019–25.

2. **uncovered yet *another* skull, the fourth from the area:** D. Lordkipanidze et al. (2005). "The earliest toothless hominin skull." *Nature* 434: 717–18.

3. **Wild plants and game are nearly all hard to chew:** Like nearly all else in human evolution, the need for teeth, or for help in the absence of them, is hotly debated. Some have argued that this unlucky soul might have soldiered on without help, mashing his food with stone tools or just choking down big chunks. It's impossible to be certain. But it's difficult for me to see how he could have survived, particularly through the serious illness, without help—much more help than apes give one another.

4. **early primates coevolved with flowering plants:** R. W. Sussman (1991). "Primate origins and the evolution of angiosperms." *Am. J. Primatol.* 23 (4): 209–23.

5. **hominin evolution lasted from seven to four million years ago:** For a more thorough account of our species' evolution than the short overview here, see Glenn C. Conroy and Herman Pontzer, *Reconstructing Human Origins*, 3rd ed. (W. W. Norton, 2012).

6. **the topic of another larger book:** Conroy and Pontzer, *Reconstructing Human Origins*.

7. **stone tools from a 3.3-million-year-old site in northern Kenya:** S. Harmand et al. (2015). "3.3-million-year-old stone tools from Lomekwi 3, West Turkana, Kenya." *Nature* 521: 310–15.

8. **Figure 4.1. The Human Family Tree:** Adapted from Herman Pontzer (2017). "Economy and endurance in human evolution." *Curr. Biol.* 27 (12): R613–21. doi: 10.1016/j.cub.2017.05.031.

9. **animal fossils from sites in Kenya and Ethiopia show signs of butchery:** M. Domínguez-Rodrigo, T. R. Pickering, S. Semaw, and M. J. Rogers (2005). "Cutmarked bones from Pliocene archaeological sites at Gona, Afar, Ethiopia: Implications for the function of the world's oldest stone tools." *J. Hum. Evol.* 48 (2): 109–21.

10. **"to attack their prey, or otherwise to obtain food":** Charles Darwin, *The Descent of Man* (D. Appleton, 1871).

11. **Orangutan mothers in the wild share food:** A. V. Jaeggi, M. A. van Noordwijk, and C. P. van Schaik (2008). "Begging for information: Mother-offspring food sharing among wild Bornean orangutans." *Am. J. Primatol.* 70 (6): 533–41. doi: 10.1002/ajp.20525.

12. **Gorillas have *never* been observed sharing food:** A. V. Jaeggi and C. P. Van Schaik (2011). "The evolution of food sharing in primates." *Behav. Ecol. Sociobiol.* 65: 2125–40.

13. **chimpanzees in the Sonso community in the Budongo Forest of Uganda:** R. M. Wittig et al. (2014). "Food sharing is linked to urinary oxytocin levels and bonding in related and unrelated wild chimpanzees." *Proc. Biol. Sci.* 281 (1778): 20133096. doi: 10.1098/rspb.2013.3096.

14. **adult bonobos (mostly females) share a particular fruit:** S. Yamamoto (2015). "Non-reciprocal but peaceful fruit sharing in wild bonobos in Wamba." *Behaviour* 152: 335–57.

15. **behaviors arise and the body adapts:** A. Lister (2013). "Behavioural leads in evolution: Evidence from the fossil record." *Bio. J. Linnean Soc.* 112: 315–31.

16. **channel their maternal efforts into sharing food with their daughters:** K. Hawkes et al. (1998). "Grandmothering, menopause, and the evolution of human life histories." *PNAS* 95 (3): 1336–39. doi: 10.1073/pnas.95.3.1336.

17. **fossil hominins with brains nearly 20 percent larger:** S. C. Antón, R. Potts, and L. C. Aiello (2014). "Evolution of early *Homo*: An integrated biological perspective." *Science* 345 (6192): 1236828. doi: 10.1126/science.1236828.

18. **early members of the genus *Homo* were adapted for endurance running:** D. M. Bramble and D. E. Lieberman (2004). "Endurance running and the evolution of *Homo*." *Nature* 432: 345–52. doi: 10.1038/nature03052.

19. **trade networks for highly prized raw materials stretch for miles:** A. S. Brooks et al. (2018). "Long-distance stone transport and pigment use in the earliest Middle Stone Age." *Science* 360 (6384): 90–94.

20. **harvesting shellfish on an annual schedule:** A. Jerardino, R. A. Navarro, and M. Galimberti (2014). "Changing collecting strategies of the clam *Donax serra* Röding (Bivalia: Donacidae) during the Pleistocene at Pinnacle Point, South Africa." *J. Hum. Evol.* 68: 58–67. doi: 10.1016/j.jhevol.2013.12.012.

21. **murals on cave walls from Bordeaux to Borneo:** M. Aubert et al. (2018). "Palaeolithic cave art in Borneo." *Nature* 564: 254–57.

22. **VO$_2$ max, a common measure of peak aerobic power:** H. Pontzer (2017). "Economy and endurance in human evolution." *Curr. Biol.* 27 (12): R613–21. doi: 10.1016/j.cub.2017.05.031.

23. tool technology and hunting techniques were quite sophisticated:
H. Thieme (1997). "Lower Palaeolithic hunting spears from Germany." *Nature* 385: 807–10. doi: 10.1038/385807a0.

24. until late in their teenage years: H. Kaplan, K. Hill, J. Lancaster, and A. M. Hurtado (2000). "A theory of human life history evolution: Diet, intelligence, and longevity." *Evol. Anthro.* 9 (4): 156–85.

25. interbirth intervals for chimpanzees, gorillas, and orangutans: M. E. Thompson (2013). "Comparative reproductive energetics of human and nonhuman primates." *Ann. Rev. Anthropol.* 42: 287–304.

26. world was already full of strange and wonderful humanlike species: Nick Longrich, "Were other humans the first victims of the sixth mass extinction?" The Conversation, November 21, 2019, accessed March 16, 2020, https://theconversation.com/were-other-humans-the-first-victims-of-the-sixth-mass-extinction-126638.

27. bits of their DNA in our chromosomes today: S. Sankararaman, S. Mallick, N. Patterson, and D. Reich (2016). "The combined landscape of Denisovan and Neanderthal ancestry in present-day humans." *Curr. Biol.* 26 (9): 1241–47. doi: 10.1016/j.cub.2016.03.037.

28. Neanderthals had brains a bit larger than ours and were making cave art, : D. L. Hoffmann et al. (2018). "U-Th dating of carbonate crusts reveals Neandertal origin of Iberian cave art." *Science* 359 (6378): 912–15. doi: 10.1126/science.aap7778.

29. playing music: N. J. Conard, M. Malina, and S. C. Münzel (2009). "New flutes document the earliest musical tradition in southwestern Germany." *Nature* 460: 737–40.

30. and burying their dead: W. Rendu et al. (2014). "Neandertal burial at La Chapelle-aux-Saints." *PNAS* 111 (1): 81–86. doi: 10.1073/pnas.1316780110.

31. *Homo sapiens* **became hyper-social through a long process:** Brian Hare and Vanessa Woods, *Survival of the Friendliest* (Random House, 2020); Richard W. Wrangham, *The Goodness Paradox* (Pantheon, 2019).

32. they kill more people globally each year than violence: Risk Factors Collaborators (2016). "Global Burden of Disease 2015." *Lancet* 388 (10053): 1659–1724.

33. by some accounts, human societies globally have become less violent: Steven Pinker, *The Better Angels of Our Nature* (Penguin, 2012).

34. Chimpanzees and bonobos put on less than 10 percent body fat: H. Pontzer et al. (2016). "Metabolic acceleration and the evolution of human brain size and life history." *Nature* 533: 390–92.

35. hunter-gatherers like the Hadza put on more fat than that: H. Pontzer et al. (2012). "Hunter-gatherer energetics and human obesity." *PLoS One* 7 (7): e40503. doi: 10.1371/journal.pone.0040503.

第 5 章 代谢魔术师：能量的补偿与限制

1. life as a hunter-gatherer is tough: For descriptions and data regarding Hadza life and daily activity, see Frank W. Marlowe, *The Hadza: Hunter-Gatherers of Tanzania* (Univ. of California Press, 2010); D. A. Raichlen et al. (2017). "Physical activity patterns and biomarkers of cardiovascular disease risk in hunter-gatherers." *Am. J. Hum. Biol.* 29: e22919. doi: 10.1002/ajhb.22919.

2. hunter-gatherers lead lives that would make Westerners melt: H. Pontzer, B. M. Wood, and D. A. Raichlen (2018). "Hunter-gatherers as models in public health." *Obes. Rev.* 19 (Suppl 1): 24–35.

3. Hadza data sat right on top of the measurements: H. Pontzer et al. (2012). "Hunter-gatherer energetics and human obesity." *PLoS One* 7: e40503.

4. daily energy expenditures among five- to twelve-year-old Shuar kids: S. Urlacher et al. (2019). "Constraint and trade-offs regulate energy expenditure during childhood." *Science Advances* 5 (12): eaax1065. doi: 10.1126/sciadv.aax1065.

5. daily energy expenditure in men and women among the Tsimane: M. D. Gurven et al. (2016). "High resting metabolic rate among Amazonian forager-horticulturalists experiencing high pathogen burden." *Am. J. Phys. Anth.* 161 (3): 414–25. doi: 10.1002/ajpa.23040.

6. daily energy expenditures in African American women from Maywood and rural Nigeria: K. E. Ebersole et al. (2008). "Energy expenditure and adiposity in Nigerian and African-American women." *Obesity* 16 (9): 2148–54. doi: 10.1038/oby.2008.330.

7. same daily energy expenditures as pampered urbanites: L. R. Dugas et al. (2011). "Energy expenditure in adults living in developing compared with industrialized countries: A meta-analysis of doubly labeled water studies." *Am. J. Clin. Nutr.* 93: 427–41.

8. no difference between moderately active adults and those with the highest levels: H. Pontzer et al. (2016). "Constrained total energy expenditure and metabolic adaptation to physical activity in adult humans." *Curr. Biol.* 26 (3): 410–17. doi: 10.1016/j.cub.2015.12.046.

9. a year-long program to train them to run: K. R. Westerterp et al. (1992). "Long-term effect of physical activity on energy balance and body composition." *Brit. J. Nutr.* 68: 21–30.

10. were running roughly 25 miles per week: The protocol was described as 60 minutes per session, 4 days a week, which would be about 25 miles per week at a 9:36 minutes/mile pace.

11. the rule among warm-blooded animals: H. Pontzer (2015). "Constrained total energy expenditure and the evolutionary biology of energy balance." *Exer. Sport. Sci. Rev.* 43: 110–16; T. J. O'Neal et al. (2017). "Increases in physical activity result in diminishing increments in daily energy expenditure in mice." *Curr. Biol.* 27 (3): 423–30.

12. Same goes for kangaroos and pandas: H. Pontzer et al. (2014). "Primate energy expenditure and life history." *PNAS* 111 (4): 1433–37; Y. Nie et al. (2015). "Exceptionally low daily energy expenditure in the bamboo-eating giant panda." *Science* 349 (6244): 171–74.

13. daily energy expenditures and the PAL ratio have stayed the same: K. R. Westerterp and J. R. Speakman (2008). "Physical activity energy expenditure has not declined since the 1980s and matches energy expenditures of wild mammals." *Internat. J. Obesity* 32: 1256–63.

14. Midwest Exercise Trial 1 study conducted: J. E. Donnelly et al. (2003). "Effects of a 16-month randomized controlled exercise trial on body weight and composition in young, overweight men and women: The Midwest Exercise Trial." *Arch. Intern. Med.* 163 (11): 1343–50.

15. a more demanding workout regime in Midwest 2: S. D. Herrmann et al. (2015). "Energy intake, nonexercise physical activity, and weight loss in responders and nonresponders: The Midwest Exercise Trial 2." *Obesity* 23 (8):1539–49. doi: 10.1002/oby.21073.

16. two years, average amount of weight lost is less than five pounds: D. L. Swift et al. (2014). "The role of exercise and physical activity in weight loss and maintenance." *Prog. Cardiov. Dis.* 56 (4): 441–47. doi: 10.1016/j.pcad.2013 .09.012.

17. elevated daily expenditures in a small sample of Shuar men: L. Christopher et al. (2019). "High energy requirements and water throughput of adult Shuar forager-horticulturalists of Amazonian Ecuador." *Am. J. Hum. Biol.* 31: e23223. doi: 10.1002/ajhb.23223.

18. Obese people burn just as much energy each day: D. A. Schoeller (1999). "Recent advances from application of doubly labeled water to measurement of human energy expenditure." *J. Nutr.* 129: 1765–68.

19. children have shown the same result: S. R. Zinkel et al. (2016). "High energy expenditure is not protective against increased adiposity in children." *Pediatr. Obes.* 11 (6): 528–34. doi: 10.1111/ijpo.12099.

20. study metabolic changes among *The Biggest Loser* contestants: D. L. Johannsen et al. (2012). "Metabolic slowing with massive weight loss despite preservation of fat-free mass." *J. Clin. Endocrinol. Metab.* 97 (7): 2489–96. doi: 10.1210/jc.2012-1444.

21. their BMRs were *still* lower than expected: E. Fothergill et al. (2016). "Persistent metabolic adaptation 6 years after 'The Biggest Loser' competition." *Obesity* 24 (8): 1612–19. doi: 10.1002/oby.21538.

22. studies was conducted in 1917 by Francis Benedict: F. G. Benedict (1918). "Physiological effects of a prolonged reduction in diet on twenty-five men." *Proc. Am. Phil. Soc.* 57 (5): 479–90.

23. Ancel Keys and colleagues at the University of Minnesota: Ancel Keys, Josef Brozek, and Austin Henschel, *The Biology of Human Starvation*, vol. 1 (Univ. of Minnesota Press, 1950).

24. overshooting phenomenon isn't as well studied: A. G. Dulloo, J. Jacquet, and L. Girardier (1997). "Poststarvation hyperphagia and body fat overshooting in humans: A role for feedback signals from lean and fat tissues." *Am. J. Clin. Nutr.* 65 (3): 717–23.

25. metabolic manager isn't just a metaphor or a cartoon: For an excellent review of the neural control of hunger and satiety, read Stephan Guyenet, *The Hungry Brain: Outsmarting the Instincts That Make Us Overeat* (Flatiron Books, 2017).

26. thyroid hormone, the main control hormone for our metabolic rate: L. M. Redman and E. Ravussin (2009). "Endocrine alterations in response to calorie restriction in humans." *Mol. Cell. Endocrin.* 299 (1): 129–36. doi: 10.1016/j. mce.2008.10.014.

27. humans are quick to put reproduction on the back burner: For a thorough discussion of the role of energy availability in human reproduction, see Peter Ellison, *On Fertile Ground* (Harvard Univ. Press, 2003).

28. food restriction is sufficiently severe, will stop ovulating: N. I. Williams et al. (2010). "Estrogen and progesterone exposure is reduced in response to energy deficiency in women aged 25–40 years." *Hum. Repro.* 25 (9): 2328–39. doi: 10.1093/humrep/deq172.

29. mice faced with starvation maintain two organs: S. E. Mitchell et al. (2015). "The effects of graded levels of calorie restriction: I. Impact of short term calorie and protein restriction on body composition in the C57BL/6 mouse." *Oncotarget* 6: 15902–30.

30. body weights and BMIs hardly change: H. Pontzer, B. M. Wood, and D. A. Raichlen (2018). "Hunter-gatherers as models in public health." *Obes. Rev.* 19 (Suppl 1): 24–35.

31. our body tries to make use of some: R. L. Leibel, M. Rosenbaum, and J. Hirsch (1995). "Changes in energy expenditure resulting from altered body weight." *N. Engl. J. Med.* 332 (10): 621–28.

32. the average American adult gains about half a pound: S. Stenholm et al. (2015). "Patterns of weight gain in middle-aged and older US adults, 1992–2010." *Epidemiology* 26 (2): 165–68. doi: 10.1097/EDE.0000000000000228.

33. gain weight around the holidays: E. E. Helander, B. Wansink, and A. Chieh (2016). "Weight gain over the holidays in three countries." *N. Engl. J. Med.* 375 (12): 1200–02. doi: 10.1056/NEJMc1602012.

34. moths mistaking a porch light for the moon: R. Hertzberg, "Why insects like moths are so attracted to bright lights." *National Geographic*, October 5, 2018, accessed March 18, 2020, https://www.nationalgeographic.com/animals/2018/10/moth-meme-lamps-insects-lights-attraction-news/.

35. the venerable Weight Watchers: "Dieters move away from calorie obsession," CBS, April 12, 2014, https://www.cbsnews.com/news/dieters-move-away-from-calorie-obsession/.

第 6 章   饥饿游戏：饮食、代谢与人类演化

1.   **European taxonomists named it *Indicator indicator*:** It was originally named *Cuculus indicator* because honeyguides lay their eggs in other birds' nests, cuckolding the unwitting parents. See A. Spaarman, "An account of a journey into Africa from the Cape of Good-Hope, and a description of a new species of cuckow." *Phil. Trans. Roy. Soc. London* (Royal Society of London, 1777), 38–47.

2.   **honeyguide split from the other species:** B. M. Wood et al. (2014). "Mutualism and manipulation in Hadza–honeyguide interactions." *Evol. Hum. Behav.* 35: 540–46.

3.   **the Dunning-Kruger effect:** J. Kruger and D. Dunning (1999). "Unskilled and unaware of it: How difficulties in recognizing one's own incompetence lead to inflated self-assessments." *J. Pers. Soc. Psych.* 77 (6): 1121–34.

4.   **"ignorance more frequently begets confidence than does knowledge":** Charles Darwin, *Descent of Man* (John Murray & Sons, 1871), 3.

5.   **competence in governing and expertise in world affairs:** Could you tell this was a joke? If not, you might be a victim of the Dunning-Kruger effect.

6.   **talking points from PETA:** "Is It Really Natural? The Truth About Humans and Eating Meat," PETA, January 23, 2018, accessed March 18, 2020, https://www.peta.org/living/food/really-natural-truth-humans-eating-meat/.

7.   **our hominin ancestors got their start:** H. Pontzer (2012). "Overview of hominin evolution." *Nature Education Knowledge* 3 (10): 8, accessed March 18, 2020, https://www.nature.com/scitable/knowledge/library/overview-of-hominin-evolution-89010983/.

8.   **Insects may have been a regular part of the menu:** L. R. Backwell and F. d'Errico (2001). "Evidence of termite foraging by Swartkrans early hominids." *PNAS* 98 (4): 1358–63. doi: 10.1073/pnas.021551598.

9.   **the exploitation of tubers:** G. Laden and R. Wrangham (2005). "The rise of the hominids as an adaptive shift in fallback foods: Plant underground storage organs (USOs) and australopith origins." *J. Hum. Evol.* 49 (4): 482–98.

10.   **the telltale isotopic signatures of their bones:** K. Jaouen et al. (2019). "Exceptionally high $\delta^{15}N$ values in collagen single amino acids confirm Neandertals as high-trophic level carnivores." *PNAS* 116 (11): 4928–33. doi: 10.1073/pnas.1814087116.

11.   **our digestive tracts are 40 percent smaller:** L. C. Aiello and P. Wheeler (1995). "The expensive tissue hypothesis: The brain and the digestive system in human and primate evolution." *Curr. Anthropol.* 36: 199–221.

12.   **but they balanced all that meat with carb-rich grains:** A. G. Henry, A. S. Brooks, and D. R. Piperno (2014). "Plant foods and the dietary ecology of Neanderthals and early modern humans." *J. Hum. Evol.* 69: 44–54; R. C. Power et al. (2018). "Dental calculus indicates widespread plant use within the stable Neanderthal dietary niche." *J. Hum. Evol.* 119: 27–41.

13. bread remnants dated to over 14,000 years ago: A. Arranz-Otaegui et al. (2018). "Archaeobotanical evidence reveals the origins of bread 14,400 years ago in northeastern Jordan." *PNAS* 115 (31): 7925–30. doi: 10.1073/pnas.1801071115.

14. the anthropologist George Murdock in his *Ethnographic Atlas*: G. P. Murdock, *Ethnographic Atlas* (Univ. Pittsburgh Press, 1967).

15. pillaging rodent burrows to steal their stores: S. Ståhlberg and I. Svanberg (2010). "Gathering food from rodent nests in Siberia." *J. Ethnobiol.* 30 (2): 184–202.

16. blood sugar and fat metabolism respond identically to honey: S. K. Raatz, L. K. Johnson, and M. J. Picklo (2015). "Consumption of honey, sucrose, and high-fructose corn syrup produces similar metabolic effects in glucose-tolerant and -intolerant individuals." *J. Nutr.* 145 (10): 2265–72. doi: 10.3945 /jn.115.218016.

17. they have exceptionally healthy hearts: H. Pontzer, B. M. Wood, and D. A. Raichlen (2018). "Hunter-gatherers as models in public health." *Obes. Rev.* 19 (Suppl 1): 24–35.

18. ancestral diet was only 5 percent carbs and 75 percent fat!: David Perlmutter, *Grain Brain: The Surprising Truth About Wheat, Carbs, and Sugar* (Little, Brown Spark, 2013), 35.

19. These analyses spawned a number of peer-reviewed scientific papers: L. Cordain et al. (2000). "Plant-animal subsistence ratios and macronutrient energy estimations in worldwide hunter-gatherer diets." *Am. J. Clin. Nutr.* 71: 682–92.

20. Cordain's influential book, *The Paleo Diet*: Loren Cordain, *The Paleo Diet* (John Wiley & Sons, 2002).

21. Phinney, a doctor, biochemist, and vocal advocate: S. D. Phinney (2004). "Ketogenic diets and physical performance." *Nutr. Metab.* (London) 1 (2). doi: 10.1186/1743-7075-1-2.

22. gets going only around 6,500 years ago in Africa: B. S. Arbuckle and E. L. Hammer (2018). "The rise of pastoralism in the ancient Near East." *J. Archaeol. Res.* 27: 391–449. doi: 10.1007/s10814-018-9124-8.

23. bison-hunting cultures of the Plains weren't established: D. G. Bamforth (2011). "Origin stories, archaeological evidence, and post-Clovis Paleoindian bison hunting on the Great Plains." *American Antiquity* 76 (1): 24–40.

24. Arctic cultures are even a bit younger: "Inuit Ancestor Archaeology: The Earliest Times." CHIN, 2000, accessed March 18, 2020, http://www .virtualmuseum.ca/edu/ViewLoitLo.do?method=preview&lang=EN&id=10101.

25. diets in populations like the Hadza, Tsimane, Shuar: H. Pontzer, B. M. Wood, and D. A. Raichlen (2018). "Hunter-gatherers as models in public health." *Obes. Rev.* 19 (Suppl 1): 24–35; L. Christopher et al. (2019). "High energy requirements and water throughput of adult Shuar forager-horticulturalists of Amazonian Ecuador." *Am. J. Hum. Biol.* 31: e23223. doi: 10.1002/ajhb.23223.

26. happened twice, independently, among early pastoralist groups: S. A. Tishkoff et al. (2007). "Convergent adaptation of human lactase persistence in Africa and Europe." *Nature Genetics* 39 (1): 31–40. doi: 10.1038/ng1946

27. humans have more copies of the gene that makes salivary amylase: G. H. Perry et al. (2007). "Diet and the evolution of human amylase gene copy number variation." *Nature Genetics* 39 (10): 1256–60. doi: 10.1038/ng2123.

28. decreasing levels of dietary folate: A. Sabbagh et al. (2011). "Arylamine N-acetyltransferase 2 (NAT2) genetic diversity and traditional subsistence: A worldwide population survey." *PloS One* 6 (4): e18507. doi: 10.1371/journal.pone.0018507.

29. changes in the fatty acid desaturase genes (FADS1 and 2): S. Mathieson and I. Mathieson (2018). "FADS1 and the timing of human adaptation to agriculture." *Mol. Biol. Evol.* 35 (12): 2957–70. doi: 10.1093/molbev/msy180.

30. high levels of arsenic in their groundwater: M. Apata, B. Arriaza, E. Llop, and M. Moraga (2017). "Human adaptation to arsenic in Andean populations of the Atacama Desert." *Am. J. Phys. Anthropol.* 163 (1): 192–99. doi: 10.1002/ajpa.23193. Epub 2017 Feb 16.

31. FADS genes have changed in these groups as well: M. Fumagalli et al. (2015). "Greenlandic Inuit show genetic signatures of diet and climate adaptation." *Science* 349 (6254): 1343–47.

32. most people in these groups can't go into ketosis: F. J. Clemente et al. (2014). "A selective sweep on a deleterious mutation in CPT1A in Arctic populations." *Am. J. Hum. Gen.* 95 (5): 584–89. doi: 10.1016/j.ajhg.2014.09.016.

33. Dr. Oz is pushing "detox water": "Dr. Oz's detox water," *Women's World Magazine,* May 27, 2019.

34. "Negative calorie" foods that supposedly take more energy to digest: M. E. Clegg and C. Cooper (2012). "Exploring the myth: Does eating celery result in a negative energy balance?" *Proc. Nutr. Soc.* 71 (oce3): e217.

35. ice water won't change the amount of energy you burn: There's no evidence that the body burns extra energy to warm up ice water. Even if it did, the 240 ml in a glass of ice water (0°C) would only require 240 × 37 = 8,880 calories to warm up to body temp, or about 9 kcal.

36. caffeine in a cup of coffee: A. G. Dulloo et al. (1989). "Normal caffeine consumption: Influence on thermogenesis and daily energy expenditure in lean and postobese human volunteers." *Am. J. Clin. Nutr.* 49 (1): 44–50.

37. saturated fats and trans fats as important risk factors: L. Hooper, N. Martin, A. Abdelhamid, and G. D. Smith (2015). "Reduction in saturated fat intake for cardiovascular disease." *Cochrane Database Syst. Rev.* 6: CD011737. doi: 10.1002/14651858.CD011737; F. M. Sacks et al. (2017). "Dietary fats and cardiovascular disease: A presidential advisory from the American Heart Association." *Circulation* 136 (3): e1–e23. doi: 10.1161/CIR.0000000000000510.

38. cookbook promoting them, *The Benevolent Bean*: Margaret Keys and Ancel Keys, *The Benevolent Bean* (Doubleday, 1967).

39. insulin stimulates the conversion of excess glucose into fat: K. N. Frayn et al. (2003). "Integrative physiology of human adipose tissue." *Int. J. Obes. Relat. Metab. Disord.* 27: 875–88.

40. accumulation of fat is the cause of overeating: D. S. Ludwig and M. I. Friedman (2014). "Increasing adiposity: Consequence or cause of overeating?" *JAMA* 311: 2167–68.

41. Hall's team kept men who were overweight or obese: K. D. Hall et al. (2016). "Energy expenditure and body composition changes after an isocaloric ketogenic diet in overweight and obese men." *Am. J. Clin. Nutr.* 104 (2): 324–33. doi: 10.3945/ajcn.116.133561.

42. achieved either through cutting carbs or cutting fat: K. D. Hall et al. (2015). "Calorie for calorie, dietary fat restriction results in more body fat loss than carbohydrate restriction in people with obesity." *Cell Metabolism* 22 (3): 427–36. doi: 10.1016/j.cmet.2015.07.021.

43. no difference in daily energy expenditure: W. G. Abbott, B. V. Howard, G. Ruotolo, and E. Ravussin (1990). "Energy expenditure in humans: Effects of dietary fat and carbohydrate." *Am. J. Physiol.* 258 (2 Pt 1): E347–51.

44. DIETFITS study . . . randomly assigned 609 men and women: C. D. Gardner et al. (2018). "Effect of low-fat vs low-carbohydrate diet on 12-month weight loss in overweight adults and the association with genotype pattern or insulin secretion: The DIETFITS randomized clinical trial." *JAMA* 319 (7): 667–79. doi: 10.1001 /jama.2018.0245.

45. In the 1960s and '70s, when John Yudkin: John Yudkin, *Pure, White and Deadly: The Problem of Sugar* (Davis-Poynter, 1972).

46. Heart disease deaths, while still alarmingly high: H. K. Weir et al. (2016). "Heart disease and cancer deaths: Trends and projections in the United States, 1969–2020." *Prev. Chron. Dis.* 13: 160211.

47. the prevalence of overweight, obesity: C. D. Fryar, M. D. Carroll, and C. L. Ogden, "Prevalence of Overweight, Obesity, and Extreme Obesity Among Adults Aged 20 and Over: United States, 1960–1962 Through 2013–2014," Centers for Disease Control and Prevention, July 18, 2016, accessed March 18, 2020, https: //www.cdc.gov/nchs/data/hestat/obesity_adult_13_14/obesity_adult_13_14.htm.

48. diabetes have continued to climb: CDC's Division of Diabetes Translation, "Long-term Trends in Diabetes April 2017," April 2017, accessed March 18, 2020, https://www.cdc.gov/diabetes/statistics/slides/long_term_trends.pdf.

49. even as people eat less sugar: "Food Availability (Per Capita) Data System," USDA Economic Research Service, last updated January 9, 2020, accessed March 18, 2020, https://www.ers.usda.gov/data-products /food-availability-per-capita-data-system/.

50. In China, the percentage of calories from fats has risen: J. Zhao et al. (2018). "Secular trends in energy and macronutrient intakes and distribution among adult females (1991–2015): Results from the China Health and Nutrition Survey." *Nutrients* 10 (2): 115.

51. obesity and diabetes have steadily climbed: R. C. W. Ma (2018). "Epidemiology of diabetes and diabetic complications in China." *Diabetologia* 61: 1249–60. doi: 10.1007/s00125-018-4557-7.

52. obesity and metabolic disease have taken hold: T. Bhurosy and R. Jeewon (2014). "Overweight and obesity epidemic in developing countries: A problem with diet, physical activity, or socioeconomic status?" *Sci. World J.* 2014: 964236. doi: 10.1155/2014/964236.

53. Ludwig and colleagues examined metabolic rates: C. B. Ebbeling et al. (2018). "Effects of a low carbohydrate diet on energy expenditure during weight loss maintenance: Randomized trial." *BMJ* (Clinical research ed.) 363: k4583. doi: 10.1136/bmj.k4583.

54. reanalysis of their data by Kevin Hall: K. D. Hall (2019). "Mystery or method? Evaluating claims of increased energy expenditure during a ketogenic diet." *PloS One* 14 (12): e0225944. doi: 10.1371/journal.pone.0225944.

55. the ratio of carbs to fats has little or no effect: K. D. Hall and J. Guo (2017). "Obesity energetics: Body weight regulation and the effects of diet composition." *Gastroenterology* 152 (7): 1718–27.e3. doi: 10.1053/j.gastro.2017.01.052.

56. calories from sugar (including high fructose corn syrup): T. A. Khan, and J. L Sievenpiper (2016). "Controversies about sugars: Results from systematic reviews and meta-analyses on obesity, cardiometabolic disease and diabetes." *Eur. J. Nutr.* 55 (Suppl 2): 25–43. doi: 10.1007/s00394-016-1345-3.

57. leads to water loss and a rapid reduction in body weight: S. N. Kreitzman, A. Y. Coxon, and K. F. Szaz (1992). "Glycogen storage: Illusions of easy weight loss, excessive weight regain, and distortions in estimates of body composition." *Am. J. Clin. Nutr.* 56 (1 Suppl): 292S–93S. doi: 10.1093/ajcn/56.1.292S.

58. one of four popular diets for twelve months: M. L. Dansinger et al. (2005). "Comparison of the Atkins, Ornish, Weight Watchers, and Zone diets for weight loss and heart disease risk reduction: A randomized trial." *JAMA* 293 (1): 43–53. doi: 10.1001/jama.293.1.43.

59. Penn Jillette reportedly lost over a hundred pounds: Susan Rinkunas, "Eating Only One Food to Lose Weight Is a Terrible Idea," The Cut, August 16, 2009, accessed March 18, 2020, https://www.thecut.com/2016/08/mono-diet -potato-diet-penn-jillette.html.

60. followed a junk food diet for ten weeks: Madison Park, "Twinkie diet helps nutrition professor lose 27 pounds," CNN, November 8, 2010, http://www.cnn .com/2010/HEALTH/11/08/twinkie.diet.professor/index.html.

61. low-carb diets were used to treat diabetes: William Morgan, *Diabetes Mellitus: Its History, Chemistry, Anatomy, Pathology, Physiology, and Treatment* (The Homoeopathic Publishing Company, 1877).

62. eliminated their need for insulin and other diabetes medication: S. J. Athinarayanan et al. (2019). "Long-term effects of a novel continuous remote care intervention including nutritional ketosis for the management of type 2 diabetes: A 2-year non-randomized clinical trial." *Fron. Endocrinol.* 10: 348. doi: 10.3389/fendo.2019.00348.

63. weight loss can reverse type 2 diabetes: R. Taylor, A. Al-Mrabeh, and N. Sattar (2019). "Understanding the mechanisms of reversal of type 2 diabetes." *Lancet Diab. Endocrinol.* 7 (9): 726–36. doi: 10.1016/S2213-8587(19)30076-2.

64. intermittent fasting diets are no more successful: I. Cioffi et al. (2018). "Intermittent versus continuous energy restriction on weight loss and cardiometabolic outcomes: A systematic review and meta-analysis of randomized controlled trials." *J. Transl. Med.* 16: 371. doi: 10.1186/s12967-018-1748-4.

65. a thorough and engaging book, *The Hungry Brain*: Stephan Guyenet, *The Hungry Brain: Outsmarting the Instincts That Make Us Overeat* (Flatiron Books, 2017).

66. respond strongly to food, particularly fat and sugar: M. Alonso-Alonso et al. (2015). "Food reward system: Current perspectives and future research needs." *Nutr. Rev.* 73 (5): 296–307. doi: 10.1093/nutrit/nuv002.

67. Protein intake is monitored as well: M. Journel et al. (2012). "Brain responses to high-protein diets." *Advances in Nutrition* (Bethesda, Md.) 3 (3): 322–29. doi: 10.3945/an.112.002071.

68. which communicates with the hypothalamus: K. Timper and J. C. Brüning (2017). "Hypothalamic circuits regulating appetite and energy homeostasis: Pathways to obesity." *Disease Models & Mechanisms* 10 (6): 679–89. doi: 10.1242/dmm.026609.

69. they will inevitably overeat and get fat: A. Sclafani and D, Springer (1976). "Dietary obesity in adult rats: Similarities to hypothalamic and human obesity syndromes." *Physiol. Behav.* 17 (3): 461–71.

70. from monkeys to elephants, and, unsurprisingly, in humans: Monkeys: P. B. Higgins et al. (2010). "Eight week exposure to a high sugar high fat diet results in adiposity gain and alterations in metabolic biomarkers in baboons (*Papio hamadryas* sp.)." *Cardiovasc. Diabetol.* 9: 71. doi: 10.1186/1475-2840-9-71; **Elephants:** K. A. Morfeld, C. L. Meehan, J. N. Hogan, and J. L. Brown (2016). "Assessment of body condition in African (*Loxodonta africana*) and Asian (*Elephas maximus*) elephants in North American zoos and management practices associated with high body condition scores." *PLoS One* 11: e0155146. doi: 10.1371/journal.pone.0155146; **Humans:** R. Rising et al. (1992). "Food intake measured by an automated food-selection system: Relationship to energy expenditure." *Am. J. Clin. Nutr.* 55 (2): 343–49.

71. sugars and oils are the two leading sources of calories: S. A. Bowman et al., "Retail Food Commodity Intakes: Mean Amounts of Retail Commodities per Individual, 2007–08," USDA Agricultural Research Service and USDA Economic Research Service, 2013.

72. foods that always leave you wanting more: George Dvorsky, "How Flavor Chemists Make Your Food So Addictively Good," Gizmodo, November 8, 2012, accessed March 18, 2020, https://io9.gizmodo.com/how-flavor-chemists-make-your-food-so-addictively-good-5958880.

73. just how powerful processed foods can be: K. D. Hall et al. (2019). "Ultra-processed diets cause excess calorie intake and weight gain: An inpatient randomized controlled trial of ad libitum food intake." *Cell Metabol.* 30 (1): 67–77.e3.

74. explains the increase in the average weight: S. H. Holt, J. C. Miller, P. Petocz, and E. Farmakalidis (1995). "A satiety index of common foods." *Eur. J. Clin. Nutr.* 49 (9): 675–90.

75. they gain similar amounts of fat: C. Bouchard et al. (1990). "The response to long-term overfeeding in identical twins." *N. Engl. J. Med.* 322 (21): 1477–82.

76. Twins respond in similar ways to underfeeding: A. Tremblay et al. (1997). "Endurance training with constant energy intake in identical twins: Changes over time in energy expenditure and related hormones." *Metabolism* 46 (5): 499–503.

77. nine hundred gene variants associated with obesity: L. Yengo et al. and the GIANT Consortium (2018). "Meta-analysis of genome-wide association studies for height and body mass index in ~700000 individuals of European ancestry." *Hum. Mol. Gen.* 27 (20): 3641–49. doi: 10.1093/hmg/ddy271.

78. in 1995 tested thirty-eight different foods: S. H. Holt, J. C. Miller, P. Petocz, and E. Farmakalidis (1995). "A satiety index of common foods." *Eur. J. Clin. Nutr.* 49 (9): 675–90.

79. people eat more after a stressful experience: B. Hitze et al. (2010). "How the selfish brain organizes its supply and demand." *Frontiers in Neuroenergetics* 2: 7. doi: 10.3389/fnene.2010.00007.

80. gain an average of one to two pounds over the holidays: E. E. Helander, B. Wansink, and A. Chieh (2016). "Weight gain over the holidays in three countries." *N. Engl. J. Med.* 375 (12): 1200–2. doi: 10.1056/NEJMc1602012.

81. poverty and lack of opportunity are so strongly associated: K. A. Scott, S. J. Melhorn, and R. R. Sakai (2012). "Effects of chronic social stress on obesity." *Curr. Obes. Rep.* 1: 16–25.

82. Hadza eat about five times as much fiber each day: H. Pontzer, B. M. Wood, and D. A. Raichlen (2018). "Hunter-gatherers as models in public health." *Obes. Rev.* 19 (Suppl 1): 24–35.

83. which likely helps protect them against heart disease: L. Hooper, N. Martin, A. Abdelhamid, and G. D. Smith (2015). "Reduction in saturated fat intake for cardiovascular disease." *Cochrane Database Syst. Rev.* 6: CD011737. doi: 10.1002/14651858.CD011737.

第 7 章　为生命而奔跑：运动让你更健康

1. great apes get nine or ten hours of sleep each night: C. L. Nunn and D. R. Samson (2018). "Sleep in a comparative context: Investigating how human sleep differs from sleep in other primates." *Am. J. Phys. Anthropol.* 166 (3): 601–12.

2. chimpanzees climb about 330 feet per day: H. Pontzer and R. W. Wrangham (2014). "Climbing and the daily energy cost of locomotion in wild chimpanzees: Implications for hominoid locomotor evolution." *J. Hum. Evol.* 46 (3): 317–35.

3. Apes don't develop hardened vessels or have heart attacks: K. Kawanishi et al. (2019). "Human species-specific loss of CMP-N-acetylneuraminic acid hydroxylase enhances atherosclerosis via intrinsic and extrinsic mechanisms." *PNAS* 116 (32): 16036–45. doi: 10.1073/pnas.1902902116.

4. men who can do more than ten pushups in one go: Justin Yang et al. (2019). "Association between push-up exercise capacity and future cardiovascular events among active adult men." *JAMA* Network Open 2 (2): e188341. doi: 10.1001/jamanetworkopen.2018.8341.

5. Older adults who can cover at least 1,200 feet: A. Yazdanyar et al. (2014) "Association between 6-minute walk test and all-cause mortality, coronary heart disease-specific mortality, and incident coronary heart disease." *Journal of Aging and Health* 26 (4): 583–99. doi: 10.1177/0898264314525665.

6. Vigorous activity, defined as anything demanding 6 METS: "Examples of Moderate and Vigorous Physical Activity," Harvard T. H. Chan School of Public Health, accessed March 20, 2020, https://www.hsph.harvard.edu/obesity -prevention-source/moderate-and-vigorous-physical-activity/.

7. triggering the release of nitric oxide: G. Schuler, V. Adams, and Y. Goto (2013). "Role of exercise in the prevention of cardiovascular disease: Results, mechanisms, and new perspectives." *Eur. Heart J.* 34: 1790–99.

8. slowing the rate of cognitive decline: G. Kennedy et al. (2017). "How does exercise reduce the rate of age-associated cognitive decline? A review of potential mechanisms." *J. Alzheimers Dis.* 55 (1): 1–18. doi: 10.3233/JAD-160665.

9. walking and running improve cognitive function: D. A. Raichlen and G. E. Alexander (2017). "Adaptive capacity: An evolutionary neuroscience model linking exercise, cognition, and brain health." *Trends Neurosci.* 40 (7): 408–21. doi: 10.1016/j.tins.2017.05.001.

10. Dan Lieberman details in his book *Exercised*: Daniel Lieberman, *Exercised: Why Something We Never Evolved to Do Is Healthy and Rewarding* (Pantheon, 2020).

11. exercising muscles release hundreds of molecules: M. Whitham et al. (2018). "Extracellular vesicles provide a means for tissue crosstalk during exercise." *Cell Metab.* 27 (1): 237–51.e4.

12. subjected adult male mice to different degrees of calorie restriction: S. E. Mitchell et al. (2015). "The effects of graded levels of calorie restriction: I. Impact of short term calorie and protein restriction on body composition in the C57BL/6 mouse." *Oncotarget* 6: 15902–30.

13. children fighting an infection increase the energy spent: S. S. Urlacher et al. (2018). "Tradeoffs between immune function and childhood growth among Amazonian forager-horticulturalists." *PNAS* 115 (17): E3914–21. doi: 10.1073 /pnas.1717522115.

14. When exercise starts to take up a large chunk: H. Pontzer (2018). "Energy constraint as a novel mechanism linking exercise and health." *Physiology* 33 (6): 384–93.

15. exercise is an effective way to lower chronic inflammation: M. Gleeson et al. (2011). "The anti-inflammatory effects of exercise: Mechanisms and implications for the prevention and treatment of disease." *Nat. Rev. Immunol.* 11: 607–15.

16. used public speaking to induce a stress response: U. Rimmele et al. (2007). "Trained men show lower cortisol, heart rate and psychological responses to psychosocial stress compared with untrained men." *Psychoneuroendocrinology* 32: 627–35.

17. a study of college-age women with moderate depression: C. Nabkasorn et al. (2006). "Effects of physical exercise on depression, neuroendocrine stress hormones and physiological fitness in adolescent females with depressive symptoms." *Eur. J. Publ. Health* 16: 179–84.

18. endurance runners to age-matched sedentary men: A. C. Hackney (2020). "Hypogonadism in exercising males: Dysfunction or adaptive-regulatory adjustment?" *Front. Endocrinol.* 11: 11. doi: 10.3389/fendo.2020.00011.

19. most effective ways to decrease the risk of cancers: J. C. Brown, K. Winters-Stone, A. Lee, and K. H. Schmitz (2012). "Cancer, physical activity, and exercise." *Compr Physiol.* 2: 2775–809.

20. doping was present at the birth of competitive cycling: Lorella Vittozzi, "Historical Evolution of the Doping Phenomenon," *Report on the I.O.A.'s Special Sessions and Seminars 1997,* International Olympic Academy, 1997, 68–70.

21. testosterone and its synthetic relatives accounted for 45 percent: R. I. Wood and S. J. Stanton (2012). "Testosterone and sport: Current perspectives." *Horm. Behav.* 61 (1): 147–55. doi: 10.1016/j.yhbeh.2011.09.010.

22. food supplements to thirty-on women endurance athletes: K. Lagowska, K. Kapczuk, Z. Friebe, and J. Bajerska (2014). "Effects of dietary intervention in young female athletes with menstrual disorders." *J. Int. Soc. Sports Nutr.* 11: 21.

23. Hadza men and women average around 16,000 steps: B. M. Wood et al. (2018). "Step counts from satellites: Methods for integrating accelerometer and GPS data for more accurate measures of pedestrian travel." *J. Meas. Phys. Behav.* 3 (1): 58–66.

24. rack up less than two hours of physical activity: Estimated amount of time to cover their customary 2 to 3 km per day walking and about 100 meters climbing: H. Pontzer. "Locomotor Ecology and Evolution in Chimpanzees and Humans." In Martin N. Muller, Richard W. Wrangham, and David R. Pilbeam, eds., *Chimpanzees in Human Evolution* (Harvard Univ. Press, 2017), 259–85.

25. They average around 5,000 steps per day: Chimpanzees cover roughly half a meter per step: H. Pontzer, D. A. Raichlen, and P. S. Rodman (2014). "Bipedal and quadrupedal locomotion in chimpanzees." *J. Hum. Evol.* 66: 64–82.

26. followed nearly 5,000 U.S. adults for five to eight years: P. F. Saint-Maurice et al. (2018). "Moderate-to-vigorous physical activity and all-cause mortality: Do bouts matter?" *J. Am. Heart Assoc.* 7(6): e007678. doi: 10.1161/JAHA.117.007678.

27. study of 150,000 Australian adults: E. Stamatakis et al. (2019). "Sitting time, physical activity, and risk of mortality in adults." *J. Am. Coll. Cardiol.* 73 (16): 2062–72. doi: 10.1016/j.jacc.2019.02.031.

28. the famed Copenhagen Heart Study: P. Schnohr et al. (2015). "Dose of jogging and long-term mortality: The Copenhagen City Heart Study." *J. Am. Coll. Cardiol.* 65 (5): 411–19. doi: 10.1016/j.jacc.2014.11.023.

29. a study of postal workers in Glasgow: W. Tigbe, M. Granat, N. Sattar, and M. Lean (2017). "Time spent in sedentary posture is associated with waist circumference and cardiovascular risk." *Int. J. Obes.* 41: 689–96. doi: 10.1038/ijo.2017.30.

30. one of the lowest life expectancies in Western Europe: "Scotland's public health priorities," Scottish Government, Population Health Directorate, 2018, accessed March 20, 2020, https://www.gov.scot/publications/scotlands-public-health-priorities/pages/2/.

31. traditional populations sleep about as much: G. Yetish et al. (2015) "Natural sleep and its seasonal variations in three pre-industrial societies." *Curr. Biol.* 25 (21): 2862–68. doi: 10.1016/j.cub.2015.09.046.

32. increase our risk of cardiometabolic disease: A. W. McHill et al. (2014) "Impact of circadian misalignment on energy metabolism during simulated nightshift work." *PNAS* 111 (48): 17302–07. doi: 10.1073/pnas.1412021111.

33. Hadza adults also accumulate the same amount of resting: D. A. Raichlen et al. (2020) "Sitting, squatting, and the evolutionary biology of human inactivity." *PNAS*, Epub ahead of print. doi: 10.1073/pnas.1911868117.

34. billionaire recluse who lives for months in the dark: Wikipedia, accessed March 20, 2020, https://en.wikipedia.org/wiki/Howard_Hughes.

35. teamed up with a dietician and medical officer: J. Mayer, P. Roy, and K. P. Mitra (1956). "Relation between caloric intake, body weight, and physical work: Studies in an industrial male population in West Bengal." *Am. J. Clin. Nutr.* 4 (2): 169–75.

36. followed nearly two thousand men and women: L. R. Dugas et al. (2017). "Accelerometer-measured physical activity is not associated with two-year weight change in African-origin adults from five diverse populations." *Peer J.* 5: e2902. doi: 10.7717/peerj.2902.

37. the brain regulates hunger and metabolism: A. Prentice and S. Jebb (2004). "Energy intake/physical activity interactions in the homeostasis of body weight regulation." *Nutr. Rev.* 62: S98–104.

38. attributable to sedentary lifestyles: I. Lee et al. (2012). "Effect of physical inactivity on major non-communicable diseases worldwide: An analysis of burden of disease and life expectancy." *Lancet* (London) 380 (9838): 219–29. doi: 10.1016/S0140-6736(12)61031-9.

39. a study of obese policemen in Boston: K. Pavlou, S. Krey, and W. P. Steffee (1989). "Exercise as an adjunct to weight loss and maintenance in moderately obese subjects." *Am. J. Clin. Nutr.* 49: 1115–23.

40. National Weight Control Registry: "The National Weight Control Registry," accessed March 20, 2020, http://www.nwcr.ws/.

41. Registry members spent nearly an hour more each day: D. M. Ostendorf et al. (2018). "Objectively measured physical activity and sedentary behavior in successful weight loss maintainers." *Obesity* 26 (1): 53–60. doi: 10.1002/oby.22052.

第 8 章　寻找人类耐力的极限：能量的永动机

1. only eight had completed the crossing: Ocean Rowing, "Atlantic Ocean Crossings West–East from Canada," August 4, 2018, accessed March 21, 2020, http://www.oceanrowing.com/statistics/Atlantic_W-E__from_Canada.htm.

2. Bryce ate between 4,000 and 5,000 kilocalories: Christopher Mele, "Ohio teacher sets record for rowing alone across the Atlantic," *New York Times*, August

6, 2018, accessed March 21, 2020, https://www.nytimes.com/2018/08/06/world
/bryce-carlson-rows-atlantic-ocean.html.

3. **Tour de France cyclists burn 8,500 kilocalories:** K. R. Westerterp, W. H.
Saris, M. van Es, and F. ten Hoor (1986). "Use of the doubly labeled water
technique in humans during heavy sustained exercise." *J. App. Physiol.* 61 (6):
2162–67.

4. **Triathletes can burn that much energy:** B. C. Ruby et al. (2015). "Extreme
endurance and the metabolic range of sustained activity is uniquely available for
every human not just the elite few." *Comp. Exer. Physiol.* 11(1): 1–7.

5. **reportedly ate 12,000 kcal each day:** Mun Keat Looi, "How Olympic
swimmers can keep eating such insane quantities of food," Quartz,
August 10, 2016, https://qz.com/753956
/how-olympic-swimmers-can-keep-eating-such-insane-quantities-of-food/.

6. **Alex Hutchinson's excellent book,** *Endure*: Alex Hutchinson, *Endure: Mind,
Body, and the Curiously Elastic Limits of Human Performance* (William Morrow, 2018).

7. **mental fatigue reduces endurance:** See S. Marcora et al. (2018). "The effect
of mental fatigue on critical power during cycling exercise." *Eur. J. App. Physiol.*
118 (1): 85–92. doi: 10.1007/s00421-017-3747-1.

8. **type of fuel your body burns during exercise:** J. A. Romijn et al. (1993).
"Regulation of endogenous fat and carbohydrate metabolism in relation to
exercise intensity and duration." *Am. J. Physiol.* 265: E380–91.

9. **eating your dogs one by one:** Mike Dash, "The most terrible polar
exploration ever: Douglas Mawson's Antarctic journey," *Smithsonian,* January 27,
2012, accessed March 21, 2020, https://www.smithsonianmag.com/history/the
-most-terrible-polar-exploration-ever-douglas-mawsons-antarctic-journey
-82192685/.

10. **averaging an incredible 6,200 kcal per day:** C. Thurber et al. (2019).
"Extreme events reveal an alimentary limit on sustained maximal human energy
expenditure." *Science Advances* 5 (6): eaaw0341. doi: 10.1126/sciadv.aaw0341.

11. **showing up in the AEE component:** See, for example: H. Pontzer et al.
(2016). "Constrained total energy expenditure and metabolic adaptation to
physical activity in adult humans." *Curr. Biol.* 26 (3): 410–17. doi: 10.1016/j.
cub.2015.12.046; S. S. Urlacher et al. (2019). "Constraint and trade-offs regulate
energy expenditure during childhood." *Science Advances* 5 (12): eaax1065. doi:
10.1126/sciadv.aax1065.

12. **non-exercise activity thermogenesis, or NEAT:** J. A. Levine (2002). "Non-
exercise activity thermogenesis (NEAT)." *Best Pract. Res. Clin. Endocrinol. Metab.*
16 (4): 679–702.

13. **studies measuring the NEAT response to exercise:** E. L. Melanson (2017).
"The effect of exercise on non-exercise physical activity and sedentary behavior
in adults." *Obes. Rev.* 18: 40–49. doi: 10.1111/obr.12507.

14. **a daily roller-coaster trajectory:** K.-M. Zitting et al. (2018). "Human resting
energy expenditure varies with circadian phase." *Curr. Biol.* 28 (22): 3685–90.e3.
doi: 10.1016/j.cub.2018.10.005.

15. he shaved mouse mothers with nursing pups: E. Król, M. Murphy, and J. R. Speakman (2007). "Limits to sustained energy intake. X. Effects of fur removal on reproductive performance in laboratory mice." *J. Exp. Biol.* 210 (23): 4233–43.

16. injecting intravenous doses of lipids and glucose: "The Dutch Doping Scandal—Part 3," Cycling News, November 29, 1977, accessed March 21, 2020, http://autobus.cyclingnews.com/results/archives/nov97/nov29a.html.

17. mom is being pushed to the brink: H. M. Dunsworth et al. (2012). "Metabolic hypothesis for human altriciality." *PNAS* 109 (38): 15212–16. doi: 10.1073/pnas.1205282109.

18. affecting this metabolic trigger: J. C. K. Wells, J. M. DeSilva, and J. T. Stock (2012). "The obstetric dilemma: an ancient game of Russian roulette, or a variable dilemma sensitive to ecology?" *Am. J. Phys. Anthropol.* 149 (55): 40–71. doi: 10.1002/ajpa.22160.

19. 12,000 kcal per day figure floating around: Curtis Charles, "Michael Phelps reveals his 12,000-calorie diet was a myth, but he still ate so much food," *USA Today*, June 16, 2017, accessed March 21, 2020, https://ftw.usatoday.com/2017/06/michael-phelps-diet-12000-calories-myth-but-still-ate-8000-to-10000-quote.

20. Katie Ledecky, another star Olympic swimmer: Sabrina Marques, "Here's how many calories Olympic swimmer Katie Ledecky eats in a day. It's not your typical 19-year-old's diet," Spooniversity, accessed March 21, 2020, https://spoonuniversity.com/lifestyle/this-is-what-olympic-swimmer-katie-ledecky-s-diet-is-like.

21. Michael Phelps is a large guy, well above average: Ishan Daftardar, "Scientific analysis of Michael Phelps's body structure," Science ABC, July 2, 2015, March 21, 2020, https://www.scienceabc.com/sports/michael-phelps-height-arms-torso-arm-span-feet-swimming.html.

22. the earliest avian ancestors as insulation: M. J. Benton et al. (2019). "The early origin of feathers." *Trends in Ecology & Evolution* 34 (9): 856–69.

23. human ancestors began walking on two legs: Charles Darwin, *The Descent of Man: And Selection in Relation to Sex* (J. Murray, 1871).

24. the French Academy famously banned any discussion: S. Számadó and E. Szathmáry (2004). "Language evolution." *PLoS Biology* 2 (10): e346. doi: 10.1371/journal.pbio.0020346.

第 9 章　能源经济：人类不确定的未来

1. for any trip longer than a mile: Y. Yang and A. V. Diez-Roux (2012). "Walking distance by trip purpose and population subgroups." *Am. J. Prev. Med.* 43 (1): 11–19. doi: 10.1016/j.amepre.2012.03.015.

2. over five million kilocalories worth of jet fuel: A Boeing 747 on an 8,800 mile flight burns 6,000 kilowatt hours per passenger: David J. C. MacKay, *Sustainable Energy: Without the Hot Air* (UIT Cambridge Ltd, 2009), https://www.withouthotair.com/c5/page_35.shtml.

3. **existential crises: obesity and climate change:** "Syndemics: Health in context." *Lancet* 389 (10072): 881.

4. **discovery of fossil remains from an extinct hominin:** L. S. B. Leakey, P. V. Tobias, and J. R. Napier (1964). "A new species of the genus *Homo* from Olduvai Gorge." *Nature* 202: 7–9.

5. **Discoveries over the subsequent decades:** Glenn C. Conroy and Herman Pontzer, *Reconstructing Human Origins: A Modern Synthesis*, 3rd ed. (W. W. Norton, 2012).

6. **the force with which they pull the bowstring:** H. Pontzer et al. (2017). "Mechanics of archery among Hadza hunter-gatherers." *J. Archaeol. Sci.* 16: 57–64. doi: 10.1016/j.jasrep.2017.09.025.

7. ***Homo erectus,* over a million years ago:** F. Berna et al. (2012). "Acheulean fire at Wonderwerk Cave." *PNAS* 109 (20): E1215–20. doi: 10.1073/pnas.1117620109.

8. **puts the date at around 400,000 years ago:** W. Roebroeks and P. Villa (2011). "On the earliest evidence for habitual use of fire in Europe." *PNAS* 108 (13): 5209–14. doi: 10.1073/pnas.1018116108.

9. **his excellent book *Catching Fire*:** Richard Wrangham, *Catching Fire: How Cooking Made Us Human* (Basic Books, 2010).

10. **Wood fires release about 1,600 kcal per pound of fuel:** Wikipedia, accessed March 22, 2020, https://en.wikipedia.org/wiki/Wood_fuel.

11. **men and women following raw food diets:** C. Koebnick, C. Strassner, I. Hoffmann, and C. Leitzmann (1999). "Consequences of a long-term raw food diet on body weight and menstruation: Results of a questionnaire survey." *Ann. Nutr. Metab.* 43: 69–79.

12. **Fires could be used to change the landscape:** D. W. Bird, R. Bliege Bird, and B. F. Codding (2016). "Pyrodiversity and the anthropocene: The role of fire in the broad spectrum revolution." *Evol. Anthropol.* 25: 105–16. doi: 10.1002/evan.21482; F. Scherjon, C. Bakels, K. MacDonald, and W. Roebroeks (2015). "Burning the land: An ethnographic study of off-site fire use by current and historically documented foragers and implications for the interpretation of past fire practices in the landscape." *Curr. Anthropol.* 56 (3): 299–326.

13. **learned to use kilns to made bitumen:** P. R. B. Kozowyk et al. (2017). "Experimental methods for the Palaeolithic dry distillation of birch bark: Implications for the origin and development of Neandertal adhesive technology." *Sci. Rep.* 7: 8033. doi: 10.1038/s41598-017-08106-7.

14. **building fires hot enough to fire pottery:** Cristian Violatti, "Pottery in Antiquity," Ancient History Encyclopedia, September 13, 2014, accessed March 22, 2020, https://www.ancient.eu/pottery/.

15. **smelt ore to make copper and other metals:** "Smelting," Wikipedia, accessed March 22, 2020, https://en.wikipedia.org/wiki/Smelting.

16. **figured out how to make iron and glass:** "History of Glass," Wikipedia, accessed March 22, 2020, https://en.wikipedia.org/wiki/History_of_glass.

17. converge on a game-changing insight: J. Diamond and P. Bellwood (2003). "Farmers and their languages: The first expansions." *Science* 300 (5619): 597–603.

18. a horse can comfortably produce around 640 kcal of work: R. D. Stevenson and R. J. Wassersug (1993). "Horsepower from a horse." *Nature* 364: 6434.

19. She could do the work of ten men: Eugene A. Avallone et al, *Marks' Standard Handbook for Mechanical Engineers*, 11th ed. (McGraw-Hill, 2007).

20. On horseback, a person could easily cover thirty miles in a day: Nicky Ellis, "How far can a horse travel in a day?" Horses & Foals, April 15, 2019, accessed March 22, 2020, https://horsesandfoals.com/how-far-can-a-horse-travel-in-a-day/.

21. fertility rates accelerated: J.-P. Bocquet-Appel (2011). "When the world's population took off: The springboard of the Neolithic demographic transition." *Science* 333 (6042): 560–61. doi: 10.1126/science.1208880.

22. A typical Hadza woman will have six children: N. G. Blurton Jones et al. (1992). "Demography of the Hadza, an increasing and high density population of savanna foragers." *Am. J. Phys. Anthropol.* 89 (2): 159–81.

23. a Tsimane woman, with the caloric benefits: M. Gurven et al. (2017). "The Tsimane Health and Life History Project: Integrating anthropology and biomedicine." *Evol. Anthropol.* 26 (2): 54–73. doi: 10.1002/evan.21515.

24. calls the collective brain: M. Muthukrishna and J. Henrich (2016). "Innovation in the collective brain." *Phil. Trans. R. Soc.* B 371: 20150192. doi: /10.1098/rstb.2015.0192.

25. how to harness the power of the wind to sail: Oldest evidence for sailing is from around 7,500 years ago in the Persian Gulf; see R. Carter (2006). "Boat remains and maritime trade in the Persian Gulf during the sixth and fifth millennia BC." *Antiquity* 80 (3071): 52–63. Also see "Ancient Maritime History," Wikipedia, accessed March 22, 2020, https://en.wikipedia.org/wiki /Ancient_maritime_history.

26. harness the energy of a flowing river: "Watermill," Wikipedia, accessed March 22, 2020, https://en.wikipedia.org/wiki/Watermill.

27. Windmills joined them a few centuries later: "Windmill," Wikipedia, accessed March 22, 2020, https://en.wikipedia.org/wiki/Windmill.

28. fossil fuels combine to provide over 35,000 kcal of energy: Energy data: "World Energy Balances 2019," International Energy Agency, accessed March 23, 2020, https://www.iea.org/data-and-statistics; **Population data:** "World Population Prospects 2017," United Nations, Department of Economic and Social Affairs, Population Division, 2017—Data Booklet (ST/ESA/SER.A/401), accessed April 28, 2020, https://population.un.org/wpp/Publications/Files/WPP2017 _DataBooklet.pdf.

29. farmers made up 69 percent of the American workforce: U.S. Census Bureau, *Historical Statistics of the United States 1780–1945* (1949), 74, accessed March 23, 2020, https://www2.census.gov/prod2/statcomp/documents /HistoricalStatisticsoftheUnitedStates1789-1945.pdf.

30. farmers and ranchers make up only 1.3 percent: 2.6 million farmers in 2018: "Ag and Food Sectors and the Economy," USDA Economic Research Service, March 3, 2020, accessed March 23, 2020, https://www.ers.usda.gov/data-products/ag-and-food-statistics-charting-the-essentials/ag-and-food-sectors-and-the-economy/; **the U.S. population in 2018 was 327 million:** U.S. and World Population Clock, accessed March 23, 2020, https://www.census.gov/popclock/.

31. consumes roughly 500 trillion kilocalories each year: Randy Schnepf, *Energy Use in Agriculture: Background and Issues,* Congressional Research Service Report for Congress, November 19, 2004, accessed March 23, 2020, https://nationalaglawcenter.org/wp-content/uploads/assets/crs/RL32677.pdf.

32. Hadza adults acquire about 1,000 to 1,500 kcal per hour of foraging: Hadza and Tsimane rates of food energy acquisition (Figure 9.2) calculated from production and activity data: Frank W. Marlowe, *The Hadza: Hunter-Gatherers of Tanzania* (Univ. of California Press, 2010); M. Gurven et al. (2013) "Physical activity and modernization among Bolivian Amerindians." *PloS One* 8 (1): e55679. doi: 10.1371/journal.pone.0055679.

33. a manufacturing job could buy you more than 3,000 kcal: E. L. Chao, and K. P. Utgoff, *100 Years of U.S. Consumer Spending: Data for the Nation, New York City, and Boston,* U.S. Department of Labor, 2006, accessed March 23, 2020, https://www.bls.gov/opub/100-years-of-u-s-consumer-spending.pdf.

34. Sugar was a luxury item: Anup Shah, "Sugar," Global Issues, April 25, 2003, accessed March 23, 2020, https://www.globalissues.org/article/239/sugar.

35. the most calories per gram are also the cheapest: A. Drewnowski and S. E. Specter (2004). "Poverty and obesity: The role of energy density and energy costs." *Am. J. Clin. Nutr.* 79 (1): 6–16.

36. beet sugar and high-fructose corn syrup: S. A. Bowman et al., "Retail food commodity intakes: Mean amounts of retail commodities per individual, 2007–08," USDA, Agricultural Research Service, Beltsville, MD, and USDA, Economic Research Service, Washington, D.C., 2013.

37. The energy density of an industrialized diet: H. Pontzer, B. M. Wood, D. A. Raichlen (2018). "Hunter-gatherers as models in public health." *Obes. Rev.* 19 (Suppl 1):24–35.

38. median time between births: C. E. Copen, M. E. Thoma, and S. Kirmeyer (2015). "Interpregnancy intervals in the United States: Data from the birth certificate and the National Survey of Family Growth." *National Vital Statistics Reports* 64 (3).

39. half a year shorter than we see among the Tsimane: A. D. Blackwell et al. "Helminth infection, fecundity, and age of first pregnancy in women." *Science* 350 (6263): 970–72. doi: 10.1126/science.aac7902.

40. cultural and biological factors behind this change: O. Galor (2012). "The demographic transition: Causes and consequences." *Cliometrica* 6 (1): 1–28. doi: 10.1007/s11698-011-0062-7.

41. 40 calories of food for every calorie they spend foraging: H. Pontzer (2012). "Relating ranging ecology, limb length, and locomotor economy in terrestrial animals." *Journal of Theoretical Biology* 296: 6–12. doi:10.1016 /j.jtbi.2011.11.018.

42. we burn 8 calories for every calorie of food we produce: "U.S. Food System Factsheet," Center for Sustainable Systems, University of Michigan, 2019. http:// css.umich.edu/sites/default/files/Food%20System_CSS01-06_e2019.pdf.

43. we consume a staggering 25 *quadrillion* kilocalories: "U.S. energy facts explained," U.S. Energy Information Administration, accessed March 23, 2020, https://www.eia.gov/energyexplained/us-energy-facts/.

44. In a few countries, per capita energy consumption: Data and Statistics, "Total primary energy supply (TPES) by source, World 1990–2017," International Energy Agency, 2019, accessed March 23, 2020, https://www.iea.org/data-and -statistics.

45. we've got around fifty years' worth of oil and natural gas: Hannah Ritchie and Max Roser, "Fossil Fuels," Our World in Data, 2020, https://ourworldindata .org/fossil-fuels.

46. the Earth 0.8°C (1.4°F) warmer than it was in the late 1800s: National Academy of Sciences, *Climate Change: Evidence and Causes* (National Academies Press, 2014). doi: 10.17226/18730.

47. an additional 8°C warming globally: R. Winkelmann et al. (2015). "Combustion of available fossil fuel resources sufficient to eliminate the Antarctic ice sheet." *Science Advances* 1 (8): e1500589. doi: 10.1126/sciadv.1500589; K. Tokarska et al. (2016). "The climate response to five trillion tonnes of carbon." *Nature Clim. Change* 6: 851–55. doi: 10.1038/nclimate3036.

48. during the Paleocene-Eocene Thermal Maximum: J. P. Kennett and L. D. Stott, "Terminal Paleocene Mass Extinction in the Deep Sea: Association with Global Warming," ch. 5 in National Research Council (US) Panel, *Effects of Past Global Change on Life* (National Academies Press, 1995). https://www.ncbi.nlm .nih.gov/books/NBK231944/.

49. at least 100 meters (328 feet) higher than today: B. U. Haq, J. Hardenbol, and P. R. Vail (1987). "Chronology of fluctuating sea levels since the Triassic." *Science* 235 (4793): 1156–67.

50. the largest cities, are less than ten meters above sea level: G. McGranahan, D. Balk, and B. Anderson (2007). "The rising tide: Assessing the risks of climate change and human settlements in low elevation coastal zones." *Environment and Urbanization* 19 (1): 17–37. doi: 10.1177/0956247807076960.

51. half of us live less than a hundred meters above sea level: J. E. Cohen and C. Small (1998). "Hypsographic demography: The distribution of human population by altitude." *PNAS* 95 (24): 14009–14. doi: 10.1073/pnas.95.24.14009.

52. steadily, if slowly, declining since the 1970s: Hannah Ritchie and Max Roser, "Energy," Our World in Data, 2020, accessed March 23, 2020, https:// ourworldindata.org/energy.

53. Work commutes in the United States and Europe: U.S.: Elizabeth Kneebone and Natalie Holmes, "The growing distance between people and jobs in metropolitan America," Brookings Institute, 2015, https://www.brookings.edu

/wp-content/uploads/2016/07/Srvy_JobsProximity.pdf; Europe: "More than 20% of Europeans Commute at Least 90 Minutes Daily," sdworx, September 20, 2018, accessed March 23, 2020, https://www.sdworx.com/en/press/2018/2018 -09-20-more-than-20percent-of-europeans-commute-at-least-90-minutes-daily.

54. we need to get to zero carbon emissions globally by 2050: R. Eisenberg, H. B. Gray, and G. W. Crabtree (2019). "Addressing the challenge of carbon-free energy." *PNAS* 201821674. doi: 10.1073/pnas.1821674116.

55. there are several plausible strategies: David Roberts, "Is 100% renewable energy realistic? Here's what we know," Vox, February 7, 2018, accessed March 23, 2020, https://www.vox.com/energy-and-environment/2017/4/7/15159034/100 -renewable-energy-studies.

56. fossil fuels kill thousands more people: A. Markandya and P. Wilkinson (2007). "Electricity generation and health." *Lancet* 370 (9591): 979–90.

57. processed foods lead to overeating and weight gain: K. D. Hall et al. (2019). "Ultra-processed diets cause excess calorie intake and weight gain: An inpatient randomized controlled trial of ad libitum food intake." *Cell Metabolism* 30(1): 67–77.e3. doi:10.1016/j.cmet.2019.05.008.

58. Double Chocolate Dunkin' Donut holds 350 kilocalories: Dunkin' Donuts, accessed March 23, 2020, https://www.dunkindonuts.com/.

59. Taxes on soda and other sugar-sweetened beverages: A. M. Teng et al. (2019). "Impact of sugar-sweetened beverage taxes on purchases and dietary intake: Systematic review and meta-analysis." *Obes. Rev.* 20 (9): 1187–1204. doi: 10.1111/obr.12868.

60. Americans with low incomes lived in food deserts: "Food Access Research Atlas," USDA Economic Research Service, accessed March 23, 2020, https://www .ers.usda.gov/data-products/food-access-research-atlas.

61. cheaper per kilocalorie than fresh fruit and vegetables: A. Drewnowski and S. E. Specter (2004). "Poverty and obesity: The role of energy density and energy costs." *Am. J. Clin. Nutr.* 79 (1): 6–16.

62. billions of dollars in subsidies each year: Kimberly Amadeo, "Government Subsidies (Farm, Oil, Export, Etc): What Are the Major Federal Government Subsidies?" The Balance, January 16, 2020, accessed March 23, 2020, https:// www.thebalance.com/government-subsidies-definition-farm-oil-export-etc -3305788.

63. As Stephan Guyenet and others have argued: Stephan Guyenet, *The Hungry Brain: Outsmarting the Instincts That Make Us Overeat* (Flatiron Books, 2017).

64. has tripled, from roughly 25 percent in 1910: I. D. Wyatt and D. E. Hecker (2006). "Occupational changes during the 20th century." *Monthly Labor Review* 129 (3): 35–57.

65. 13 percent of all jobs in the U.S. are classified as "sedentary": "Physical strength required for jobs in different occupations in 2016 on the Internet," The Economics Daily, Bureau of Labor Statistics, U.S. Department of Labor, accessed March 23, 2020, https://www.bls.gov/opub/ted/2017/physical-strength-required -for-jobs-in-different-occupations-in-2016.htm.

66. **increasing daily physical activity and reducing disease:** D. Rojas-Rueda et al. (2016). "Health impacts of active transportation in Europe." *PloS One* 11 (3): e0149990. doi: 10.1371/journal.pone.0149990.

67. **People living in poverty suffer from higher rates of obesity:** O. Egen et al. (2017). "Health and social conditions of the poorest versus wealthiest counties in the United States." *Am. J. Public Health* 107 (1): 130–35. doi: 10.2105/AJPH.2016.303515.

68. **marginalized communities have worse health:** J. R. Speakman and S. Heidari-Bakavoli (2016). "Type 2 diabetes, but not obesity, prevalence is positively associated with ambient temperature." *Sci. Rep.* 6: 30409. doi: 10.1038/srep30409; J. Wassink et al. (2017) "Beyond race/ethnicity: Skin color and cardiometabolic health among blacks and Hispanics in the United States." *J. Immigrant Minority Health* 19 (5): 1018–26. doi: 10.1007/s10903-016-0495-y.

69. **Loneliness has become so prevalent:** N. Xia and H. Li (2018). "Loneliness, social isolation, and cardiovascular health." *Antioxidants & Redox Signaling* 28 (9): 837–51. doi: 10.1089/ars.2017.7312.

70. **Time outside can relieve stress:** K. M. M. Beyer et al. (2018). "Time spent outdoors, activity levels, and chronic disease among American adults." *J. Behav. Med.* 41 (4): 494–503. doi: 10.1007/s10865-018-9911-1.

71. **typical American spends 87 percent of his life in buildings:** N. E. Klepeis et al. (2001). "The National Human Activity Pattern Survey (NHAPS): A resource for assessing exposure to environmental pollutants." *J. Expo. Anal. Environ. Epidemiol.* 11 (3): 231–52. https://www.nature.com/articles/7500165.pdf?origin=ppub